병원코디네이터를 위한

의료서비스 실무

Medical Services Practice for Hospital Coordinators

황성완 · 김선희 · 백미라 · 신숙 공저

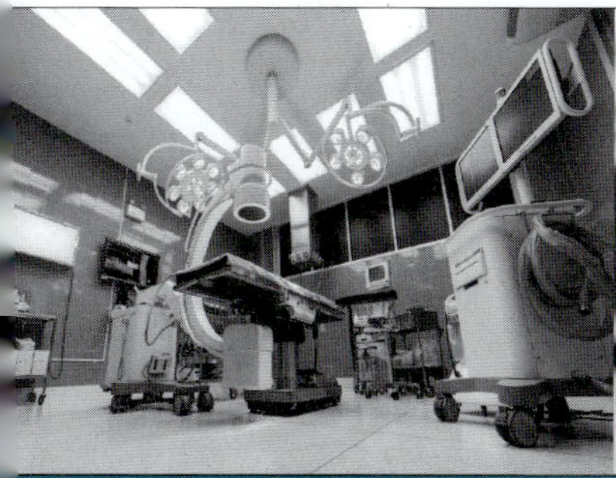
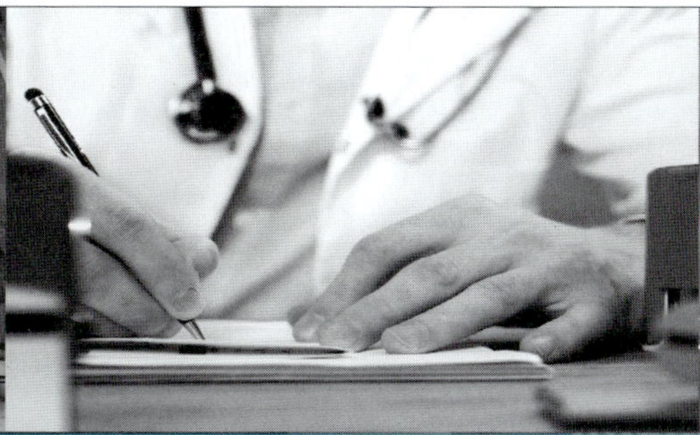
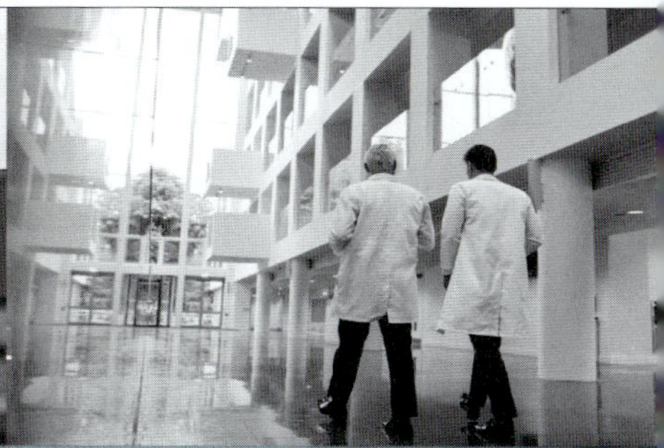

계축문화사

머리말

기술의 발달로 세상은 하루 아니 몇 시간만에도 빠르게 변화하고 있다. 세상은 빠르게 변화하고 있는데, 아직도 과거에 발목 잡혀 있는 일부 사람들 때문에 수많은 사람이 깊은 슬픔 속에 살아간다. 더 이상의 시대 착오적인 행동들이 일어나지 않기를 기도한다.

의료서비스 분야에 인연을 맺은지 30여년의 시간이 흘러간다. 아직도 이 분야를 한마디로 정의하기는 어렵다. 의료서비스에는 진료, 간호, 검사, 보험 등 다양한 영역들이 공존하고 있다. 이러한 영역들에 공통적으로 들어가는 것이 서비스라고 할 수 있다. '서비스'에 대한 정의를 어떻게 정의하느냐에 따라 다르게 해석할 수 있지만, 여기에서 정의하는 '서비스'는 의료기관에 종사하는 종사자들이 제공하는 활동을 의미한다. 의료 분야에서 서비스를 대표하는 직군으로 병원코디네이터가 있으며, 병원코디네이터가 1994년 처음 도입되었고, 2000년에 본격적으로 대학에 도입되었을 때만 하더라도 무척 생소한 직업이었으나 이제는 보건의료분야의 한 직업군으로 자리를 잡게됨을 기쁘게 생각한다. 그러나 앞에서 정의했던 것처럼 '서비스'라는 것이 병원코디네이터만의 전유물이라고 하기에는 의료 전분야에 종사하는 모든 사람들이 기본적으로 갖춰야 할 자세라고 할 수 있다.

이 교재에서는 크게 4영역을 통해서 보건의료인이 기본적으로 이해하고, 갖춰야 할 내용을 담았다. 제1부에서는 의료서비스의 이해로 제1장에 의료서비스가 갖고 있는 기본적인 특성에 대해서 설명하였고, 제2장은 병원코디네이터에 대해서 그리고 제3장과 제4장에서는 보건의료인이 갖춰야 할 기본 매너와 이미지 메이킹에 대해서 기술하였다. 제2부에서는 접점 고객들에 대한 관리로 제5장 고객 응대, 제6장 예약 및 접수, 제7장 대기고객관리 및 환경관리, 제8장 수납 및 보험청구를 다루었다. 제3부에서는 관리자로서 역할을 다루었으며, 특히 제12장의 환자경험관리 및 의료서비스 디자인 부분은 많은 고심 끝에 다루었으며, 제4부는 의료관광에 대해서 설명하고 있다.

이 교재가 병원코디네이터를 준비하는 수험생들에게 수험서로는 적합하지 않지만 병원코디네이터가 기본적으로 갖춰야 할 지식을 담으려고 노력하였다는 점에서 독자들이 이해해주기 바란다.

이 책을 읽어 주시는 많은 독자분들께 감사드리며, 교재로 선택하여 사용해주시는 많은 교수님들께도 지면을 통해 감사를 전한다. 출간하는 지금 시점에도 부족한 마음을 지울 수 없어 독자분들과 강의해주시는 교수님들께서 보시고 많은 의견을 주시면 추후 개정판에서 반영하도록 하겠습니다.

의료대란에 이어 계엄이라는 대한민국 불확실성 상황에서도 꿋꿋하게 도움을 주신 계축문화사 사장님을 비롯한 모든 임직원분들에게 감사의 인사를 전합니다.

2025년 1월

저자 일동

목차

제1부 의료서비스의 이해

제2부 접점고객관리

제3부 매니저코디네이터

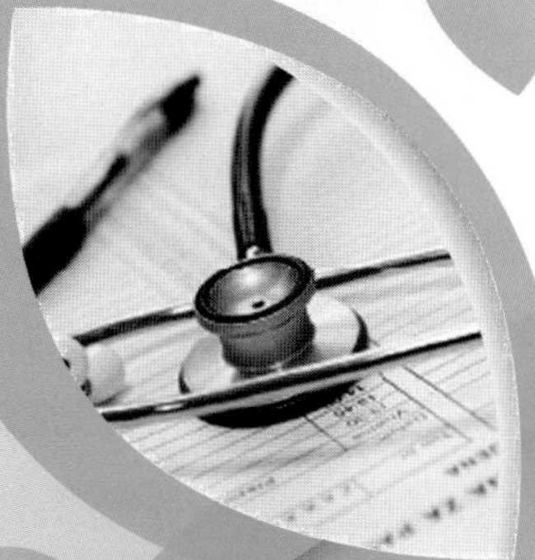

제1부

의료서비스의 이해

제1장

의료서비스의 이해

우리나라는 의약분업 이후 의료공급과 의료수요에 많은 변화를 가져왔다. 공급측면에서 보면 공동개원 증가, 병 · 의원의 대형화 및 고급화, 대형약국의 증가와 더불어 동네약국의 도산도 증가하였다. 수요측면에서 인터넷의 발달은 지금까지 의료에 대한 정보를 공급자만 가지고 있던 상황에서 수요자들의 의료에 대한 정보의 증가로 병 · 의원 의사들의 절대 우위의 시장이 무너지고 있다. 이러한 공급자 절대 우위 시장에서 소비자 우위 시장의 변화는 공급자들로 하여금 마케팅업무 강화를 가져왔고, 새로운 직업군을 필요하게 되었다.
이러한 변화와 더불어 일반 산업과 구별되는 보건의료가 갖고 있는 특성을 이해할 필요가 있다.

01 의료서비스의 이해

학습목표

1. 의료기관의 특성을 이해한다.
2. 보건의료의 사회 · 경제적 특성을 이해한다.

01 의료기관

1) 의료기관(병원)의 정의

의료기관이란 의료인이 공중(公衆) 또는 특정 다수인을 위하여 의료 · 조산의 업(이하 "의료업")을 하는 곳을 말한다(의료법 제3조). 의료기관은 다음과 같이 구분한다.

첫째, 의원급 의료기관은 의사, 치과의사 또는 한의사가 주로 외래환자를 대상으로 각각 그 의료행위를 하는 의료기관으로서 의원, 치과의원, 한의원이 있다. 둘째, 조산원은 조산사가 조산과 임산부 및 신생아를 대상으로 보건활동과 교육 · 상담을 하는 의료기관을 말한다. 셋째, 병원급 의료기관은 의사, 치과의사 또는 한의사가 주로 입원환자를 대상으로 의료행위를 하는 의료기관으로서 병원, 치과병원, 한방병원, 요양병원(「장애인복지법」 제58조제1항제4호에 따른 의료재활시설로서 제3조의2의 요건을 갖춘 의료기관을 포함), 정신병원, 종합병원이 있다.

보건복지부장관은 보건의료정책에 필요하다고 인정하는 경우에는 의료기관의 종류별 표준업무를 정하여 고시할 수 있다.

(1) 병원의 정의(의료법 제3조의2)

병원 · 치과병원 · 한방병원 및 요양병원(이하 "병원등")은 30개 이상의 병상(병원 · 한방병원만 해당) 또는 요양병상(요양병원만 해당하며, 장기입원이 필요한 환자를 대상으로 의료행위를 하기 위하여 설치한 병상)을 갖추어야 한다.

(2) 종합병원(의료법 제3조의3)

종합병원은 100개 이상의 병상을 갖추어야 하며, 100병상 이상 300병상 이하인 경우에는 내과 · 외과 · 소아청소년과 · 산부인과 중 3개 진료과목, 영상의학과, 마취통증의학과와 진단검사의학과 또는 병리과를 포함한 7개 이상의 진료과목을 갖추고 각 진료과목마다 전속하는 전문의를 두어야 한다. 300병상을 초과하는 경우에는 내과, 외과, 소아청소년과, 산부인과, 영상의학과, 마취통증의학과, 진단검사의학과 또는 병리과, 정신건강의학과 및 치과를 포함한 9개 이상의 진료과목을 갖추고 각 진료과목마다 전속하는 전문의를 두어야 한다.

종합병원은 법에 따른 진료과목(이하 이 항에서 "필수진료과목"이라 한다) 외에 필요하면 추가로 진료과목을 설치 · 운영할 수 있다. 이 경우 필수진료과목 외의 진료과목에 대하여는 해당 의료기관에 전속하지 아니한 전문의를 둘 수 있다.

(3) 상급종합병원(의료법 제3조의4)

보건복지부장관은 다음의 요건을 갖춘 종합병원 중에서 중증질환에 대하여 난이도가 높은 의료행위를 전문적으로 하는 종합병원을 상급종합병원으로 지정할 수 있다.

① 보건복지부령으로 정하는 20개 이상의 진료과목을 갖추고 각 진료과목마다 전속하는 전문의를 둘 것

② 의료법 제77조제1항에 따라 전문의가 되려는 자를 수련시키는 기관일 것

③ 보건복지부령으로 정하는 인력 · 시설 · 장비 등을 갖출 것

④ 질병군별(疾病群別) 환자구성 비율이 보건복지부령으로 정하는 기준에 해당할 것

보건복지부장관은 앞의 내용에 따른 지정을 하는 경우 앞의 사항 및 전문성 등에 대하여 평가를 실시하여야 한다. 상급종합병원으로 지정받은 종합병원에 대하여 3년마다 평가를 실시하여 재지정하거나 지정을 취소할 수 있다.

(4) 전문병원 지정(의료법 제3조의5)

보건복지부장관은 병원급 의료기관 중에서 특정 진료과목이나 특정 질환 등에 대하여 난이도가 높은 의료행위를 하는 병원을 전문병원으로 지정할 수 있다.

전문병원은 다음의 요건을 갖추어야 한다.

① 특정 질환별 · 진료과목별 환자의 구성비율 등이 보건복지부령으로 정하는 기준

에 해당할 것

② 보건복지부령으로 정하는 수 이상의 진료과목을 갖추고 각 진료과목마다 전속하는 전문의를 둘 것

보건복지부장관은 전문병원으로 지정하는 경우 앞의 사항 및 진료의 난이도 등에 대하여 평가를 실시하여야 한다. 전문병원으로 지정받은 의료기관에 대하여 3년마다 평가를 실시하여 전문병원으로 재지정할 수 있다.

보건복지부장관은 지정받거나 재지정받은 전문병원이 다음의 어느 하나에 해당하는 경우에는 그 지정 또는 재지정을 취소할 수 있다. 다만, 제1호에 해당하는 경우에는 그 지정 또는 재지정을 취소하여야 한다.

① 거짓이나 그 밖의 부정한 방법으로 지정 또는 재지정을 받은 경우

② 지정 또는 재지정의 취소를 원하는 경우

③ 평가 결과 앞의 요건을 갖추지 못한 것으로 확인된 경우

2) 의료기관의 종류별 표준 업무[1]

(1) 의원의 표준업무(제5조)

의원은 주로 외래환자를 대상으로 하며 그 표준업무는 다음과 같다.

① 간단하고 흔한 질병에 대한 외래진료

② 질병의 예방 및 상담 등 포괄적인 의료서비스

③ 지역사회 주민의 건강 보호와 증진을 위한 건강관리

④ 장기 치료가 필요한 만성질환을 가진 환자로서 입원할 필요가 없는 환자의 진료

⑤ 간단한 외과적 수술이나 처치 등 그 밖의 통원치료가 가능한 환자의 진료

⑥ 다른 의원급 의료기관으로부터 의뢰받은 환자의 진료

⑦ 병원, 종합병원, 상급종합병원의 표준업무에 부합하는 진료를 마친 후 회송받은 환자의 진료

1) 의료기관의 종류별 표준업무규정, 보건복지부고시 제2020-140호, 2020.7.1., 법제처 국가법령정보센터. 2024.7.29

(2) 병원과 종합병원의 표준업무(제6조)

병원과 종합병원은 주로 입원환자를 대상으로 하며 그 표준업무는 다음과 같다.

① 일반적인 입원, 수술 진료

② 분야별로 보다 전문적인 관리가 필요한 환자의 진료

③ 장기 치료가 필요한 만성질환을 가진 환자로서 입원할 필요가 있는 환자의 진료

④ 당해 의료기관에 입원하였던 환자로서 퇴원 후 당해 의료기관에서 직접 경과의 관찰이 필요한 환자의 진료

⑤ 의원 또는 다른 병원, 종합병원으로부터 의뢰받은 환자의 진료

⑥ 제5조 각 호에 해당하나 합병증 등 다른 질환을 동반하여 당해 의료기관에서 입원, 수술 등이 필요한 환자의 진료

⑦ 상급종합병원으로부터 회송받은 환자의 진료

⑧ 장기입원이 필요한 환자의 진료

(3) 상급종합병원의 표준업무(제7조)

상급종합병원은 주로 중증질환자를 대상으로 하며 그 표준업무는 다음과 같다.

① 수술, 시술 등 고난이도의 치료기술을 필요로 하는 중한 질병의 진료

② 치사율이 높고 합병증 발생 가능성이 높은 질환을 가진 환자의 진료

③ 다수 진료과목의 진료와 특수 시설 · 장비의 이용이 필요한 환자의 진료

④ 희귀 · 난치성 질환을 가진 환자의 진료

⑤ 중증질환에 대한 전문진료 분야별 전문진료센터의 운영

⑥ 당해 의료기관에 입원하였던 환자로서 퇴원 후 당해 의료기관에서 직접 경과의 관찰이 필요한 환자의 진료

⑦ 의원, 병원, 종합병원 또는 다른 상급종합병원으로부터 의뢰받은 환자의 진료

⑧ 제5조 및 제6조 각 호에 해당하나 합병증 등 다른 질환을 동반하여 당해 의료기관에서 입원, 수술 등이 필요한 환자의 진료

⑨ 의료인 교육, 의료에 관한 연구와 개발 등 의료의 발전과 확산

3) 의료기관의 특성

(1) 비영리적 동기

타 이익집단과 달리 의료기관으로서 병원은 비영리적 동기(nonprofit motive)를 갖게 된다. 이는 병원이 경영적 측면의 이윤 창출보다는 지역사회 주민의 건강증진, 질병의 예방 및 치료에 중점을 둔 조직으로서의 목적을 중요하게 여긴다는 의미이며, 이윤의 창출도 진료, 교육, 연구의 의료기관으로서의 기본적인 기능을 수행하기 위한 한 방법으로 이해할 수 있다.

(2) 자본집약적, 노동집약적

병원 내적자원의 가장 중요한 요소가 인적자원으로 노동집약적인 성격을 갖고 있다. 즉, 병원은 고도로 노동집약적(labor intensive)이며 또한 자본집약적인 조직체라고 할 수 있다. 병원이 갖는 특수성으로 건물, 고가 의료장비, 투자설비를 갖추어야 하기 때문에 투자비가 타 조직에 비해 월등히 높지만 투자 회수율은 극히 낮다. 또한 많은 투자비용과 상관없이 대부분의 서비스를 전문직종의 인력을 사용하여야만 생산해 낼 수 있다는 특성이 있다.

(3) 다양한 사업 목적을 갖는 조직체

병원의 고유목적을 명확히 규정하기 현실적으로 어렵다. 다시 말해서 측정 가능한 목표를 정하기가 어려운 것이 현실이다. 병원은 의료기관으로서 갖는 공익성 때문에 조직의 이윤만을 극대화 할 수 없다. 특히, 대부분의 병원에 대한 정의가 진료서비스, 의학교육, 연구, 기술의 개발, 공중보건의 증진 등을 포함하고 있으므로 실제 병원은 다양한 사업과 프로그램을 개발하여 지역주민과 국가가 원하는 요구를 충족시킬 수 있는 방법을 모색해야 한다.

(4) 권한과 통제가 복잡한 구조

병원은 단일 업종으로써 가장 많은 자격증을 가진 조직으로 근무하는 직종을 구분해 보면, 18개 직군, 60여개의 직종이 있는 것으로 알려져 있으며, 현재 그리고 앞으로는 더 많은 전문직종의 인력이 병원에서 일하게 될 것이다. 게다가 진료서비스라는 복합적인 생산품이 형성되기 위해서는 타 직종간의 상하 명령 전달체계가 생기게 되고, 부서간의 갈등이 존재하게 되는 이중적인 지휘체계(dualiness of authority)를 갖고 있다. 특히, 위에서 언급한 것처럼, 많은 직종간의 빈번한 갈등으로 환자의 진료에 대한 비효율성이 초래되기도 한다.

(5) 생산된 서비스의 품질관리나 업적평가가 매우 곤란

병원이 생산하는 진료서비스는 특정한 유형적 외관을 갖는 것이 아니며, 의료인력과 대상하는 환자의 특성에 따라, 수많은 결과를 양산하기 때문에 진료에 대한 인간의 신체적, 정신적 효과를 판별할 수 있는 기준은 전혀 없다. 그러므로 병원의 진료서비스 생산에 대한 품질관리와 개개의 직원들의 업적평가가 어렵고, 장기간의 시간이 소요되는 특성이 있다.

02 보건의료의 사회·경제적 특성

보건의료는 우리가 알고 있는 일반 산업과 구별된 특성을 갖고 있다. 따라서 의료서비스를 접근하는데 있어서 다음과 같은 특성을 이해하는 것이 보건의료서비스를 올바르게 적용시킬 수 있을 것이다.

1) 정보의 비대칭성

질병이 발병했을 때, 어떤 종류의 병이며 어떤 치료를 받아야 하는지에 대한 지식이 보건의료서비스의 공급자에게 편중되어 있다. 따라서 질병이 발생했을 때 제공되는 서비스의 종류나 범위의 선택은 공급자(의료인)에게 크게 의존할 수밖에 없다. 이러한 정보의 비대칭성(asymmetry of information)으로 인해 의료인으로 하여금 환자의 대리인 역할을 담당하게 하였고, 의료제공자는 소비자효용을 극대화하는 대리인의 역할과 그 자신의 수입을 극대화하는 직업인이라는 이중역할을 하게 된다.

정보의 비대칭성은 의사가 환자의 의료수요를 유발하는 의사유인수요의 직접적 원인이 되기도 하며, 보건의료부문에 '공급이 수요를 창출'한다는 고전경제학에서의 세이의 법칙(Say's Law)이 적용되는 기틀이 되기도 한다.

불완전한 정보로 인한 시장기능의 장애가 발생하는 경우를 살펴 보면 첫째, 재화나 서비스에 대한 정보를 수집하거나 질을 향상시키는데 상당한 비용이 요구되는 경우, 둘째, 정보를 이해하고 분석하여 합리적인 판단을 하기가 매우 어려운 경우, 셋째, 재화나 서비스의 선택 시 잘못된 결정을 하였을 경우 물질적, 정신적 손해가 막대한 경우, 넷째, 재화나 서비스에 대한 선택 시 잘못된 폭이 비교적 단순한 경우를 들 수 있다.

2) 외부효과

코로나19가 우리나라뿐만 아니라 전 세계를 공포로 몰아갔다. 이처럼 한 개인이나 기업의 소비 또는 생산 활동이 개인이나 기업의 효용 또는 이윤에 영향을 미치며 이와 같은 영향이 시장가격기구 또는 이해 관련 당사자의 계약에 의해 조정되지 않는 경우를 외부효과(external effect)라 한다.

외부효과는 다음과 같이 나눌 수 있는데, 첫째, 외부경제(external economy, benefit externality)로 어떤 경제 주체의 소비 또는 생산 활동의 결과가 다른 사람에게 편익(혜택)을 제공함에도 불구하고 이에 대한 대가를 받지 못한 것을 의미하는 긍정적 외부효과로 무상으로 제공되는 긍정적인 효과를 말하며 예로는 예방접종, 성병치료 등이 있다. 둘째, 외부불경제(external diseconomy, detrimental externality)는 어떤 경제 주체의 소비 또는 생산 활동의 결과가 다른 사람에게 불편을 제공함에도 불구하고 이에 대한 정당한 대가를 지불하지 않는 부정적 외부효과로 무상으로 발생시키는 부정적인 효과를 말하며 예로는 공해, 폐수 등이 있다.

이러한 외부효과가 큰 재화에 대해서 정부가 개입하는 형태는 ① 경제적 유인(economic incentive)을 제공하는 경우, ② 정부가 직접 개입하는 방법, ③ 정부가 특정 재화나 서비스를 직접 생산하여 공급하는 것 등을 볼 수 있다.

3) 경쟁제한(Restriction on Competition) : 공급의 법적 독점

다른 재화와는 달리 보건의료서비스는 그 생산권이 한정된 면허권자에게만 주어짐으로써 생산부분에서 독점이 형성되어 있다. 생명을 다루는 서비스이기 때문에 일정 수준 이상의 자격과 훈련기간을 습득한 사람들만이 서비스 제공을 할 수 있게 하는 것이 의사를 비롯한 의료인력 면허제의 본질이다. 이러한 면허제에 입각한 공급자 자격의 제한은 법이 인정하는 독점이기 때문에 법적 독점이라고 하며, 보건의료부문에 경쟁시장이 존재하기 어려운 제도적 원인이 된다.

(1) 생산권이 한정된 면허권자에게만 제한되어 있음
(2) 공급시장에의 진입제한
(3) 공급의 비탄력성에 의한 경쟁제한
(4) 가격 경쟁이나 선전의 제한

4) 생활필수품으로서의 보건의료

우리가 건강하게 삶을 영위하기 위해서는 여러 가지 필수 요건(essential need)들이 필요한데, 그 중에서 건강의 증진, 질병으로부터의 예방, 치료 등의 보건의료는 아주 중요한 분야이다. 특히, 생활수준의 높고 낮은 국가 및 지역사회를 분석해 보면, 의 · 식 · 주 수준뿐만 아니라 보건의료의 수준도 많이 차이가 있음을 알 수 있다.

5) 공공재적 성격

많은 사람이 같은 장소에서 같은 양을 동시에 소비할 수 있고 그 가격을 부담하지 않는 개인들의 소비 행위를 배제하기 어려운 특수한 재화를 공공재(public goods)라고 한다.

공공재의 특징은 비배제성(non-excludability)과 모든 사람이 같은 양을 소비해야 하는 소비의 집단성을 갖고 있다. 구체적으로 살펴보면 ① 생산과 소비가 동시에 이루어져 축적되지 않은 성격을 가지며, ② 누구도 소비로부터 배제될 수 없는 비배제성과 대가의 지불 없이도 이용과 소비가 지장을 받지 않은 무임승차자 문제(free-rider problem)가 제기되며, ③ 타인의 소비로 자기의 소비가 지장을 받지 않는 비경합성(non-rivalry)을 가지는 속성이 있다.

6) 보건의료의 불확실성

보건의료의 불확실성은 수요의 불확실성과 공급의 불확실성 두 가지로 구분된다. 그 첫째는 수요의 불확실성 및 불규칙성이다. 즉, 질병의 예측 불가능성(uneven and unpredictable)이다. 언제 어떤 종류의 질병이 발생할지 알 수 없는 것이 보통이며, 일단 질병이 발생하면 막대한 비용이 소요될 때도 있다. 이러한 수요의 불확실성과 불규칙성에 집단적으로 대응하기 위한 경제적 수단으로 의료보험을 갖게 되며 보험을 통하여 미래의 불확실한 큰 손실을 현재의 확실한 적은 손실로 대체하는 것이다.

(1) **개인의 경우** : 질병발생 예측이 어려움

(2) **집단적 차원** : 통계학적 기법을 사용하여 수요를 예측할 수 있음

(3) 개별적 수요의 불확실성과 불규칙성에 대한 집단적 대응이 보험

불확실성의 두 번째는 공급측의 불확실성인 치료결과의 불확실성(uncertainty of outcom)이다. 치료의 불확실성은 일반 국민에게 질병의 위험으로부터 조직적이고 체계적인 대응을 유도한다. 양질의 보건의료서비스에 대한 국민의 욕구는 치료의 불확실성에서 비롯되는 것으로서 정부나 민간의료기관으로 하여금 규제나 통제 혹은 의료기관간의 규제적 경쟁을 통하여 질적인 측면에서 적절한 대응을 하도록 유도해야 한다.

| 연 | 습 | 문 | 제 |

1 제1부
2 제2부
3 제3부
4 제4부

❶ 보건의료의 사회경제적 특성이 병원코디네이터에게 미치는 영향에 대해서 서로 논의하시오.

❷ 의료기관의 종류별로 병원코디네이터의 역할은 어떤 차이가 있는지 논의하시오.

❸ 의료기관이 가지고 있는 특성에 맞게 병원코디네이터가 가져야 할 기본자세에 대해서 논의하시오.

4 아래의 설명에서 보건의료서비스 특징으로 옳은 것은?

> 코로나 19로 인해 의원급 의료기관의 환자수 및 매출이 감소하여 손실이 큰 편이다.

① 정보의 비대칭성
② 외부효과
③ 경쟁제한
④ 생활필수품으로서의 보건의료
⑤ 공공재적 성격

5 의료기관의 특성으로 옳은 것은?

① 병원은 100병상 이상을 갖춰야 한다.
② 상급종합병원은 4년마다 평가를 실시한다.
③ 병원의 이윤 창출은 투자자들에게 배분 가능하다.
④ 병원은 노동집약적, 자본집약적인 조직이다.
⑤ 병원의 서비스 품질관리는 표준화 가능하다.

6 개인이나 기업의 소비 또는 생산 활동이 이해 관련 당사자의 계약에 의해 조정되지 않는 사회경제적 특성은?

① 정보의 비대칭성
② 경쟁제한
③ 외부효과
④ 공공재

7 의원의 표준업무가 아닌 것은?

① 간단하고 흔한 질병에 대한 외래진료
② 일반적인 입원, 수술진료
③ 지역사회 주민의 건강 보호와 증진을 위한 건강관리
④ 질병의 예방 및 상담 등 포괄적인 의료서비스

해설 일반적인 입원, 수술진료는 병원과 종합병원의 표준업무임

정답 4. ② 5. ④ 6. ③ 7. ②

제2장

병원코디네이터의 이해

하나의 직종은 그 시대에 맞게 만들어지는 것이다. 빠르게 변화하고 있는 의료계 환경 속에서 없어서는 안 될 존재로 부각되고 있는 직종 중 하나가 바로 병원코디네이터이다. 미국을 비롯한 선진국에서는 이미 보편화된 직종이며, 우리나라도 이제는 일반화된 직종이다. 또한, 양질의 진료와 서비스를 보급하고자 노력하는 의사들과 21세기 새로운 병원문화를 주도해 나갈 병원코디네이터는 의료계뿐만 아니라 서비스 마케팅 시대의 모든 조직체에서 필요로 하는 직종으로 정착되고 있다.

02 병원코디네이터의 이해

학습목표

1. 병원코디네이터의 정의를 이해한다.
2. 병원코디네이터의 역할을 말할 수 있다.

국내 의료계는 개원 병의원의 증가, 국내 의료시장의 개방 등으로 무한 경쟁시대로 빠르게 변화하고 있다. 이러한 시대의 변화에 대처하기 위해 일반 경영의 마케팅과 서비스 개념이 병원에 도입되고 있으며, 고객 만족을 추구하면서 환자와 직원간의 새로운 관계 조명이 필요하게 되었다. 이러한 시대적 상황이 병원코디네이터를 필요로 하고 있는 것이다.

코디네이터(Coordinator)란 조정자의 의미가 있으며, 병원에서 원장과 고객(환자), 고객과 직원, 원장과 직원의 관계를 원활하게 조정하고 최적의 시너지 효과가 나도록 윤활유 역할을 하는 이가 바로 병원코디네이터(Hospital Coordinator)이다.

즉, 병원코디네이터는 구체적으로 다음과 같은 기능을 담당하는데, 첫째, 원내의 밝은

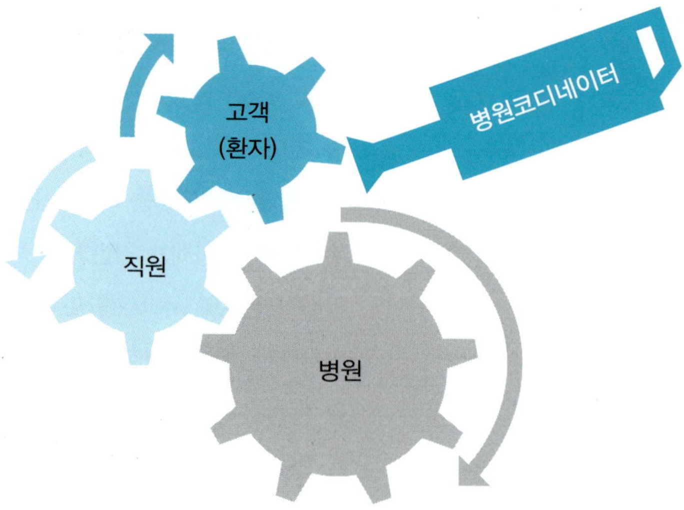

[그림 2-1] 병원코디네이터의 필요성

분위기 조성과 직원 관리 및 교육을 통하여 차별화된 서비스 제공으로 고객과의 유대를 통하여 신뢰감을 구축하고, 둘째, 병원이미지 홍보에 일익을 담당하며, 셋째, 접수, 수납 및 병원의 예약관리와 진료상담, 넷째, 고객과 병원간의 친밀감을 더하여 충성고객을 확보하고 고객만족경영에 이바지한다. 이러한 병원코디네이터는 병원의 의료외적 서비스 품질을 높이기 위한 '병원 서비스 품질 전문가'라고 할 수 있다(박수아, 2005).

병원코디네이터의 하는 일[1]

- 병원코디네이터는 양질의 의료서비스를 제공하기 위해 환자상담과 지속관리, 직원 친절 서비스 교육, 병원 이미지 개선을 위한 일을 한다.
- 환자의 고민이나 불만사항을 병원에 전달하고, 환자의 만족도를 높이기 위해 차별화된 서비스를 기획한다.
- 고객 서비스 개선, 환자 상담과 사후관리, 진료 계획 수립, 병원 서비스 품질관리를 수행한다.
- 직원들의 서비스 교육을 담당하며 병원의 이미지 홍보를 위한 마케팅 전략을 수립하고 실행한다.
- 밝은 병원 분위기를 연출하기 위한 실내외 환경 조성 등을 담당한다.

01 병원코디네이터 도입배경

우리나라에서 병원코디네이터는 1994년 미국의 병원경영 사례를 벤치마킹하면서 도입된 직업이며, 국내의 예치과에서 먼저 도입된 직업이다. 그 후 1997년 IMF를 거치면서 초유의 경제위기를 맞이하게 되면서 국내의 경기가 침체일로에 접어들었고, 병 · 의원의 경영 또한 위기를 맞게 되었다. 그래서 병 · 의원의 경쟁력 강화의 일환으로 서비스에 초점을 맞춘 병원코디네이터의 필요성이 이슈화되기 시작하였다. 2000년대를 접어들면서 의료산업은 치열한 경쟁 일로에 접어들게 되고, 2000년 의약분업으로 인한 전문의들의 개원경쟁이 가속화되기 시작하면서 병원경영의 차별화의 도구

1) 커리어넷(https://www.career.go.kr/cnet/front/base/job/jobView.do?SEQ=1257, 2024.7.12)

로 병원코디네이터를 병원조직에 중요 인력으로 채용하여 배치시키기 시작하였다. 그리고 고용의 형태도 치과에서부터 성형외과, 피부과, 한의원, 안과, 건강검진센터, 전문 클리닉 등으로 수요가 급속도로 증가하였다.

오늘날 일반 기업체뿐만 아니라 의료계에서도 경쟁의 심화로 신규직원의 수요보다 경력자를 선호하는 상황이다. 따라서 정규 학위만으로는 개인이 직무수행에 필요한 전문지식과 능력을 소유했다고 인정하기 어려운 상황이 되었다. 이로 인해 실무에서 직무를 수행할 능력을 객관적으로 평가 · 인정하는 지표로써 자격증이 대두되었다. 대부분의 학교에서 학생들이 전공과 관련한 자격증을 취득하고자 노력할 뿐만 아니라 전공 이외의 자격증에도 관심을 갖는 상황이 되었다.

병원코디네이터의 등장과 제도의 발달을 1994년 병원코디네이터 제도가 처음으로 도입된 치과계 사례를 토대로 정리해보면 다음과 같다.

1) 1단계 : 개원의 시대

1990년대 초반까지로 의사 2명에 직원 2~3명 정도의 전형적인 소규모 의원급 병원은 환자가 원하는 것을 의사가 직접 듣고 진료해주는 생존형 진료수준이었다. 마케팅이라든지, 서비스의 개념은 거의 도입되지 않았으며, 당장 급한 통증을 제거하는 진료 위주로 대부분 운영되고 있었다. 환자가 아닌 일반 기업의 '고객' 개념은 그 용어조차도 낯선 환경이었지만 이미 앞서가는 몇몇 의료기관에서는 고객만족 운동의 붐이 일어나기 시작하고, 변화가 예고되고 있는 상황이었다.

2) 2단계 : 공동개원의 본격적인 등장

1992년 8월, 예치과의 등장으로 바야흐로 병원 공동개원의 바람이 불게 되는 전기가 마련된 시기이다. 공동개원(group practice)은 "동종 의료인이 동일 장소에서 자본을 공동 출자하여 공동명의의 의료기관 1개소를 개설하고 의료기관의 모든 수입과 지출을 공동으로 관리하며 시설, 장비, 인력을 공동으로 사용하고 의료보험 진료청구도 공동 청구하는 것"으로 정의될 수 있다. 즉, 복수의 의사가, 동일한 장소에 자원을 공유하고, 수입을 일정한 규정에 따라 분배하는 의료조직의 형태를 공동개원, 혹은 집단개원이라 할 수 있다. 따라서 병원 규모가 커지다 보니 의사 한사람이 진료와 경영을 동시에 해야 하는 부담에서 벗어나 환자, 즉 고객을 위해 좀 더 다양한 진료와 서비스를 할 수 있게 된다. 진료도 선택적 진료뿐만 아니라 부가적 서비스를 덧붙이게 되고 이러한 컨셉에 맞춰 직원 수도 현저히 늘어나면서 이 가운데서 대고객 서비스 면에서 가능성 있는 사람을 키우기 시작한다.

3) 3단계 : 네트워크

1990년 중반부터 2000년도에 들어오면서 병원이 전국화, 브랜드화 하기 시작한다. 진료와 경영, 병원 마케팅을 전담하는 부서가 내부에 생기고 진료 외의 비즈니스를 하는 기업형 병원이 출연하게 된다. 이러한 규모의 병원에서는 일선 기업에서 서비스 전문가로 활동한 사람들을 본격적으로 영입하기 시작하는데 이에 따라 대형화된 병원에 맞게 코디네이터의 역할도 세분화된다.

4) 4단계 : 투자개방형(영리법인)병원 시대의 개막

의료시장의 판도가 바뀌면서 1인의 의사가 다수의 병원을 소유하는 투자개방형 병원이 등장하고 이러한 병원에서는 병원경영과 관련된 사업을 병행하게 될 것이라 예측된다. 또한, 병원 간의 경쟁이 더욱 심화되면서 병원 서비스를 차별화시키기 위한 노력도 치열해질 것이며, 병원 내 서비스 전문가의 활동도 매우 활발해지리라 전망된다.

병원코디네이터의 발전단계로 대한병원코디네이터협회 창립기념 학술대회에서 김

표 2-1 개원형태에 따른 병원코디네이터의 발전단계

구분	1단계	2단계	3단계	4단계
시기	1990년 초반 이전	1990년 중반	1990년 말	2000년 초반
개원형태	개인개원시대	공동개원시대	네트워크시대	다수병원소유시대
특징	• 환자 ≠ 고객 • 고객만족개념 도입시기	• 조직의 확대 • 1인 경영체제에서 영역 분담시기 • 병원코디네이터 국내 출현	• 의료기관에 경영 지원 회사 출현 • 병원코디네이터의 역할 세분화	• 국제화 시대 • 병원코디네이터의 전문화 가속

정아(2004)의 발표한 자료에서는 3세대로 구분하였으나, 이후 발전 형태를 구분하여 4세대를 추가하여 병원코디네이터 인력 구성의 변동에 따른 발전단계를 [표 1-2]와 같이 재구성하였다.

표 2-2 병원코디네이터 제도의 발전단계

단계	시기	유형	내용
도입전	1980년대 후반	1인 다기능화(비전문화)	• 고참직원이 병원 업무 총괄
1세대	1990년대 초~중반	비 의료분야 경력자의 병원진출	• 병원서비스코디네이터 등장 • 고객접점(MOT) 개념을 통한 병원서비스 품질관리
2세대	1990년대 말	전문교육기관 등장	• 비의료 전공자들의 병원업계 진출 • 1병원 1코디네이터 두기 운동 • 업무의 세분화 및 전문화 시대
3세대	2000년대 초~중반	자격제도 도입	• 민간자격제도 도입 • 재직자 중심의 교육훈련 • 대학 내 학과 및 과목신설 • 병원코디네이터협회 창립
4세대	2010년대	자격의 세분화	• 의료관광의 활성화 • 국제의료관광코디네이터 자격신설 • 의료통역사 자격신설

자료: 김정아(2004), 대한병원코디네이터협회 창립기념 학술대회 발표자료 재구성

02 병원코디네이터(Hospital Coordinator)의 정의

병원코디네이터는 진료에 힘을 쏟아야 하는 의사나 간호사가 병원에서 챙기기 힘든 부분을 맡아 고객에 대한 상담 · 사후관리를 하며, 직원에 대한 친절 서비스 교육을 하는 등 병원 관련 모든 업무를 원활하게 조정하며 병원의 이미지를 개선하는 전문직이다.

병원코디네이터는 병원의 서비스 관리자로서 원내 근무 분위기 조성과 차별화된 서비스의 제공으로 환자간의 유대를 통하여 신뢰감을 구축하고 병원 이미지의 홍보에 일익을 담당한다. 또한 접수, 수납 및 병의원의 예약관리, 환자와 병원간의 친밀함을 더

하여 밝은 병원 분위기를 연출하고 실내 · 외 환경조성 및 분위기를 자연스럽게 유도, 환자로 하여금 병원을 편히 찾을 수 있는 마음을 갖게 하는 의료계 전문 직종이다.

병원코디네이터는 병원의 고객만족을 위해 의료서비스에 대한 기획, 관리, 개선의 업무를 담당하며, 더 나아가 고객 상담, 조직관리, 병원마케팅, 직원교육 등의 세분화된 업무를 담당하는 의료서비스 전문가이다.

이러한 병원코디네이터의 업무를 종합하여, 한국직업능력개발원(이상준, 2004)에서 병원코디네이터의 직무를 분석하면서 다음과 같이 정의하였다.

표 2-3 병원코디네이터 직무모형[2)]

책무(Duty)	작업(Task)
A 고객 관리	A-1 예약 관리하기 A-2 대기시간 관리하기 A-3 교육 및 상담하기 A-4 불만고객 응대하기 A-5 지속 관리하기
B 조직 관리	B-1 직원 직무 교육하기 B-2 직원 서비스 교육하기 B-3 인사 관리하기 B-4 병원장 지원하기
C 자기 관리	C-1 서비스 기본 매너 갖추기 C-2 고객응대 자세 및 동작 이해하기 C-3 상담 능력 갖추기 C-4 외국어 능력 갖추기
D 병원 마케팅	D-1 마케팅전략수립 및 실행하기 D-2 마케팅 전략 평가하기 D-3 병원 정보 관리하기
E 원무 관리	E-1 접수하기 E-2 수납하기 E-3 보험 청구하기 E-4 문서 데이터·관리하기
F 병원 시설 관리	F-1 물품 관리하기 F-2 감염 관리하기 F-3 안전 관리하기 F-4 병원 환경 관리하기

2) 이상준 외, 병원코디네이터 직무분석, 한국직업능력개발원, 2004

"급변하는 의료 환경의 변화에 대응하고 양질의 의료서비스를 제공하기 위해 의료 현장에서 고객 상담 및 지속 관리, 원활한 조직 관리, 병원 관리와 마케팅을 담당함으로써 고객의 만족도를 높이고 병원의 경쟁력을 강화시키는 것이다."

이러한 정의에 따른 병원코디네이터의 직무 모형은 [표 2-3]과 같다.

또한, 국가직무능력표준(NCS)에서 의료현장에서 고객에게 양질의 서비스를 제공하기 위해 안내, 예약, 상담, 수납 등의 진료서비스를 지원하고 관리하는 일을 '병원 안내'라고 정의하고 있다(2013).

이러한 정의에 따라 국가직무능력표준의 능력단위와 학습모듈명은 [표 2-4]와 같다.

표 2-4 국가직무능력표준(NCS)의 학습모듈명 및 능력단위

순서	학습모듈명	능력단위명		수준
		2013	2017	
1	환자 응대하기	환자응대관리 (LM0601020201_13v1)	고객응대관리 (0601020201_17v2)	3
2	환자 서비스 관리하기	환자서비스관리 (LM0601020202_13v1)	고객서비스관리 (0601020202_17v2)	3
3	예약 관리하기	예약관리 (LM0601020203_13v1)	예약관리 (0601020203_17v2)	3
4	진료 서비스 지원 관리하기	진료서비스지원관리 (LM0601020204_13v1)	진료서비스지원관리 (0601020204_17v2)	2
5	환자 상담 관리하기	환자상담관리 (LM0601020205_13v1)	고객상담관리 (0601020205_17v2)	4
6	수납 관리하기	수납관리 (LM0601020206_13v1)	수납관리 (0601020206_17v2)	3
7	내부 고객 관리하기	내부고객관리 (LM0601020207_13v1)	내부고객관리 (0601020207_17v2)	4
8	병원 마케팅 관리하기	병원마케팅관리 (LM0601020208_13v1)	병원마케팅관리 (0601020208_17v2)	4
9	병원 환경 관리하기	병원환경관리하기 (LM0601020209_13v1)	병원환경관리 (0601020209_17v2)	2
10			협력병원관리 (0601020210_17v2)	3

출처 : 국가직무능력표준 홈페이지(https://www.ncs.go.kr/unity/th03/ncsSearchMain.do, 2021.7.26.)

03 병원코디네이터 직업에 대한 이해

미국 등 선진국에는 병원에 1~2명의 전문 코디네이터가 있을 정도로 보편화되어 있지만 한국에서는 1994년에 처음으로 도입되었다. 현재 중국에도 병원코디네이터 직업을 한국에서 교육을 실시하여 전파하고 있으며, 일본과 미국의 몇몇 병원에도 한국의 교육프로그램을 도입하고자 시도하고 있다. 치과, 성형외과, 한의원, 피부과, 안과, 비만클리닉 등을 중심으로 정착화 되어 가고 있고, 현재는 그 외의 타과에서도 빠르게 보급되고 있다.

의사와 한의사들이 많이 배출되고 경쟁이 치열해지면서 병원도 가만히 앉아서 오는 환자만을 진료해 주는 시대는 지났다. 과거의 강압적이고 딱딱한 태도로는 환자를 유치할 수 없으며 진정한 의미의 치료 또한 어려운 상황이다. 따라서 의료기관의 경쟁이 심화되고, 고객(환자)에 대한 내·외적인 진료서비스가 한층 향상되고 있는 가운데, 병원코디네이터의 병원 내에서 관련 업무의 영역은 매우 확대되고 있다.

하지만 몇몇 병원들을 제외한 대부분의 병원들은 환자를 대면하고 그들의 어려움을 해결하는 가장 중요한 역할을 점점 소홀히 하고 있으며, 그 증거는 다음과 같다. 첫째, 정기적인 교육은 갈수록 형식적이며, 둘째, 병원 예산심의에서 이러한 부분은 별로 중요하게 여기지 않고 있다. 물론, 1990년대부터 진료서비스를 포함한 진료 외적인 부분의 서비스가 매우 중요하게 여겨지기 시작했고, 지금 또한 그러하지만 현재의 인식은 만족할 만한 수준의 것은 아니다. 셋째, 마케팅 관점에서 볼 때, 다른 경쟁병원과의 차별화를 위해서는 특히, 전문인력의 수급을 통해서 이루어져야 할 서비스가 마땅한 인력 없이 내부인력의 로테이션과 자원봉사자들을 통해 전시적인 효과만 보고 있다는 것이다. 물론 모든 병원이 재정적인 형편이 좋은 것은 아닐 것이며, 병원의 인력을 보다 효과적으로 사용하고, 내부인력에 대한 서비스교육의 일환으로서 장점이 많은 것도 사실이지만, 최소의 투입(input)으로 최대의 효과(output)를 낼 수 있는 병원코디네이터의 도입은 병원에 좋은 효과를 가져올 것이다.

환자의 입장에서 볼 때, 환자의 편의를 돕기 위해서 존재하고 있는 병원 로비의 상담원, 안내원, 원무과 직원들은 수월하고 편안하게 진료를 받고 돌아갈 수 있도록 해주는 도우미의 역할을 한다. 그러나 어떠한 진료과로 가야 하는지, 검사실은 어디인지, 보행이 불편한 환자가 휠체어를 이용할 수 있는지 등의 안내는 모든 병원직원들이 기존의 서비스 교육만으로도 충분히 수행할 수 있다. 이러한 업무들이 전문직종인 병원코디네이터가 맡는 업무의 전부라면 외래 원무관리와 별반 다를 것이 없을 것이다.

이러한 기존의 규격화되고 형식화된 환자안내업무라는 것은 당연히 우리병원에 내원하는 환자를 보다 편하게 모시기 위한 진료 외적인 서비스라고 할 수도 있지만, 병원의 입장에서 보면, 환자 진료를 보다 원활하게 하고, 환자의 불만을 줄이기 위한 효과를 노리는 측면이 더 크다고 할 수 있겠다. 따라서 우리 병원을 찾아오는 모든 환자가 '이 병원이 진심으로 환자를 고객으로서 맞이하고 있구나!'라고 하는 느낌을 받게 하기 위해서는 현재보다 더 업그레이드된 병원 코디네이터의 역할이 필요할 것이다.

현재의 병원에서 이루어지고 있는 서비스보다 향상(upgrade)된 병원코디네이터만의 임무와 역할은 어떠한 것인가? 우선 병원코디네이터는 환자의 진료와 편의를 돕는 일반 업무와 기존 병원의 진료 과정 및 병원내 환자의 흐름을 이해하고 진단하는 업무를 수행해야 한다. 따라서 기본 서비스교육과 특정 병원의 조직 및 서비스의 완전한 이해는 필수적이라고 할 수 있다. 그래야만 환자가 병원의 의료진과 시설과 장비를 통해 진료서비스를 받는 것을 한눈에 볼 수 있다. 또한 병원의 불합리한 시스템이나 진료과정으로 인한 환자의 불편함을 줄일 수 있으며, 나아가서는 병원의 이미지 제고, 진료서비스 개선의 효과도 가져올 수 있는 것이다.

지금의 병원에서는 양질의 서비스를 제공하기 위해 전문 서비스 코디네이터의 수요가 급속하게 증가하고 있고, 각 병원에서는 전문적인 능력을 가진 멀티플레이형의 코디네이터를 원하고 있다.

1) 병원코디네이터의 역할

병 · 의원에서 제일 먼저 고객과 만나고 서비스 개선을 통해 병원의 이미지까지 변화시키는 코디네이터의 역할은 첫째, 고객과의 상담과 서비스를 원활히 제공하기 위해서 진료와 업무에 대한 전체적인 흐름의 파악, 둘째, 환자가 찾았을 때 갖는 두려움을 없애고 병원에 대한 신뢰감을 형성하기 위해서 충분한 상담으로 인간적인 유대감을 형성, 셋째, 환자 상담 및 사후 관리를 통해서 차별화된 1:1 서비스를 제공, 넷째, 병원 내 서비스 개선을 통해서 병원 이미지 개선 및 확립에 기여, 다섯째, 의사와 직원사이, 의사와 환자 사이의 원활한 의사소통을 통해 더 좋은 진료서비스를 제공하고, 원활한 의사소통을 통해서 직원들의 팀워크 향상, 여섯째, 병원의 수납과 예약 업무 등 실무적인 업무 수행을 통해 생동감 넘치는 병원 문화를 창출하는 것이다.

구체적인 업무는 다음에 열거된 업무들이 있다.

(1) 병원 서비스 품질관리
(2) 환자에 대한 서비스 개선
(3) 병원 이미지 확립
(4) 고객서비스 향상을 위한 직원교육
(5) 고객 진료예약과 수납관련 업무
(6) 환자상담, 사후관리, 진료계획 수립
(7) 직원 간 관계 조정 역할
(8) 내부고객 만족 유도를 통한 질 높은 의료서비스 제공
(9) 전화 상담과 환자 응대
(10) 병원내의 경영개선을 위한 마케팅 기획
(11) 병원 재무 관리를 통한 경영 안정화
(12) 불만고객 처리를 통한 평생고객 창출
(13) 따뜻한 병원 분위기와 서비스를 통한 환자의 심신 안정 제공
(14) 의료계 뉴 패러다임을 알고 팀 리더십을 성공적으로 이끌기
(15) 팀 내의 시너지를 높이기 위한 리더로서 직원들의 핵심역량 파악과 채용, 평가 등을 통해 내부고객의 로열티(loyalty)를 창조
(16) 효과적으로 팀 커뮤니케이션을 이끌고 고객, 직원, 원장님과의 일대일 상담에 능숙하여 팀워크의 연결고리로서의 역량을 발휘
(17) 병원 프로세스 리엔지니어링을 위해 고객의 입장에서 항상 병원 서비스를 재평가하여 병원경쟁력 강화를 위한 아이디어 뱅크로서의 역할
(18) 고객응대 부문별 프로토콜, 고객의 커뮤니케이션 흐름도(Flow Chart), 전략적인 진료약속관리지침 등을 작성하여 우리 병원만의 차별화된 고객관리
(19) 고객의 치료 동의율을 높이기 위한 실천방안을 모색하고 우리병원의 우수 환자분석 및 보답 프로그램 실시방법 등을 연구하여 적극적인 마케팅 활동
(20) 타 병원의 벤치마킹을 통해 병원경영 컨설턴트로서 우리 병원에 꼭 맞는 서비스를 개발하여 우리병원 진료 팀의 가치를 창조하는 리더십

2) 직업 적성

병원코디네이터는 서비스 전문 인력이기 때문에, 개인이 타고난 적성에 잘 맞아야 한다. 따라서 병원코디네이터는 환자에 대한 친절한 기본자세가 중요하며, 중간 관리자로서 혹은, 중재자로서 조직을 이끌 수 있는 리더십과 환자를 응대하면서 생기는 문제점을 해결할 수 있는 긍정적인 사고와 활달한 성향이 필요하다.

구체적으로 다음과 같은 능력이 필요하다.

(1) 고객지향적인 사고와 적극적인 대인관계 능력

(2) 환자관리를 위한 상담능력과 융통성 및 총괄적인 시각

(3) 건강한 신체와 리더로서의 자질

(4) 원만한 인격과 탄력적인 사고

(5) 원활한 의사소통 능력

(6) 프로의식과 창의적이고 논리적인 사고

(7) 정보 수집 능력과 활용능력

(8) 봉사정신 및 투철한 직업의식

(9) 서비스 전문가의 용모와 신뢰와 호감이 가는 이미지

(10) 원무와 의무기록에 대한 능력

(11) 경영에 대한 기본 자질

3) 병원코디네이터의 종류

현재 병원코디네이터의 종류에 대해서 정확하게 구분하기는 어렵지만 각 교육기관에서 구분하고 있는 종류는 [표 2-5]와 같다.

상기에 열거된 병원코디네이터의 직무는 병 · 의원의 규모와 진료서비스의 형태에 따라 다르며, 소규모 운영 병원에서는 병원코디네이터 한사람에게 다양한 역할을 요구하는 경우가 대부분이다. 그러나 병원코디네이터의 직무가 세분화되어 있는 중간 규모의 병원이나, 프렌차이즈 병원의 경우에는 보다 전문화 · 세분화되고 있는 추세이다. 직무에 따라서는 실무경험을 요구하는 경우가 있기 때문에 처음부터 모든 직무를 소화하는 경우보다, 연차가 더해갈수록 전문화된 업무로 전환하는 경우가 많다.

표 2-5 병원코디네이터의 종류

명칭	업무
리셉션 코디네이터 (Reception Coordinator)	수납과 예약 업무, 전화응대와 상담을 통한 고객관리, 병원환경 조성 및 병원 이미지 관리
진료 코디네이터 (Treatment Coordinator) 서비스코디네이터 (Service Coordinator)	의료 관계자가 담당, 치료계획 수립, 의사의 진료가 원활히 진행되도록 치료중계, 또는 진료과정에 대한 전체적 조망, 의사와 환자간 연결
상담 코디네이터 (Counsellor Coordinator)	진료 전 · 후 상담과정에 대한 전체적 조망, 고객에 대한 전반적인 상담과 치료결정 유도
마케팅 코디네이터 (Marketing Coordinator)	의료계 시장조사와 고객분석을 통한 병원 내 · 외부 홍보 마케팅 기획
이미지 코디네이터 (Image Coordinator)	병원 내 · 외부 이미지 관리, 고객 및 병원의 전반적인 이미지 컨설팅
홈페이지 상담 코디네이터 (Homepage Counsellor Coordinator)	홈페이지를 통한 고객상담, 홈페이지 기획 및 관리, 예약관리, 고객정보제공, 의료계 및 병원의 전반적인 소식 제공
텔레마케팅 코디네이터 (TeleMarketing Coordinator)	전화를 통한 지속적 고객관리, 치료효과 측정 및 고객 예약 관리
기획코디네이터 (Planning Coordinator)	병원의 문제점을 파악하고, 보다 나은 병원 문화 확립을 위한 계획 수립
재무코디네이터 (Finance Coordinator)	병원의 재무관리, 세무관리, 보험관리, 연간사업 계획 수립과 실행 및 관리
통역 코디네이터[3] (Interpretation Coordinator)	국제화 시대의 의료 환경에 대응하여 외국인 환자가 진료서비스를 제공 받는데 있어서 치료의 전반적인 사항을 조망하고 의료진과 고객간의 원활한 의사소통을 유도하여 고객 만족도를 향상시키고 병원의 대외 경쟁력 및 국가 이미지를 향상시키는 직무를 수행

3) 정철자, 황성완, 오미형, 의료통역사 국가자격기준 개발 연구, 한국보건복지인력개발원, 2010

4) 직업전망

병향후 10년간 병원코디네이터의 일자리는 현 상태를 유지할 것으로 전망된다. 「2019-2029 중장기 인력수급전망」(한국고용정보원, 2020)에 따르면, 병원코디네이터를 포함하여 고객 상담 및 모니터 요원은 2019년 약 197천 명에서 2029년 약 199천 명으로 향후 10년간 2천 명(연평균 0.1%) 정도 증가할 것으로 전망된다. 보건복지부 통계에 따르면 국내 병 · 의원 수는 최근 몇 년간 꾸준히 증가하는 추세에 있다. 또한 의료시장의 개방과 국내 병원의 대형화, 병원의 체인화로 인해 국내의 병원 경쟁이 치열해지고 있어, 적극적인 마케팅과 높은 수준의 서비스가 중요해짐에 따라 병원코디네이터의 수요가 증가할 것으로 보인다. 한편 병원의 자동화시스템 도입 등으로 인해 병원코디네이터 업무 중 예약, 수납 등의 단순업무는 줄어들 것으로 보이며, 환자를 응대하거나 상담하는 역할이 앞으로 더 중요해질 것으로 보인다.[4)]

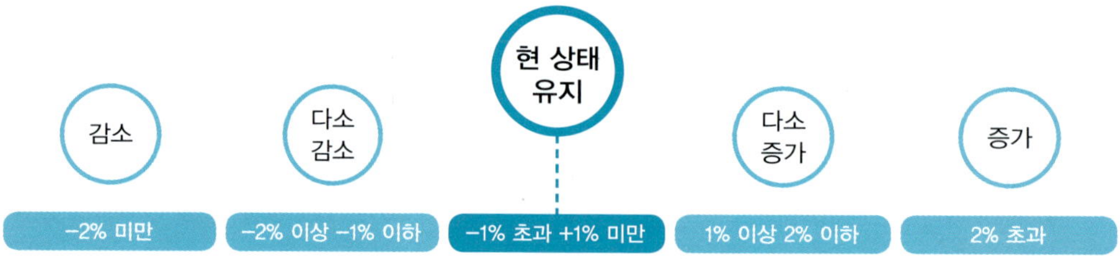

[그림 2-2] 향후 10년간 병원코디네이터 취업자 수 전망

04 고객(환자)에 대한 병원코디네이터 마음가짐

하나의 시장에서 의료서비스가 성립되기 위해서는 의료서비스를 제공하는 자와 의료서비스를 제공받는 자가 필요하다. 즉, 서비스라는 말 자체에는 시장(market), 선택(choice), 만족(satisfaction)이라는 3가지를 더해 5가지의 요소가 필요한 것이다. 언뜻 이해하기에는 마치 일반적인 상품이나 서비스로 이해가 되어, 경제학적인 측면

4) 한국고용정보원, 2021 한국직업전망, 2020

에서 생각하기가 쉽다.

환자의 입장에서 의료서비스라는 것은 무엇인가? 실제로 병원을 방문하여 의료서비스를 받고 자신의 건강을 증진하고 질병문제를 해결하려고 하는 환자에게 의료서비스란 것은 보건경제학상의 서비스가 아니라, 내가 얼마나 만족할 만한 수준의 서비스를 받았는가 하는 수준의 평가로 인식하게 된다. 즉, 병원코디네이터에게는 의료서비스를 수요와 공급, 진료서비스와 진료외 서비스로 구분한다든지, 혹은 병원의 투입량(input)과 산출물(output)로 나누어 생각할 필요가 없다는 것이다. 바꾸어 말하면, 병원코디네이터의 사고는 환자 즉, 고객의 관점에서 바라봐야 한다는 것이다.

의료서비스라는 것은 보건의료분야의 여러 전문가들에게는 다른 의미를 연상시킨다. 보건정책 수립자, 병원 관리자, 의료진, 보건사회학자, 병원코디네이터 모두 다른 개념의 의료서비스를 상상하게 된다. 이러한 측면에서 병원코디네이터에게 가장 알맞은 의료서비스의 개념을 생각할 필요가 있다.

환자는 대부분 병원에 내원하게 되면, 대기시간 동안 이러한 생각을 한다. "내가 어디가 어떻게 아프고, 어떤 증상이 있는지를 말해야겠다. 그리고 몇 가지 궁금한 것을 물어보겠다."라고 하지만 환자들은 의사가 묻는 말에 대답하고 지시하는 대로 순응하다가 결국 궁금증을 해결하지 못한 채 진료실을 나오기 마련이다. 환자는 자신의 상태를 충분히 설명하지 못하고, 의사는 환자의 고통을 충분히 들어주지 않아 환자의 불만은 쌓여가게 되는 것이다.

병원코디네이터란 단어 그대로 조정자의 역할을 의미한다. 지금까지의 병원들이 환자의 불만과 어려움을 잘 이해해주지 못하고, 환자에게 신뢰를 주지 못했다면, 병원코디네이터는 그러한 환자들의 고충을 들어주는 것만으로도 충분히 만족감을 전달해 줄 수 있을 것이다. 이것이 병원코디네이터가 이해해야 하는 환자의 의료서비스에 대한 본 모습이다.

|연|습|문|제|

❶ 의료기관에서 병원코디네이터가 필요한 이유에 대해서 설명하시오.

❷ 의료기관에서 병원코디네이터가 수행해야 할 업무에 대해 구체적으로 설명하시오.

❸ 자기 자신이 병원코디네이터로 적합한 이유에 대해서 옆에 있는 동료에게 설명하시오.

❹ 병원코디네이터의 업무로 옳은 것은?

ㄱ. 병원의 예약관리 ㄴ. 병원의 상담관리 ㄷ. 병원이미지 홍보 ㄹ. 진료서비스 제공

① ㄱ, ㄴ ② ㄱ, ㄹ ③ ㄱ, ㄷ
④ ㄱ, ㄴ, ㄷ ⑤ ㄱ, ㄴ, ㄷ, ㄹ

❺ 병원코디네이터 설명으로 옳은 것은?

① 병원코디네이터는 법적 필수 인력이다.
② 병원코디네이터는 의료서비스를 제공한다.
③ 병원코디네이터는 연령, 성별 제한이 있다.
④ 병원코디네이터는 병원서비스 품질 전문가이다.
⑤ 병원의 증가 및 경쟁으로 인해 병원코디네이터 수는 줄어 들고 있다.

❻ 병원에서 병원코디네이터가 수행할 구체적 업무가 아닌 것은?

① 환자에 대한 서비스 개선
② 병원 이미지 확립
③ 고객 진료 및 사후관리
④ 직원 간 관계 조정 역할

해설 환자진료는 의사가 담당하는 것이며, 병원코디네이터는 고객진료를 안정적으로 할 수 있도록 지원하는 업무를 한다.

정답 4. ④ 5. ④ 6. ③

제3장

보건의료인의 기본 매너

보건의료인는 다양한 상황에서 다양한 사람들을 만나게 되면, 그들에게 적절한 응대를 해야 한다. 따라서 평소 보건의료인이 기본 매너를 연마하지 않으면 즉각적인 응대를 하는데 어려움을 겪을 수 있기 때문에 기본적인 매너를 숙지하고 충분한 연습을 통한 올바른 응대를 해야 한다.

03 보건의료인의 기본 매너

학습목표

1. 호감 가는 표정 및 시선을 연출할 수 있다.
2. 올바른 인사와 인사 예절을 실천할 수 있다.
3. 올바른 안내 예절을 실천할 수 있다.
4. 전화사용 및 전화예절을 실천할 수 있다.

01 호감 가는 표정 및 시선 연출법

얼굴은 그 사람을 대변하는 부분으로서 사람의 신체 가운데 표현력이 가장 잘 드러난다. 우리 얼굴에는 무려 80여개의 근육이 있어서 7,000가지 이상의 표정을 만들 수 있다고 한다. 사람은 얼굴표정으로 속마음을 나타내기도 하고 상대방의 기분을 판단하기도 한다. 바람직한 얼굴표정이란 평소에 마음가짐을 바르게 하고 교양을 쌓아 품위 있는 인격을 함양시켜야만 나타낼 수 있다.

1) 호감 가는 표정 만들기

우리는 일상생활에서 수없이 많은 사람들을 만나면서 생활하고 있다. 그럴 때마다 상대에게 호감 가는 밝은 표정, 미소띤 표정을 갖는다는 것은 매우 중요하다. 특히 첫 만남인 경우에 첫 인상은 오래도록 기억에 남는다.

좋은 표정이란 얼굴전체가 자연스럽게 만들어 내는 상황에 적절한 표정, 그리고 평소에는 잔잔한 미소가 배어 있는 자연스러운 표정이다. 첫인상을 결정짓는 요소로는 외모(체형, 표정, 옷차림새, 태도, 제스처 등)가 80%, 목소리는 13%, 인격은 7%를 차지한다. 그만큼 외모는 첫인상을 결정짓는데 중요한 역할을 함을 알 수 있다. 외모 중에서 얼굴의 표정이 가장 큰 역할을 한다. 흔히 외모의 핵심은 얼굴에 있다고 하는데 특히 미소는 상대방에게 호감을 주는 중요한 요소가 된다. 호감이 가는 미소는 상대방의 마음을 열게 해서 협조적인 인간관계로 만드는데 효과적이며, 자신도 적극적이며 활기찬 사람으로 만든다. 얼굴표정을 부드럽게 만들면 좀 더 매력적인 얼굴을 연출하게 되어 좋은 인간관계를 구축하는 밑거름이 될 것이다.

호감 가는 표정을 지니고 있는 사람들의 특징 5가지를 살펴보면,

첫째, 호감 가는 표정을 가진 사람들은 매우 적극적인 성격을 가지고 있다.

둘째, 밝은 마음을 가지고 있으며 다른 사람과의 만남이 편하다.

셋째, 항상 여유가 있다.

넷째, 일상 대화에서 유머를 잘 활용한다.

다섯째, 밝은 표정을 위해서 끊임없이 노력한다는 것이다.

2) 자연스러운 미소 만들기

미소(스마일)는 친절 봉사의 표시이며, 서비스 정신의 원천이다. 따라서 진정한 마음에서 우러나오는 미소야말로 병원을 찾은 고객에게 긍정적인 인상을 주는 것은 물론 고객은 편안한 마음으로 쉼터를 제공받을 수 있을 것이다. 미소는 기뻐서 소리를 내는 것이 아니며, 웃음과 분명히 구분된다. 자연스러운 스마일은 형식적이거나 가식적이지 않은 진실이며, 시끄럽거나 소란스럽지 않은 조용한 웃음이다. 따라서 절대적인 자기감정과 연결이 되어야 한다.

미소 짓기 연습

"SMILE IS THE BEST SERVICE"
SMILE은 가장 아름다운 MAKE UP인 동시에 가장 좋은 IMAGE MAKING이다.

*** SMILE 연습 순서**

1) 경직된 얼굴 근육 풀기:
아, 에, 이, 오, 우를 발음하며 입주위를 풀어주고 눈동자를 위, 아래, 왼쪽, 오른쪽, 오른쪽으로 한바퀴, 왼쪽으로 한바퀴 돌려 눈을 편안히 감았다 뜬다.

2) 자신에게 가장 어울리는 미소 찾기:
거울을 보면서 '위스키~' 라고 소리 내면서 거울속의 나를 향해 미소 지어본다. 이때 입을 다문 상태에서 입꼬리만 살짝 올리지 마시고, 치아가 가능한 한 많이 보이게 한다. 이제 다시 거울을 보고 먼저 입모양만 활짝 미소 짓는다. 지금의 내 모습을 잘 기억해 두고, 이번에는 눈웃음을 지어 본다,

사람들은 각자 생김이 다르기 때문에 어울리는 미소도 다르다. 예를 들면, 어떤 분에게는 눈 코 입이 작고 쌍꺼풀이 없어서 동양적인 마스크를 갖고 있어 서구적이고 이목구비가 시원한 사람에 비해 환한 미소가 잘 되지 않는다고 고민하기도 한다. 실제로 그것이 상대방이 느끼는 인상에는 많은 영향을 주진 않는다. 서민정(연예인)의 경우는 하루에 5시간씩 미소연습을 했다고 한다. 지금의 서민정의 귀여운 미소가 많은 이들에게 사랑을 받는 것은 하루아침에 이루어진게 아니다.

3) 온화한 시선 만들기

온화하고 밝은 표정, 단정한 몸차림과 용모, 바르고 예의 있는 자세와 행동, 인사하는 방식과 태도, 부드럽고 상황에 맞는 말씨 이 중에 한 가지만 잘한다고 해서 이미지가 좋아지는 것이 아니라 5가지 모두가 조화롭게 이루어질 때 고객이 만족하는 이미지가 보여질 수 있는 것이다.

자연스럽고 부드러운 시선으로 상대를 본다. 가급적 고객의 눈높이와 맞춘다. 위로 치켜뜨거나 아래위로 훑어보는 시선은 피한다. 표정만큼 중요한 용모와 복장을 잘 갖춘다. 용모는 단지 외적인 느낌만을 전하는 것이 아니라 사실 개인의 내면적 성향 및 소양을 표현하는 수단이다. 외모로 사람을 판단하는 것은 옳지 않지만 명심해야 한다. 고객들은 당신을 외모로 판단한다는 사실을 말이다.

좋은 자세와 멋진 동작은 행동예절의 기초이다. 바른 자세와 동작은 그 사람의 기품에 영향을 주며 상대방에게는 안정되고 정숙한 느낌을 준다. 또한 우리를 괴롭히는

EYE CONTACT 연습하기

EYE CONTACT 이란? 상대방 응대시 시선 마주치기이다.

1) **외국인의 경우**: 외국인의 경우 상대방이 나의 눈을 바라보지 않으면 무언가 숨기는 게 있어 거짓말을 하거나 나의 이야기에 관심이 없다는 뜻으로 받아들여진다.

2) **우리나라의 경우**: 주로 아시아권에서는 상대방이 자신의 눈을 빤히 쳐다보는 것에 대해 부담스러워 한다. 그래서 주로 미간 즉, 눈썹과 눈썹사이와 턱, 넥타이 매듭 부분으로 가끔씩 시선을 바꿔서 준다.

질병 가운데 많은 부분은 좋지 않은 자세에서 비롯되므로 항상 바르고 편안한 자세를 가지도록 주의해야 한다. 좋은 자세와 동작은 고객으로 하여금 믿음과 신뢰는 물론 병원에 대한 신뢰도도 높일 수 있는 역할을 한다.

4) 호감 가는 음성 만들기

흔히 목이 약하다고 하는 사람들의 대부분은 그 증거로 쉽게 갈라지고 가라앉는 목소리를 내세운다. 하지만 목소리가 쉽게 변하는 원인의 50%는 자기 본 목소리를 제대로 내지 않기 때문이다. 미국 이비인후과 전문의 쿠퍼 박사에 따르면 대부분의 사람들이 자기 목소리를 잃고 살아간다고 한다.

후두에 위치한 성대는 발성기관으로 남성은 1초에 100~150회, 여성은 200~250회나 진동한다. 당연히 자신에게 안 맞는 목소리를 내며 이들 진동을 이용하게 되면 목에 무리가 가기 쉽다. 가수나 교사, 아나운서 등 목소리를 많이 내는 사람들에게 목소리 병이 많은 이유도 여기에 있다. 남자인데 여성의 고음이 나는 경우는 성대 근육이 과도하게 긴장된 상태에서 소리를 내보내기 때문이다. 또 진동을 받아 공명하는 성대 중 일부분만을 사용해 목소리를 내면 폴립이라는 성대에 굳은살이 생기에 된다. 기타 다른 목 질환과도 연관이 깊다. 때문에 건강을 위해서라도 꼭 자기 목소리를 내는 연습이 필요하다.

(1) 효과적인 목소리 관리법

목소리를 유지하기 위해서는 나름의 생활 관리법도 필수적이다. 특히 목을 피로하게 하는 습관 대신 목의 부담을 덜어주는 습관을 갖도록 노력할 필요가 있다.

하루 6~10잔 이상 물을 마신다. 수분을 충분히 공급하면 성대점막이 촉촉해져 쉽게 상처가 나는 것을 방지할 수 있다. 술 · 카페인 음료, 유제품은 피한다. 술 · 카페인 음료 · 유제품은 체내에서 수분을 빼앗아 건조한 성대를 만드는 원인이 된다. 말을 많이 하거나 노래를 부르기 2~4시간 전에는 이들 음료를 피해야 한다. 생리 · 임신 중에는 목소리 사용을 줄인다. 여성의 경우 생리직전, 생리 중 그리고 임신기간에는 성대의 혈액이 뭉치게 되므로 말을 많이 하거나 노래를 하는 등 성대에 지나친 자극이 가해지는 것을 피해야 한다. 헛기침은 참도록 한다. 큰 소리로 호탕하게 웃는다거나 헛기침도 목에 무리를 준다. 헛기침을 하게 되면 일시적으로 성대 점액이 빠져나가

목이 깔끔해지는 느낌이 든다. 하지만 곧 다른 점액이 그 자리를 메워 다시 헛기침을 하는 악순환이 반복될 뿐이다. 시끄러운 환경에서는 말을 삼가도록 한다. 큰 목소리, 속삭이는 목소리는 모두 성대에 무리를 준다.

어떤 사람을 만났을 때 왠지 모르게 끌린다면 목소리를 유심히 들어보자. 사람의 이미지를 만드는 데 외모나 성격 못지않게 음성의 매력이 중요하다는 사실을 알 수 있을 것이다. 하지만 많은 사람들이 매력적인 음성에는 무관심하다. 바꿀 수 없다고 생각하기 때문이다. 하지만 이는 사실과 다르다. 우리가 내고 있는 목소리는 본래의 목소리가 아닐 수도 있다. 말을 배우며 자연스럽게 터득하는 목소리 내기. 하지만 대부분은 귓가에 울리는 소리를 흉내 내면서 시작된 것이다. 당연히 모델로 삼은 목소리가 탁하고 나쁘다면 흉내 낸 목소리 또한 좋을 수 없다.

(2) 좋은 목소리를 위한 기본기 닦기

매력적이고 훌륭한 목소리를 내기 위해서는 무엇보다 기본기를 닦는 것이 필수다. 첫째는 목의 건강이다. 악기가 좋아야 소리가 좋은 것처럼 목이 건강해야 좋은 목소리를 낼 수 있다. 둘째는 목소리를 이루는 요소를 잘 파악하고, 그에 걸맞은 힘을 길러야 한다. 운동할 때를 생각해 보면 쉽게 이해할 수 있다. 몸을 안 움직여 근육이 붙어 있지 않은데 과도한 운동을 하게 되면 오히려 병을 얻는다. 자기 몸에 안 맞는 운동을 했을 때도 마찬가지다. 그래서 사람들은 기초 체력이라는 말로 기본기의 중요성을 이야기한다.

① 성대 질병 체크 필수

어느 날 목소리가 변한 뒤 2주 이상 지속된다면 병원을 찾아 혹시 목에 이상은 없는지 체크해볼 필요가 있다. 후두염, 성대 결절, 후두암 등 질환이 생기면 목소리가 쉬는 등의 문제가 나타나기 때문이다.

② 위산 역류 치료

목의 질병은 아니지만 위산 역류도 목소리를 변화시키는 원인이 된다. 위산이 거꾸로 올라오게 되면 목소리가 잠기고 잘 쉬게 된다. 위산 역류를 막기 위해선 담배, 술, 기름진 음식 등을 삼가는 것이 좋다. 또 말을 많이 하기 전 커피를 마시는 것도 바람직하지 않다.

호흡법

1) 복식 호흡

목소리를 좋게 하기 위해선 후두를 진동시키는 에너지원인 산소의 공급이 충분해야 한다. 숨을 깊이 들이마시는 복식 호흡은 흉식 호흡보다 30% 정도 많은 폐활량을 확보할 수 있다. 폐활량이 많으면 많을수록 폐에서 성대로 가해지는 공기의 압력이 높아져 성대가 힘들이지 않고 손쉽게 소리를 낼 수 있다. 소리는 들숨보다 날숨에 의해 만들어지므로 복식 호흡시 가능하면 들숨보다 날숨을 길게 갖는 것이 좋다. 발성이란 쉽게 말해 목소리를 내는 것이다. 하지만 보통은 목에 힘이 들어가게 되면 목이 스크레치(긁힘)가 되서 목이 쉬게 된다. 흔히들 발성에 앞서 복식호흡 같은 걸 많이들 하는데, 우선 배에 힘을 주는 법을 연습해야 한다.

〈복식호흡 방법〉 우선 숨을 천천히 들이 마신다. 이때 아주 천천히 폐보다는 배로 모은다는 느낌으로 거의 다 모아졌을 때쯤 순간 배에다 힘을 주면서 숨을 멈춘다. 순간 어택을 가하는 느낌으로 얼굴이 빨개질 때까지 참는다. 절대 목에 힘이 들어가서는 안된다. 목과 배는 같이 힘이 들어가는게 보통이니깐 첨엔 잘 안 될 수도 있지만, 거울을 보면서 목에 손을 얻으면서 하면 한결 쉬울 것이다. 참고로 하루 연습양은 많이 할수록 좋다. 숨을 천천히 들이 마셔야지 빨리 들이 마시면 횡격막이 염증이 생기거나 파열될 수도 있다. 그러니 될 수 있는데로 천천히 하는게 좋다.

2) 공명하기

소리가 입 밖으로 나오기 위해선 성대를 통해 후두의 진동이 공명하는 과정을 거치게 된다. 당연히 충분히 공명이 일어나면 일어날수록 좋은 목소리가 나온다. 이를 위해 평소 입술을 다문 채 '음~' '흠~' 등 공명음을 반복하는 습관을 들이도록 한다. 이 과정에서 자신에게 가장 편안하고 아름다운 목소리를 찾을 수 있다.

(3) 본래 목소리 찾기

카세트테이프에 녹음된 자신의 목소리를 들어보면 왠지 낯설다. 그 낯선 목소리가 지금 현재의 목소리다. 이 목소리를 매력적인 목소리로 바꾸기 위해서는 본래 자신의 목 구조에 맞는 최고의 소리를 찾을 필요가 있다. 준비물: 나무젓가락 2개 준비한다.

① 나무젓가락 각각을 세로로 해 어금니로 가볍게 문다.

② 위아래 앞니가 보이도록 한다. 또 혀끝은 아래쪽 앞니 안쪽에 붙인다.

③ 이 상태에서 자신이 낼 수 있는 중간음을 내본다(중간 소리는 '도, 레, 미, 파,

솔’ 등 음계를 불러 찾을 수 있다).

④ 중간음이 파악되면 같은 높이를 유지하며 ‘아’ 소리를 내본다.

이 목소리가 본 목소리다.

(4) 불안한 본 목소리에 안정감 실어주기

힘들게 찾은 본 목소리, 하지만 생각보다 안정감이 떨어질 것이다. 어딘지 모르게 힘이 없는 듯 느껴질 수도 있다. 때문에 본 목소리에 안정감을 실어주는 연습을 해야 한다. 이런 문제는 새어나가는 호흡을 모으는 연습을 통해 해결할 수 있다. 준비물: 나무젓가락, 티슈 4~5장 준비한다.

① 티슈를 둥글게 말아 입안에 넣은 뒤 나무젓가락을 가로로 문다.

② 혀끝으로 밀어내는 모양을 한다.

③ 소리를 내본다.

④ 같은 상태에서 낮은 ‘아’부터 높은 ‘아’로 음계를 바꿔 서서히 소리 내본다. 반대로 높은 음부터 낮은 음으로 내려가도 좋다.

(5) 본 목소리로 힘있게 말하기(혀 훈련)

발음할 때 혀의 움직임을 좋게 하는 것이 중요하다. 다양한 발음을 통해 혀의 감각을 익혀본다. 준비물: 나무젓가락 2개

① 양쪽 어금니로 2개의 나무젓가락을 가볍게 물어 고정시킨다.

② ‘타~’ 하고 발음한다. 혀끝을 위에서 아래로 털어내는 느낌을 갖도록 한다.

③ 발음이 잘되면 ‘나~’를 발음한다. 혀 한가운데를 움직이는 기분으로 발음한다.

④ ‘가~’를 발음한다. 혀의 안쪽을 의식하며 발음한다. 혀가 너무 움직이는 것 같으면 혀끝을 아래 앞니에 붙이며 발음하도록 한다.

(6) 본 목소리로 힘 있게 말하기(입술 훈련)

입술 움직임이 좋아지면 발음이 정확해진다. 또 힘 있는 목소리를 낼 수도 있다. 준비물: 이쑤시개

① 이쑤시개를 가로로 해서 앞니로 문다.

② ‘아, 이, 우, 에, 오’를 발음해본다. 이때 입술이 이쑤시개에 닿지 않도록 주의해야 한다. 이를 앞으로 내민다는 느낌으로 발음하면 훨씬 좋은 효과를 얻을 수 있다.

(7) 본 목소리로 힘 있게 말하기(호흡 조절)

소리를 낼 때 호흡이 빠져나가 버리면 목소리에 힘이 없어진다. 여기서는 호흡 조절을 통해 안정된 음을 내는 방법을 연습해본다. 준비물: 페트병

① 페트병 입구를 입안에 넣는다. 이때 병 입구를 앞니로 깨물지 않도록 주의한다.

② 이와 같은 상태에서 '가갸거겨' '나냐너녀' 등을 발음해본다.

③ 발음이 잘되지 않겠지만 이점은 신경 쓰지 말아야 한다. 여기서 중요한 것은 호흡이 빠져나가지 않고 모이게 하는 것이다.

02 인사와 인사 예절

1) 인사의 의의

인사는 많은 예절 가운데서도 가장 기본이 되는 것으로서, 상대방에게 마음속에서 우러나오는 존경심과 반가움을 나타내는 형식의 하나이다. 우리나라에서는 예로부터 예의를 중히 여겨 인사를 잘하고 못하는 것으로 사람의 됨됨이를 가름해 왔다. 그래서 인사성이 밝은 아이를 보면 "아무개의 아들은 사람이 됐어."하고 그의 부모까지 칭찬하는 말을 아끼지 않았다. 이와 같이 인사를 통한 마음의 자세를 예절의 척도로 삼았던 것이다. 인사는 평범하고도 대단히 쉬운 행위이지만 습관화되지 않으면 실천에 옮기기 어렵다. 원만한 인간관계는 마음에서 우러나오는 인사로부터 시작된다는 사실을 명심하고 다음과 같은 사항을 생활화하여야 한다.

(1) 길거리나 건물 통로에서 어른을 만났을 때에는 몸가짐을 단정히 하여 허리를 굽혀 인사한다.

(2) 조금 전에 만난 어른을 또 만나게 되면 가볍게 고개를 숙이는 목례를 한다.

(3) 찾아오신 웃어른에게 방안에서 인사를 할 때에는 어른이 자리에 앉은 후 절을 한다.

(4) 어른에게 "절 받으세요"라는 말은 하지 않는다.

(5) 인사를 통해 상대방을 존경하고 친밀감을 줄 수 있는 인사말을 쓰도록 한다.

(6) 웃어른에게는 반드시 경어를 사용하는 인사말을 한다.

(7) 인사말은 단정한 태도와 함께 부드러운 표정과 조화를 이루도록 한다.

(8) 누워있는 어른에게는 절대로 절을 하지 않는다.

2) 인사를 하는 시기

일반적인 보행 시 인사를 나누어야 할 대상과 서로 다른 방향으로 진행하고 있다면 30보 걸음 이내에서 인사할 준비를 하고, 준비된 후 두 사람의 거리가 6~8보 정도가 넘지 않는 거리에서 인사를 나누도록 한다.

인사를 나눌 대상과 갑자기 마주치게 되거나 측면으로 만나게 되는 경우에는 상대를 확인하는 즉시 인사를 나누도록 하며, 상대방의 인사에 응답을 하는 것보다는 내가 먼저 반갑게 인사를 건네는 것을 생활화하여야 한다.

- 상대방을 먼저 본 사람이 먼저 인사한다.
- 일반적으로 30보 이내(인사 대상과 방향이 다를 때)
- 가장 좋은 시기는 6보(인사 대상과 방향이 마주칠 때)
- 측방이나 갑자기 만났을 때에는 즉시

3) 인사할 때의 표정관리

(1) 웃어른께 인사할 때의 표정관리

웃어른께 하는 인사는 상대에 대한 존경의 뜻을 충분히 전달할 수 있어야 하기 때문에 입을 다문 상태에서 미소와 함께 인사를 드리는 겸손함을 보여야 한다. 인사를 마친 후 웃어른과의 대화가 이루어진다면 치아를 드러내는 밝은 웃음을 보이는 것이 좋으나 항상 정중한 예를 갖추도록 하여야 한다.

(2) 친구나 동료와 인사할 때의 표정관리

친구와 동료와의 인사는 인사의 형식보다는 표정이 더 중요하다. 반가움의 표시이므로 밝은 웃음을 먼저 보낸 후 인사하는 것이 더욱 친밀감을 주게 된다.

(3) 상급자가 인사를 받을 때의 표정관리

상급자는 하급자가 인사를 할 때에 미소를 머금은 부드러운 표정으로 격려의 눈길을 보내주어야 한다. 상급자는 하급자의 인사를 반갑게 맞아 주어 만남 그 자체를 기쁨으로 생각하게 하여야 한다.

4) 인사하는 기본자세

상체를 숙일 때 시선은 발끝에서 약 1m 앞에 머물도록 하고, 인사전후로 상대의 시선에 부드럽게 초점을 맞춘다. 머리만 숙이지 말고 허리와 일직선이 되도록 상체를 숙인다. 다리를 가지런히 하고 무릎사이는 가능한 붙인다. 손은 양옆에 붙인 채, 몸을 자연스럽게 따라 숙인다. 숙일 때보다 조금 느린 속도로 몸을 일으켜 다시 상대방의 눈을 본다. 주고받는 인사말은「안녕하십니까?」,「반갑습니다?」정도로 한다.

주의할 점은 하나마나한 인사는 하지 않는 것 보다 못하다. 예를 갖추고 상대의 눈을 보며 온화한 표정으로 인사하는 요령에 맞추어 하는 것이 가장 바람직하다.

5) 인사의 종류

(1) 목례

목례는 반절에 해당하는 인사로 간략한 예를 표현하는 인사법이다. 복도나 실내 또는 실외에서 자주 만나는 사람들이 할 수 있는 인사로 상체를 15도 정도 가볍게 구부렸다 펴는 인사를 의미한다. 목례는 짧은 시간에 이루어지는 인사이므로 반드시 미소를 지으면서 하여야 한다.

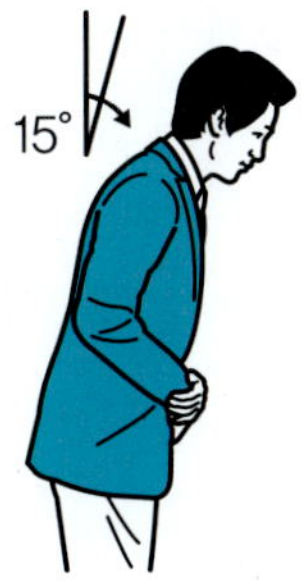

가벼운 인사

상체 15도 정도 숙임 → 가벼운 인사 (봉사하는 마음)

(2) 보통 인사

일상생활에서 어른이나 내방객을 맞을 때 하는 인사로 상대를 향하여 상체를 30~40도 정도를 숙이면서 하는 인사를 의미한다. 이 때의 인사는 하나, 둘에 허리를 구부리고 셋에 잠시 동작을 정지하였다가 넷, 다섯에 상체를 일으키는 인사법이다. 반드시 인사말을 함께 하여야 하며, 상체를 너무 빠르게 움직이면 정중하고 예의바른 느낌이 들지 않으므로 주의하여야 한다.

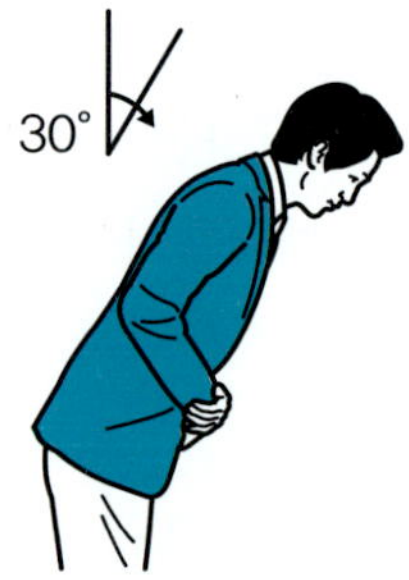

보통의 인사

상체 30도 정도 숙임 →
보통인사 (환영하는 마음, 재회를 기대하는 마음)

(3) 정중한 인사

감사의 마음이나 사죄의 마음을 전하는 경우나 집안의 어른 또는 직장의 상급자를 개인적으로 방문할 경우에 하는 인사법으로 가장 정중한 예를 표시하는 인사이다. 이 인사는 상체를 45도 혹은 90도 까지 굽혀 인사를 하여 최고의 예를 표현하여야 한다. 하나, 둘, 셋에 상체를 구부리고 넷에 정지하였다가 다섯, 여섯, 일곱에 상체를 일으키는 인사이다. 병원에서는 퇴원하는 환자를 배웅하거나 불만을 해결하고 가는 사람에게 할 수 있는 인사로 적합하다. 정중한 인사는 서서 하는 인사법 중에서 가장 정중한 의미가 있는 인사이므로 가벼운 표정을 짓는다거나 입을 벌리고 치아를 내보이며 웃는 표정을 짓지 않아야 한다.

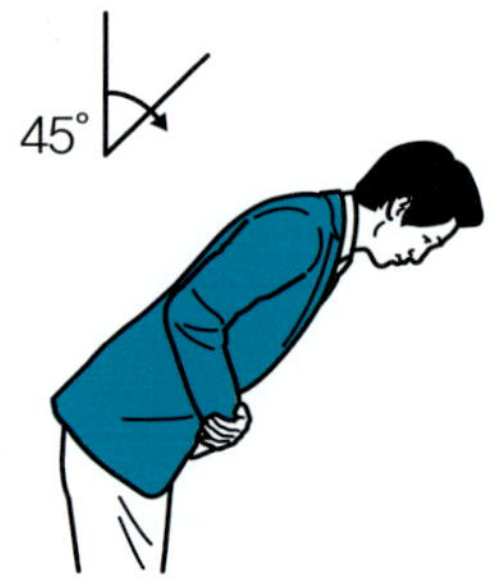

정중한 인사

상체 45도 정도 숙임 →
감사, 사죄 (감사하는 마음, 반성하는 마음)

6) 인사할 때의 올바른 손 자세

우리나라 사람의 공손한 자세에서의 손의 모습은 두 손을 모아 맞잡는데 이러한 자세를 취하는 것을 공수라 한다. 의식 행사에 참여하거나 어른 앞에서 공손한 자세를 취할 때 공수를 한다.

두 손의 손가락을 가지런히 붙여서 편 다음 앞으로 모아 포갠다. 엄지손가락은 엇갈려 깍지를 끼고 집게손가락 이하 네 손가락은 포갠다. 아래에 있는 손의 네 손가락은 가지런히 펴고 위에 있는 네 손가락은 아래에 있는 손의 새끼손가락을 지그시 쥐어도 된다. 앉은 자세로 공수하고 있을 때의 공수한 손의 위치는 남자는 두 다리의 중앙에 얹고, 여자는 오른쪽 다리 위에 얹는다.

7) 인사의 5가지 핵심포인트

(1) 인사는 내가 먼저 한다.

흔히 인사를 잘 하지 못하는 이유가 무엇입니까? 라고 물으면 '때를 놓쳐서요'라고 대답하는 사람이 대부분이다. 우리는 누군가를 만나게 되면 망설이다가 인사하는 시기를 놓쳐 서로 당황할 경우가 많다.

(2) 상대방의 눈을 마주 보고 온화한 미소와 함께

우리는 눈을 바라보면 상대방을 향해 미소를 보낸다. 대부분의 사람들이 그렇다. 상대방에게 적대감이 없다는 사실을 알려주기 위해, 상대방의 존재를 인정해 주는 의미로 자연스럽게 미소를 보내게 된다. 그리고 무언가 말을 건네고 싶은 욕구를 느끼게 된다. 서비스에서 이보다 큰 핵심이 있을까? 억지로 미소 짓기 위해 애쓰지 말자. 고객의 눈을 바라보면 자연스럽게 미소를 가지게 되고, 대화의 물꼬를 트게 된다. 상대방의 시선을 놓치지 말자.

(3) 인사는 상대방에게 맞춰서

서비스교육을 막 끝낸 신규직원들은 어린 고객층에게 어떻게 인사를 할지 고민하는 경우가 많다. 가끔 현장에서 보면 상대에 어울리지 않는 극존칭을 쓰면서 어색한 인사를 하는 직원들을 볼 수 있는데 상대방에 연배와 성별 그리고 완급 상황에 맞도록 적합한 인사를 하는 것이 중요하다.

(4) 명료한 소리로 밝은 톤으로 호칭에 맞게

인사를 자신감 없이, 또는 속삭이듯이 내뱉는다고 생각해보자. 차라리 인사 안 하는 게 좋을 뻔했다는 생각이 들것이다. 상대방을 향한 호감과 존중이 잘 표현될 수 있도록 정확한 인사를 건네는 것이 중요하다.

(5) Small Talking + 인사말로 인간관계를 풍부하게

매번 단조로운 인사법인 '안녕하십니까? 어서 오세요. 고맙습니다.'와 같은 단순한 인사말의 반복이 관계를 증진시키지 못한다는 인상을 주는 경우가 많다. 상대방에 대한 관심을 가지고 그들의 변화에 주목해야 하는데, 그렇지 못할 때는 고객과의 관계형성에 문제가 발생할 수 있다. 만약 작은 인사말을 좀 더 주고받는다면 고객들은 당신에게서 자신이 특별한 대우를 받고 있다는 생각을 히게 될 것이다. 또한 다양한 인사말로 상대방에게 관심과 애정을 표현하자. 그로 인해 당신의 인간관계는 아주 풍성해질 것이다.

03 보건의료인의 기본자세

1) 올바른 자세와 동작

적절한 자세는 골격의 불균형을 예방하고 사고를 줄이고 피로도를 절감하는 등 신경 근골격에 대해서는 아주 중요하다. 특히 목의 잘못된 자세는 상체의 경직을 가져오고 변형된 자세가 되어 피로가 쉽게 오며 이미지에 손상을 주게 됨으로 이미지전략상 상당히 중요한 부분이 된다.

(1) 바른 자세교정

차렷 자세를 하고 등줄기를 곧고 바르게 펴고 선다. 시선은 정면을 보고, 가슴을 펴고 상대방을 편안히 바라본다. 발뒤꿈치는 붙이고, 앞꿈치는 주먹 하나 들어갈 정도로 벌린다. 대기 시에는 다리를 어깨너비만큼 벌리고 선다. 고객과 대화 시에는 왼손을 위로 하여 마주잡고 앞으로 모은다. 밝은 표정을 유지한다.

(2) 서 있는 자세

허리와 가슴은 펴고 머리는 곧게 입가엔 미소를 띤다. 손을 몸의 앞으로 모으되 남성은 왼손을, 여성은 오른손을 위로 가게 한다.

(3) 앉은 자세

남자는 어깨 넓이로 다리를 벌리고 직선으로 다리를 내린다. 여자는 다리를 직선으로 놓을 수도 있고, 사선으로 비스듬히 놓을 수도 있다. 손은 다리를 따라 간다. 직선으로 다리를 내리면 두 손은 앞으로 놓는다. 만약 다리를 오른쪽으로 비스듬히 내렸다면 손은 오른쪽 다리 위로, 왼쪽이면 왼쪽 다리 위로 자연스럽게 놓으면 된다. 이때 손 모양은 서 있는 자세의 손 모양처럼 엄지는 서로 깍지 끼고 오른손이 왼손을 가볍게 덮듯이 놓으면 된다.

(4) 보행 자세

시선은 정면에 미소를 띠며, 턱을 당기고 눈은 자연스럽게 앞을 본다. 가슴은 펴고, 등을 곧게 세우고 어깨의 힘을 뺀다. 무릎을 곧게 펴고 배를 당기고 중심을 허리 높이에 둔다. 걷는 방향이 직선이 되도록 경쾌한 걸음으로 복도에서나 로비에서는 통행에 방해가 되지 않도록 한다. 폭은 너무 크지 않게 하고 소리가 나지 않게 걷는다. 신발은 끌지 않아야 하며 팔자걸음이나 안짱걸음은 주의해서 걷는다.

(5) 공수 자세

우리가 어른을 모시거나 의식 행사에 참석하면 공손한 자세를 취하여야 하는데 그 방법은 두 손을 앞으로 모아 잡고 다소곳하게 서든지 앉는 것이고, 두 손을 모아 잡는 것을 '공수'라 한다. 일반적인 공수법은 다음과 같다. 남자의 평상시 공수는 왼손이 위로 가게 두 손을 포개 잡아야 한다. 여자의 평상시 공수는 오른손이 위로 가게 두 손을 포개 잡아야 한다(단, 상가집과 제사에 참석하여 절을 할 때는 남자와 여자의 손

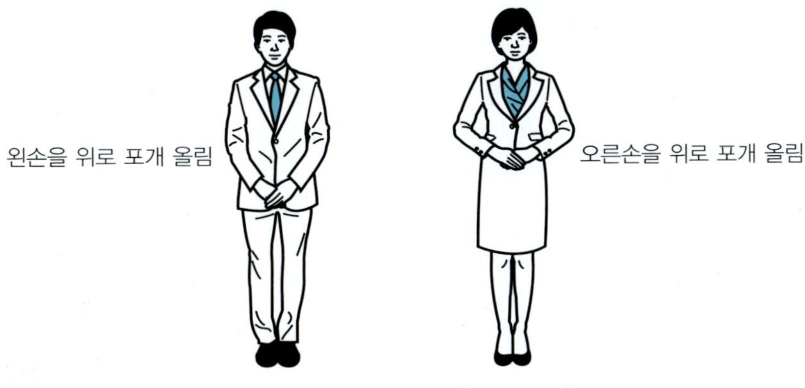

[남자 공수] [여자 공수]

위치가 정반대로 바뀌게 된다). 공수할 때의 손의 모습은 위로 가는 손바닥으로 아래 손의 등을 덮어서 포개 잡는데 두 엄지 손가락은 깍지 끼듯이 교차시킨다. 공수하고 앉을 때의 공수한 손의 위치는 남자는 두 다리의 중앙에 얹고, 여자는 오른쪽 다리 위에 얹으며, 남녀 모두 한쪽 무릎을 세우고 앉을 때에는 세운 무릎 위에 얹는다.

(6) 대기 자세

고객 접점에서 일하고 있는 서비스 인력들은 대부분 서 있는 자세로 장시간 고객을 응대 또는 기다리게 되는 경우가 많다. 이러한 경우 장시간 서 있게 되면 바른 자세를 유지하고 있기가 어려울 뿐 아니라, 여성의 경우에는 하이힐 등을 착용하게 됨으로 무게 중심이 몸의 앞으로 쏠려 바른 자세 유지가 더욱 어렵다. 그럼 보다 정중하면서도 자연스럽게 고객을 응대하는 자세는 어떤 것이 있는지 살펴보고자 한다.

대기 자세는 두 손을 공손히 앞쪽으로 모아 아랫배 쪽에 놓아두는 자세라고 할 수 있다. 대기 자세는 남성과 여성의 경우 차이가 있는데, 모두에게 동일하게 적용되는 손의 모양부터 살펴보도록 한다.

표 3-1 대기 자세

	남자사원	여자사원
대기 자세	왼손으로 오른손을 감싸며 배꼽 아래 3cm 정도에 두 손을 앞으로 모은다.	오른손이 위로 오게 하여 배꼽 아래 3cm 정도에 두 손을 앞쪽으로 모은다.
	남자는 발뒤꿈치를 붙이고 앞을 30° 정도 벌린다.	여자는 무릎을 붙인 채 오른 발 끝을 왼발 중앙에 대어 역 y자 모양을 만들어 준다.
시선처리	시선은 정면을 향하도록 하고 얼굴에는 미소를 띤다.	
중점사항	절대 뒤쪽으로 몸을 젖히거나, 한쪽 다리만 힘을 주고 서지 않아야 하며 동료끼리 잡담은 금물	
고객 문의	• 상체를 조금 앞으로 숙여 잘 경청하고 있음을 알려주고, 중간 중간에 '네' 라는 말을 한다. • 중요사항은 메모하여 확인한다.	
걸음걸이 자세	• 신발을 끌거나, 무겁게 걷지 말아야 한다. • 어깨는 자연스럽게 펴고 힘을 뺀다. • 걸음걸이시 팔은 자연스럽게 흔들어준다.	
기타사항	• 고객과의 대면시 모든 서류를 정리하여 준비가 다 끝나면 대면을 한다. • 매장을 들어가거나 나오면서 힘차고 활기찬 인사를 잊지 않는다. • 매장 사장님들의 변화사항을 항시 주시한다.	

(7) 수수동작매너

물건을 주고받을 때의 매너로서 한순간 실수하게 되면 좋은 이미지에 큰 손상을 주게 되며 상대에 대한 존중감이 바로 표현되기 때문에 중요한 매너 중의 하나이다.

① 물건 수수 방법

모든 물건은 양손으로 잡는다. 단, 작은 물건은 한 손으로 잡고 다른 손으로 손목을 받친 후 건넨다. 올바른 방향으로 보기 쉽고, 사용하기 쉽고 받아서 즉시 사용하도록 이동이나 건네는 위치는 허리와 가슴사이에서 포물선을 그리듯이 건네며 이때는 반드시 양손을 사용해야 한다. 미소를 띄며 "고객님, 저희 병원 팜플렛입니다"라고 물건 명칭을 하며 건넨다.

시선은 고객의 눈 → 물건 → 눈 순으로 Eye Contact 한다.

② 손님을 맞을 때

손님이 보이면 즉시 일어서서 목례로 가볍게 인사한다. 친절한 미소와 인사로 손님을 도와주는 자세가 되어야 한다. 바른 자세로 손님의 눈을 보고 웃는 얼굴로 응대해야 한다. 상대방의 옷차림이나 말투 등에 따라 무시하거나 차별해서는 안된다. 손님과 이야기 도중 다리를 떠는 행동은 절대 삼가해야 한다.

③ 방향지시 동작

손가락을 모아 손바닥으로 가리킨다. 오른쪽은 오른손으로 왼쪽은 왼손으로 가리키되 방향의 원근에 따라 다른 한 손은 손 – 팔꿈치 – 배 등으로 받쳐준다. 팔꿈치의 각도에 따라 거리감을 나타내고 팔꿈치에서 한 번 꺾인 팔은 손끝까지 일직선을 유지한다. 목적 방향으로 등은 펴고 상체를 약간 구부린다. 시선은 3점법으로 상대방이 알기 쉽게 한다(상대방의 눈 → 가리키는 곳 → 상대방의 눈). 대답은 "네, 이쪽(저쪽)입니다." 라고 분명하게 한다.

2) 악수매너

악수는 앵글로색슨계 민족들 사이에서 자연스레 생겨난 인사 방식이다. 옛날에는 낯선 사람을 만나면, 우선 적이라고 의심해 몸에 지니고 있던 칼에 손을 댔다. 그러면서 서로를 경계하며 얼굴을 마주 본채 상대에게 천천히 다가선다. 그러다가 서로 싸울 뜻이 없음을 알게 되면 칼을 거두고, 공격하지 않겠다는 뜻으로 오른손을 내밀었다. 오른손이 곧 무기를 쥐는 손이기 때문이다. 따라서 지금도 악수는 특별한 장애가 없는 한 반드시 오른손으로 하는 것으로 되어 있다. 그리고 무기를 갖지 않은 여성에게는 악수하는 습관이 없었던 것이다.

(1) 악수하는 순서

원칙적으로 윗사람이 아랫사림에게 손을 내밀세 돼 있으며, 그 기준은 다음과 같다. 여성이 남성에게, 윗사람(연장자)이 손아래 사람에게, 선배가 후배에게, 기혼자가 미혼자에게, 상급자가 하급자에게 손을 내민다. 그러나 국가원수, 왕족, 성직자 등은 이러한 기준에서 예외가 된다.

(2) 악수하는 방법

원칙적으로 오른손으로 한다. 오른손에 부상을 당했을 경우에는 원칙에 얽매이지 않고 할 수 있으나, 흔히 왼손은 부정적으로 여기므로 양해를 얻어 사양하는 것도 방법이다. 악수는 우정의 표시인 만큼 너무 느슨하게 쥐면 냉담한 느낌을 줄 수 있다. 손가락 끝을 잡거나 스치듯 가볍게 쥐는 것도 실례다. 남자들끼리의 악수일 땐 오히려 적당히 힘을 주는 편이 낫다. 여성일 때는 힘을 약간 뺀다. 손을 너무 오랫동안 쥐고 있지 않도록 주의한다. 악수는 상하로 가볍게 흔들되 자신의 어깨보다 높이 올려서는 안 된다. 여자와 악수할 때는 살짝만 움직인다. 악수를 할 때는 눈을 똑바로 본다. 특히 서양인과 악수할 때 시선을 돌리면 비굴하거나 떳떳하지 못한 사람으로 오해 받을 소지가 있다. 상대가 악수를 청할 때 남성은 반드시 일어서야 하는 것이 에티켓이며, 여성은 앉은 채로 악수를 받아도 무방하다. 그러나 연배의 여성은 제외하더라도 젊은 여성이 앉아있는 모습은 외관상 좋지 않으므로 일어나서 하는 것이 좋다. 여성의 경우, 먼저 악수를 청하는 것이 에티켓이므로 외국인과 만나는 사교모임에는 주저하지 말고 악수를 청하는 것이 자연스럽다. 남성은 악수할 때 장갑을 벗는 것이 격식에 맞다. 특히 여성과 악수할 때는 반드시 벗어야 한다. 다만 갑작스런 만남에서 여성이 손을 내밀 때, 장갑을 벗느라 상대를 기다리게 하는 것보다는 양해를 구한 뒤 장갑을 낀 채 신속하게 대응하는 편이 더 낫다. 여성은 승마장갑이나 청소용 장갑이 아닌 이상 꼭 벗을 필요가 없다. 우리나라 사람은 악수를 할 때 사의를 표하는 경향이 있으나, 이는 비굴하게 보일 수 있으므로 주의하도록 한다. 악수는 당당하게 해야 하며 대통령, 왕족을 대하는 경우에는 머리를 숙여야 하지만 그 외에는 머리를 숙일 필요가 없다. 악수를 하면서 왼손으로 상대의 손을 맞잡고 굽실거리거나 어깨를 껴안는 등의 행동은 품위를 떨어뜨린다. 또 외국에선 고위 관료가 운전기사에게 악수를 청하는 식의 행동도 사회적 신분이 다른 사람을 무시하는 것으로 받아들일 가능성이 있으므로 주의한다.

악수를 권하는 순서	올바른 악수의 5원칙 (오른손으로 반드시 일어서서)
① 상급자가 하급자에게	① Smile (미소)
② 손윗사람이 손아래 사람에게	② Eye – contact (눈 맞춤)
③ 기혼자가 미혼자에게	③ Distance (적당한 거리)
④ 여성이 남성에게	④ Rhythm (리듬) 2,3회 흔들기
⑤ 선배가 후배에게	⑤ Power (적당한 힘) 신뢰도

3) 명함매너

우리들이 사람들을 만나면 먼저 "안녕하십니까?" 인사하고 그 다음에 악수를 하게 된다. 악수를 하게 되면 그 다음에 자신을 소개하는 자신의 사회적 정체성을 밝히는 명함을 교환하는 것이 보통 비즈니스에서의 순서이다.

(1) 명함의 중요성 및 보관

명함은 제2의 얼굴로서 자신을 소개하는 수단이다. 명함 지갑을 사용하여 깨끗하고 구겨지지 않게 보관한다. 평소 충분히 가지고 다니는 습관을 갖는다. 상담실 안에서는 테이블 위에 명함 케이스를 비치하여 손쉽게 전달할 수 있도록 한다.

(2) 명함을 줄 때

일어서서 하는 것이 예의이다. 고객이 바로 볼 수 있게 방향을 돌린다. 네 손가락을 붙여 명함을 손바닥에 올려놓은 후 엄지손가락을 이용하여 이름이나 병원명이 가리지 않도록 여백 끝을 잡는다. 오른손으로 명함을 잡고 왼손은 오른손 손목을 받쳐 건넨다. "고객님 저는 ○○○입니다."라고 간단한 소개와 함께 건넨다. 가슴과 허리 사이에서 포물선을 그리듯이 자연스럽게 전달한다. 시선은 고객의 눈 → 명함 → 눈 순으로 한다.

(3) 명함 매너 요령

명함은 원칙적으로 명함 집에 넣어야 한다. 명함 집에 명함은 거꾸로 넣어두어 한 번에 꺼내어 상대에게 바로 전해질 수 있도록 준비한다. 상대를 기다리게 하고 명함을 찾는 것은 매너에 어긋난다. 명함은 깨끗한 상태로 여유 있게 준비하며 남성은 가슴 포켓 또는 양복 명함주머니에, 여성은 핸드백에 넣어 둔다. 남성이 윗주머니나 바지 뒷주머니에서 명함을 꺼내는 것은 미관상 좋지 않다. 명함을 주고받을 때는 먼저 자신의 소개를 짤막하게 한 다음 명함을 건네주는 것이 바람직하다. 명함은 서서 주고받는 것이 매너이다. 명함을 건넬 때는 반드시 상대방에서 읽기 편하게 자기의 이름이 상대방 쪽을 향하게 한다. 지나치게 고급스러운 명함은 피하는 것이 바람직하다. 명함은 손아랫사람이 윗사람에게 먼저 건넨다. 상대방으로부터 명함을 받았을 경우에는 하의 주머니에 넣지 말고 상의 안쪽 주머니에 넣는다. 명함을 건네는 위치는 상대방의 가슴 높이가 적당하다. 명함은 오른손으로 건네고 왼손 바닥으로 받는다. 받은 명함은 두 손으로 잡고 본다. 상대방이 보는 앞에서 방금 받은 명함에 글씨를 쓰는 것은 매너에 어긋난다. 반드시 메모지를 사용한다. 상대에게 양해를 얻고 명함에 토를 달아 두는 것은 매너에 어긋나지 않는다. 상대방의 명함으로 자기도 모르게 손장난을 하는 수가 있다. 상대에게 이름이나 소개를 하지 않고 명함만 건네는 것은 자칫 거만한 인상을 준다. 길이나 복도에서 선 채로 교환할 때는 상대방의 명함을 두 손으로 받은 다음, 준비된 자신의 명함 위에 포개어 놓고, 자신의 명함을 밑에서 꺼내어

명함 받을 때의 기본 예절

- 명함을 받은 후 바로 넣지 않고 5초 정도 내용 숙지
- 명함에 적힌 이름과 직급 부르며 한 번 더 인사 건네기
- 미팅 중에는 테이블에 명함 올려 두고 수시로 정보 확인
- 미팅 후에는 잊지 않고 꼼꼼하게 명함 챙기기

역시 두 손으로 건네야 한다. 파티 석상에서는 명함을 주고받지 않는다.

4) 상석안내 매너

신입사원이 우연히 병원장님과 같은 엘리베이터에 탔다. 일단 정중히 인사는 드렸는데 그 다음 처신이 쉽지 않다. 도대체 엘리베이터 안의 어디가 말단인 내가 설 자리일까. 과연 엘리베이터에도 상석(上席)이 있을까?

(1) 접견시 상석안내요령

일반적으로 회사 응접실 등에서 상석은 출입문에서 가장 먼 자리다. 창문이 있는 경우 경치가 좋은 자리나 전망을 볼 수 있는 자리가 상석이 되기도 한다. 식당에 갔을 때는 좋은 그림이 보이는 좌석이나 웨이터가 가장 먼저 의자를 빼주는 곳이 상석일 때도 있다.

(2) 자동차 상석 안내요령

운전기사가 따로 있을 때는 운전사의 대각선 뒷좌석이 최상석, 그 옆이 상석, 그 다음이 조수석이다. 운전사 외에 4명이 탈 때는 뒷좌석 가운데가 말석이다. 자가용 차주가 직접 운전할 때는 운전자의 옆 좌석에 나란히 앉는 게 예의다. 운전자의 배우자와 함께 탈 경우에는 배우자를 조수석으로 안내한다.

(3) 엘리베이터 내에서의 상석안내요령

가장 좋은 자리는 엘리베이터 버튼 대각선 방향 뒤쪽이다. 버튼이 양쪽에 있는 엘리베이터는 뒤쪽 중앙이 상석이다. 안내자나 아랫사람은 버튼 바로 앞에 서서 엘리베이터를 작동하는 게 보기 좋다. 그런데 엘리베이터에 먼저 탄 상사가 버튼 앞에 자리를 잡으면 어떻게 해야 하나. 이럴 때 굳이 상사를 상석으로 안내하는 '과공(過恭)은 비례(非禮)'다. 지나치게 윗사람을 모시면 도리어 실례가 될 수도 있다는 얘기다. 자고로 상사가 원하는 바로 그 자리가 상석이다.

응접실

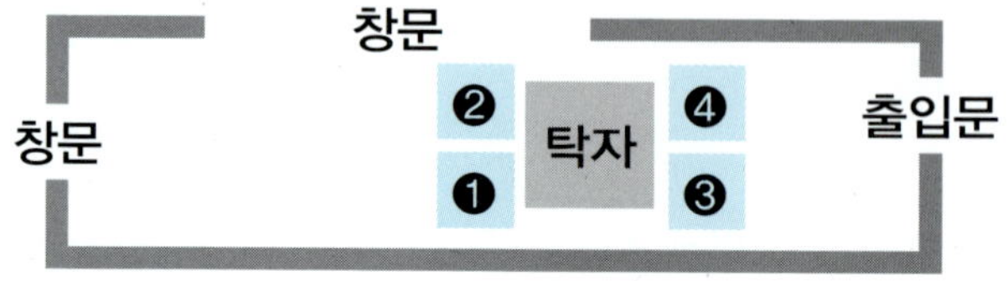

승용차

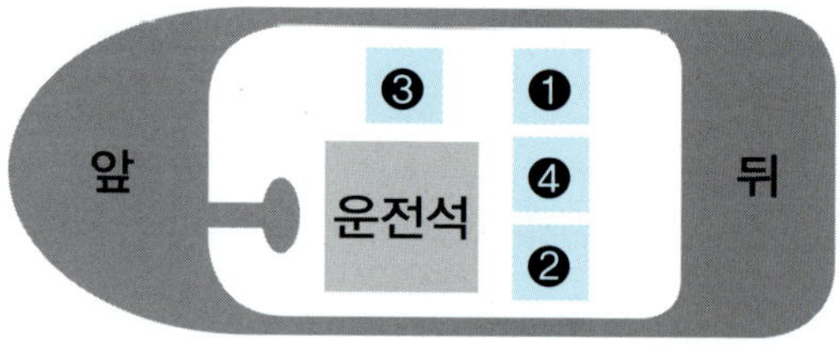

※ 외국의 경우 운전석이 오른쪽에 있는 경우 주의

엘리베이터

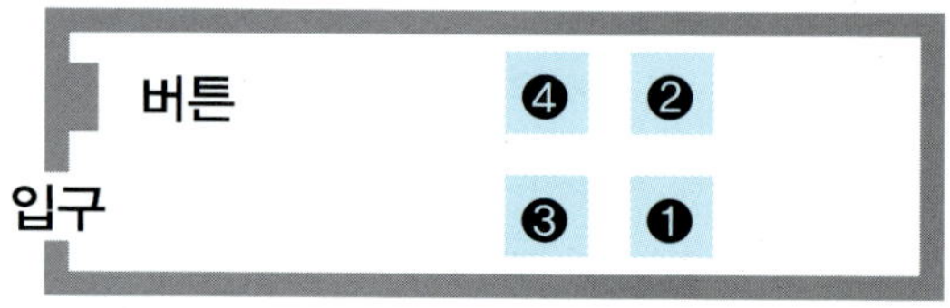

레스토랑

- 출입문에서 가장 먼 좌석
- 전망을 볼 수 있는 좌석
- 그림이 보이는 좌석
- 웨이터가 가장 먼저 의자를 빼주는 곳

[그림 3-1] 상석의 위치

※ 번호는 상석의 순위

5) 경조사 매너

축의금은 가능하면 새 지폐로 한다. 달랑 돈만 넣지 말고 단자(單子)를 써서 동봉하면 좋다. 축하 문구와 상대편 이름에 줄이 생기지 않도록 단자를 접는다. 축의금 봉투는 봉하지 않는다. 결혼식은 몰라도 장례식에는 꼭 가는 게 좋다. 경사를 축하하는 것도 중요하지만 상가에 가서 궂은일을 함께 나누는 게 상대를 더 배려하는 것이다. 상가에서 분향할 때 향을 입으로 불어 끄면 안 된다. 두 손으로 받쳐 들고 한두 번 흔들어 자연스럽게 꺼지도록 한다. 조의금을 상주에게 직접 건네는 것은 예의에서 벗어나는 일이다.

04 안내 예절

좋은 매너는 성공 비즈니스의 지름길 "Good Manner is Good Business"라는 말이 있다. 말 그대로 좋은 매너가 성공적인 비즈니스를 만든다는 뜻이다.

자영업자, 대기업 직원, 그 외 모든 사람들이 남에게 호감을 주는 좋은 인상을 줄 수 있다면 그 사람이 하는 일은 좋은 결과를 가져올 수밖에 없다. 이와 반대로 타인에게 불쾌감을 주는 행동이나 이미지를 갖고 있는 사람은 비즈니스의 성공 확률도 그만큼 낮아질 것이다.

그만큼 호감 가는 이미지를 갖는 것도 중요하지만 그에 따른 매너 있는 태도와 상황에 맞는 응대법 그리고 정중한 안내매너 방법들이 여러분의 성공을 좌우하게 될 것이다.

안내예절에서는 복도, 계단, 엘리베이터, 응접실 등의 장소에서 방문객을 어떻게 하면 기분 좋게 예의바르게 안내할 수 있는가를 살펴보고자 한다. 그리고 응접실이나 회의실에서 좌석을 안내하는 방법을 간략하게 알아보자.

1) 복도

방문객을 안내할 때는 고객에게 위치를 손으로 가리킨 후 고객의 1-2보 앞에서 인도하는 것이 좋다. 가끔 뒤돌아보며 방문객의 발걸음과 맞추어 떨어지지 않도록 주의를 기울여야 한다. 모퉁이를 돌 때는 돌아보면서 가야 할 방향으로 손을 가리키는 것이 친절하다. 방향이나 위치를 가리킬 때에는 손가락을 가지런히 한다.

2) 계단

계단을 오르거나 내려가기 전에 고객이 당황하지 않도록 “ㅇ층입니다”라고 안내말씀을 드리고 고객이 계단의 손잡이 쪽으로 걷도록 한다. 계단을 오를 때는 방문객이 앞서 가도록 하여야 한다. 계단을 내려갈 때는 안내자가 앞서 내려간다. 윗분을 수행할 경우에는 윗분보다 1-2계단 뒤에서 가도록 합니다.

3) 엘리베이터

(1) 안내양이 없을 때

“제가 먼저 타겠습니다.”라고 말한 후 안내자가 먼저 들어가서, 고객에게 “이쪽입니다”라고 말하면서 들어오게 한다. 엘리베이터가 움직이는 동안 안내자는 버튼 가까이에 계속 서있는 것이 좋다. 내릴 때에 안내자는 버튼을 누르고 있으면서 “먼저 내리십시오.”라고 말하고 고객을 먼저 내리게 한다.

(2) 안내양이 있을 때

상사와 방문객이 먼저 타도록 하는 것이 예의이다. 사전에 행선 층을 알려주는 게 예의이다.

4) 응접실

방문객을 응접실까지 안내하면 “여기입니다”하고 알린다. 응접실 안에 아무도 없더라도 반드시 노크한 후 문을 열도록 한다. 당기는 문은 손잡이를 잡아 충분히 열고 방문객이 먼저 들어가게 한다. 미는 문은 문을 열고 먼저 들어가 충분히 열고 문 안쪽으로 돌아 방문객을 맞이한다. 입구 쪽에서 가장 먼 곳이 상석이다. 방문객에게 자리를 권할 때는 방문객의 옆에 서서 “이쪽으로 앉으십시오.”라고 말한다.

5) 사무실

응접 의자가 구별이 가지 않는 것이 많은데, 원칙적으로 책상 옆이 담당자석이고 그 반대가 손님석이다. 업무용 책상에서 손님을 맞을 경우는 간이의자를 준비하여 담당자의 왼쪽으로 유도하는 것이 좋다. 이것은 자료나 서류를 설명하는 데에 용이하기 때문이다. 일반적으로 상석은 출입구에서 먼 좌석 또는 넓고 편한 좌석 그리고 전망이 좋은 좌석이나 안정된 자리가 원칙이다. 착석 권유 시 양손을 내려 의자를 가리키며 권유하는 것이 좋다.

6) 전송할 때

손님과의 대화가 끝나면 "바쁘신 중에도 찾아 주셔서 감사합니다."라는 뜻을 전하고 휴대품을 잊지 않도록 배려한다. 출입구 근처에서 전송한다. 안내가 필요한 경우에는 앞에 서서 입구까지 안내하고 문을 열어 드린다. 엘리베이터까지 전송할 때는 문이 닫힐 때까지 기다린다. 차를 이용하는 경우에는 자동차가 출발할 때까지 기다린다.

05 서비스 커뮤니케이션

1) 서비스 커뮤니케이션

커뮤니케이션(Communication)이란 사람들이 서로 정보, 생각, 느낌, 소망 등을 공유하고 나누기 위한 활동으로 상대방과 어떠한 관계에 있느냐에 따라 주고받는 내용이나 전달하는 방식에서도 달라진다. 따라서 서비스를 포함한 모든 인간의 활동, 인관관계는 커뮤니케이션을 통해 이루어지며, 이는 일방적인 활동이 아니고 서로 주고받는 쌍방향으로 진행되는 활동이다.

커뮤니케이션의 기본요소는 전달자(Sender), 메시지(Message), 수신자(Receiver), 순환(Feedback)의 4가지로 구성된다. 커뮤니케이션의 일련의 과정은 전하고자 하는 의사를 가진 전달자가 메시지를 수신자에게 전달하고 이에 대한 반응을 전달자에게 되돌려 주는 방식으로 순환적으로 진행된다. 즉, 커뮤니케이션은 메시지를 전달하고자 하는 사람과 전달된 메시지를 받아들이고 이해하는 사람사이에 이루어지는 것이다.

2) 경청하기

경청은 모든 대화의 기본. 상대의 이야기에 귀를 기울이고, 열심히 들어주는 자세는 상대에게 호감을 준다. 그리고 대화 상황에 적극적으로 참여하고 있다는 확신을 주게 되므로 인간관계의 돈독함을 이끌어내는데 필수적인 과정이 되기도 한다. 말하는 도중에 관심을 갖고, 고개를 끄덕이거나, '네 그렇군요.', '그러셨어요.', '기쁘셨겠어요.' 등의 반응을 보이면 상대에게 경청하고 있다는 메시지를 분명하게 보내는 것이 된다.

(1) 효과적인 경청방법

자기가 옳다는 주장만 내세울 뿐, 상대방의 이야기는 전혀 들으려 하지 않는 것, 들을 줄 모르고 말할 줄만 아는 것, 이것은 대화자로서의 자세가 아니다. 자기 말만 내세우면 벌써 그것은 대화의 궤도를 이탈한 상태이다. 대화를 한다면서 일방적 독백으로 이야기를 끝내는 경우가 일상생활에 얼마나 많은가? 대화의 유형은 크게 대화를 가장한 독백(유사대화), 기계적인 대화(비인간적 대화), 진실을 바탕에 깐 사랑의 대화(참된 대화)의 3가지로 구분할 수 있다. 효과적 경청을 위해서는 다음 사항을 고려해야 한다.

첫째, 정신을 집중한다. 무엇보다 먼저 상대방의 이야기에 정신을 집중하는 일이다. 남의 이야기를 건성으로 듣는 시늉만 하는 것이 아니고, 상대방의 처지가 되어 진지한 자세로 듣는 노력을 기울이는 것이다. 상대방의 이야기에 의식을 집중한다. 인간이 동일한 대상에 대해 동일한 정도로 의식을 집중할 수 있는 시간은 불과 4초에서 24초라고 한다. 그렇다면 우리의 의식은 한 대상에 계속 머물지 않고 예측할 수 없는 방향으로 부단히 흘러가고 있는 것이다. 대부분의 사람들은 상품을 팔 일만 생각하거나 상사의 일을 생각하면서 남의 이야기를 듣는다. 좀처럼 남의 이야기에 정성을 들여 귀기울이기 어렵다. 그러므로 정신집중의 효과적 경청법이, 이치는 그럴 듯하나 실천이 매우 어려울 수밖에 없다. 어려운 것을 실천할 때 효과와 보람이 있지 않을까? 그러나 상대방이 요령부득의 장황한 이야기를 늘어놓는다면 정신집중은 불가능하다. 시간이 아까울 때가 많을 것이다. 정신집중은 상대방이 상식선에서 최소한의 매너를 지키는 경우에 한정된다.

둘째, 시선을 마주친다. 대화에서 '시선 마주치기'는 이야기를 듣는 쪽의 반응이다.

물론 말하는 사람 역시 시선처리가 중요하다. 서로 상대방을 겸허한 눈빛으로 바라보며 대화에 임하는 자세가 필요하다. 말하는 사람은 누구나 신명나게 이야기에 열중, 상대방을 응시하게 되나, 듣는 입장에서는 정신집중 자체가 힘든 형편에 상대방의 표정까지 지켜보기란 더더욱 힘든 일이다. 상대방을 바라보고 있다는 사실은 무엇인가 경청해보겠다는 무언의 의사표시이다. 그러므로 정신을 집중하면서 상대방을 바라보는 일이 효과적임은 두말할 필요가 없다. 시선이 상대방을 떠나면 안 된다.

셋째, 적절한 질문을 던진다. 대화에서 질문은 상대방의 의중을 정확히 파악하고자 하는 노력이고, 사실을 사실대로 확인, 포착하려는 겸허한 자세이다. 다시 말하면 질문은 듣는 사람으로서의 적극적 경청법인 동시에 상대방을 성실히 이해하고자 하는 일련의 노력이다.

대화에서 듣는 입장에 설 때 질문을 적절히 구사할 수 있다면 그동안 가지고 있던 오해, 곡해, 왜곡이 안개 걷히듯 사라지고 상호 이해를 바탕으로 허심탄회한 대화가 어느 정도 가능해질 것이다. 모르는 것을 묻는 것, 불분명한 사실을 캐보는 것, 상대방의 의도와 입장이나 계획 등을 정확히 알아보려는 것이 모두 질문이다. 많은 비즈니스맨들이 상세히 질문하는 대신, 추측과 억측 또는 풍문으로 사리를 따지려 하다가 곤혹을 당하는 경우가 많다. 뿐만 아니라, 거래가 안 될 것이라는 선입관이나 빨리 성사되기를 바라는 조급함에 빠지는 경우도 적지 않다. 상대방을 아는 길은 오직 질문밖에 없으므로 질문을 잘 활용, 적극적으로 경청하는 자세를 취하는 것이 비즈니스맨에게는 무엇보다 바람직하다.

넷째, 응대말을 준비한다. 질문 외에 할 수 있는 또 다른 경청법은 '응대말'이다. 응대말은 상대방의 이야기에 반응하는 한 가지 방편이다. 듣는 쪽에서 보이는 반응 중 여러 가지 표정을 빼놓을 수 없으나 표정보다 적극적인 것이 응대말이다. 대개의 경우 응대말은 부정적이기 보다 긍정적이고 반대적이기 보다 동조적인 때가 많다. 따라서 말하는 쪽에서 보면 무반응인 상대방보다 응대말로 적절한 반응을 보이는 상대방이 훨씬 호의적으로 느껴진다. 응대말 자체가 질문과 함께 적극적 경청의 수단이 된다. 남의 이야기를 듣고 고개를 끄덕이든가 밝은 미소를 지어보이면 말하는 사람은 더욱 활기에 넘쳐 이야기를 하게 된다. 더욱이 응대말이 표정과 함께 어울어지면 상대방은 그의 이야기에 열을 올리고 신명나게 말할 것이다. 대화는 상대적이어서 겸허하게 말하는 사람은 겸허하게 듣는 사람을 만든다. 반대로 독선적인 비즈니스맨은 독선적인 고객을 만든다. 대화는 말하기와 듣기를 알맞게 교환할 때 분위기가 고조되고 성과도 올릴 수 있다. 서로 상대방이 나보다 더 많이 말하게 배려할 때, 참된 의미의 인간적인 교류가 가능해진다. 이는 대화에서 요구되는 최소한의 예의이다.

다섯째, 공감된 사실을 확인한다. 효과적 경청법에서 빼놓을 수 없는 것이 '확인'이다. 두 사람이 어떤 문제에 관해 완전한 의견일치를 보았든 그렇지 않든 간에 서로 공감된 사실을 확인해야 한다. 대화는 커뮤니케이션의 한 형태이므로 서로 의사교환만 하는 것으로 보기 쉬우나 대화에서 일반적으로 기대되는 것이 공감이다. 어떻게 하면 서로의 공감대를 넓혀 나갈 수 있을지 꾸준히 공동노력으로 추구해야 한다. 상호 의사교환에서 어느 정도 의견일치를 보았다면 이것을 크게 확대해 나갈 필요가 있다. 커뮤니케이션의 어원을 따지면 '공동소유'란 뜻을 내포하고 있다. 폭넓고 깊이 있는 공감대 형성을 위해 비즈니스맨은 감정이입을 효과적으로 활용해야 하며 인내와 끈기를 갖고 상대방의 이해를 얻는 데 최대한 노력해야 한다.

(2) 고객응대 화법

고객에게 전달되는 느낌 중 시각적인 요인이 반 이상을 차지하지만, 청각적인 요인이 주는 영향이 최종적 판단에 매우 절대적이다. 대화를 통해서 서로의 인격과 성품을 알 수 있게 된다. 대화는 알고 있는 단어를 나열하는 것이 아니라, 다듬어 만드는 예술품과 같다. 다듬어진 대화를 하는 것은 나 자신을 높일 뿐만 아니라, 대화중의 상대의 감정 상태와 결과에 효과적이다.

① 바르고 요령 있는 대화예절

목소리의 톤, 속도 등을 점검하여 자신에게 이상적인 것을 찾는다. 목소리는 개인별 음성을 자신감 있게 살리는 것도 중요하며 의도적인 변음보다 자연스러운 음색이 좋다. 억양(톤)은 기본적으로 명랑하고 생동감이 있어야 하며 늘 똑같은 톤보다는 상황에 따라 적당한 억양으로 조율할 수 있어야 한다. 도음은 정중한 표현, 미음은 겸손한 표현, 솔음은 명랑한 기분을 표현할 수 있다.

말을 너무 빨리 하면 상대가 정확히 알아듣기 어렵고, 너무 천천히 말하게 되면 지루하며 열의가 없다는 느낌을 받게 되므로 일반적인 적당한 말의 속도는 1분에 300음절이 좋다. 참고로 여성은 남성보다 말의 속도가 조금 빠른 것이 설득력이 높다.

② 듣기

사람의 마음을 움직이는 것은 입이 아니라 귀다. 올바르게 듣는 태도는 다음과 같다. 상대방을 정면으로 바라본다. 개방적이고 편안한 자세를 취한다. 손이나 다리를 꼬지 않는다. 가끔 상대방 쪽으로 몸을 기울인다. 자연스럽게 맞장구를 친다. 시선을 자주 마주친다.

좋지 못한 자세는 다음과 같다. 다른 행동을 하며 듣는다. 눈을 쳐다보지 않고 무관심하게 듣는다. 팔짱을 끼고 듣거나 손장난을 한다. 말끝이나 단어를 트집 잡고 늘어진다. 중간 중간 자꾸 끼어들거나 말참견을 한다.

잘 듣기 위한 방법으로는 긍정적인 태도로 접근한다. 나의 감정으로 미리 판단하지 말자. 상대방의 입장에서 생각한다. 상대의 마음을 편안하게 해 준다. 서두르지 말고 침착하게 듣는다. 상대가 말하고자 하는 요점을 찾는다. 모르면 그 자리에서 묻는다. 눈으로 듣는다. 듣는 모습까지도 보이는 듣기임을 잊지 않는다.

③ 말하기

세 치의 혀가 사람을 살리기도 하고, 죽이기도 한다. 정확하게, 알기 쉽게, 기분 좋게 하는 것이 원칙이다. 상대방을 보면서 침착하고, 조용히, 간결하게 한다. 음성의 크기는 경우에 따라 적절하게 조절한다. 상대의 관심과 흥미에 초점을 맞추어 일한다. 무의미한 말이나 자신 없는 표현은 삼가한다. 시간, 장소, 분위기 등 정황에 맞게 이야기한다.

④ 생각하기

상대방의 진심을 생각하라. 상대방의 반응에 대해 민감해라. 상대방의 진정한 욕구가 무엇인지를 파악해야 한다. 상대방의 입장을 배려하라. 상대방의 입장이 되어 충분한 동감과 해결방안을 제시해야 한다. 상대방에게 적극적인 자세로 응대해야 한다.

호감 대화법

A. 1,2,3 화법

입은 하나이므로 1만큼 말하고, 귀는 두 개이므로 2만큼 듣고, 3은 세 번 생각하고 맞장구 쳐주는 것. 잘 들어주는 사람이 인기 있다. 말을 잘하는 사람은 남의 말을 잘 듣는 사람이다.

B. 쿠션언어

상대에게 양해를 구하거나 부탁을 할 때 문장 앞에 사용하는 것으로 죄송합니다만, 실례합니다만, 바쁘시겠지만, 괜찮으시다면 등을 사용하여 상대에게 좀 더 부드럽게 말하는 방법

C. 칭찬화법

칭찬은 하려면 대담하게 단순한 칭찬도 좋다. 간접칭찬은 효과가 매우 크다.

D. Yes, but 화법

상대방의 의견에 다른 생각을 갖더라도 일단 처음에는 동의하고 긍정의 뜻을 밝힌 후, 그렇지만 내 의견은 ~ 하다라는 자신의 의견을 말한다.

E. 부정적 표현을 긍정적 표현

긍정적인 생각이 좋은 분위기를 만든다. 없습니다. 안됩니다. 모릅니다. 라는 부정적인 표현보다는 안될거 같은데. 그래도 한번 해볼까? 모르는데, 한번 찾아볼게. 등의 긍정적인 표현으로 원만한 대화가 유지되도록 한다.

F. 좋지 못한 말하기의 표현

너무 낮거나 높은 음량으로 이야기한다. 빠른 속도와 불분명한 발음 상태이다. 좋지 못한 단어습관, 어미를 사용한다. 과장된 몸짓이 많다. 변화가 없고 신선미가 결여된 화제로 이야기한다. 끊임없이 이야기한다. 소문이나 험담을 화제로 이야기한다. 전문용어, 외래어를 남발하면서 이야기한다.

06 전화사용과 전화예절

의료기관에서 전화사용은 매우 중요하다. 특히, 인터넷의 발달로 홈페이지 예약 등도 이뤄지고 있지만 아직도 많은 경우 전화로 예약 및 질문을 하고 있어서 현재 부분에는 기본적인 전화사용과 예절에 대해서 설명하고, 구체적인 예약과 관련된 내용은 5장에서 설명하도록 하겠다.

1) 전화예절의 중요성

전화를 사용한 대화나 응대는 상대방을 보지 않고 목소리나 상대의 언어로만 상대를 평가하므로 직접 대화하는 경우보다 세심한 주의와 예의가 필요하다. 업무와 관련하여 전화를 하거나 받는 경우에 병원 전체의 이미지를 나타내기 때문에 항상 예의바르고 친절하게 전화를 사용하여야 한다. 전화를 사용할 때 다음과 같은 사항을 유의하여 친절한 전화응대 및 안내로 고객의 기대에 부응하여야 한다.

전화기 옆에는 필기도구를 준비하여 항상 메모할 수 있는 준비가 되어 있도록 한다. 상대를 마주보고 대하는 것처럼 정중하고도 친절한 태도로 대한다. 언어는 정확하고도 간결한 표현을 쓴다. 중요한 내용(일시, 장소, 숫자, 금액 등)은 하나하나 반복하여 확인한다. 통화음성은 적당해야 한다. 전화 도중에 끊어지면 전화를 먼저 건 쪽에서 다시 거는 것이 원칙이다. 전화 도중에 상대방을 기다리게 할 때는 주위의 대화내용이나 소음이 들리지 않도록 송화기를 손으로 가리거나 대기 버튼을 누른다. 통화는 용건만 간단히 한다. 전화가 끝났을 때 수화기는 상대방이 끊은 것을 확인한 다음 조용히 내려놓는다.

전화응대의 POINT

목소리와 함께 미소를 보내자.
듣기만 해도 기분 좋은 시원한 음성
미소 띤 표정으로 말할 때 미소 띤 음성이 느껴진다.
수화기를 잡을 때 한 번 더 바른 자세로 응대하자.

Physical : 몸은 목소리를 담는 그릇
Mental : 조력적인 마음가짐
Manners : 상대의 상황을 배려하는 마음가짐과 표현

2) 전화응대의 순서

(1) 사전준비 : 메모용지와 필기도구

확실한 내용을 전하기 위하여 필요한 서류나 자료를 준비하여야 한다. 전화를 걸

때에는 시간, 장소 등 주변 상황을 고려하여 전화 통화 여부를 결정하여야 한다. 간결하고 요령 있게 통화하기 위하여 6하 원칙으로 말한다.

(2) 전화 받기 : 벨이 3번 울리기 전에 신속히 받는다.
벨이 울리면 누구든지 가까운 곳에 위치한 사람이 곧 수화기를 듭니다.

(3) 인사하기 : 첫 인사 말과 함께 소속과 이름을 밝힌다.
벨이 울리면 누구든지 가까운 곳에 위치한 사람이 곧 수화기를 듭니다. "여보세요. 또는 네. ○○병원입니다."라고 말한다. 걸려온 전화가 자기 전화가 아닌 경우에는 "잠깐만 기다려 주십시오. ○○○를 바꿔드리겠습니다."라고 한 후 대상자를 바꿔준다. 만일 전화한 사람을 알 경우에는 인사를 한 후에 "잠깐만 기다려 주십시오. ○○○를 바꿔드리겠습니다."라고 한 후 대상자를 바꿔 준다.

(4) 경청하기 : 중요한 내용은 경청하며 반복하여 확인하고 메모한다.
전화를 받았을 때에는 차분하고 정확하게 상대편의 말을 경청해야 한다. 자기와 직접 관련이 적은 것에 대한 응답도 책임 있게 해야 하며, 잘 모르는 내용일 때는 자기 마음대로 대답하거나 결정짓지 말고 확실히 안 뒤에 답해 준다. 복잡하거나 중요한 용건은 듣고 난 뒤 그 요점을 꼭 확인하여야 한다.

(5) 문제해결 : 도우려는 자세로 해결방안을 제시한다.
(6) 끝인사 : 통화내용을 마무리하고 끝인사를 한다.
(7) 사후관리 : 상대방이 먼저 수화기를 내려놓는 것을 확인한 후 내려놓는다.
자신이 전화한 것이 아니라는 사실을 인식하고 있어야 한다. 일반적으로 받는 전화는 먼저 끊는 것이 실례가 되기 때문에 상대방이 건 용건이 끝난 뒤에 확인하고 끝맺음 인사를 한 뒤 끊는다.

3) 전화를 할 때 사용할 언어

(1) 정확한 언어로 하여야 합니다. 차분하고 조용하게 말하며 "그런데요.", "있잖아요." 등과 같이 불필요한 말은 하지 말고, "~입니다.", "아닙니다." "~됩니

다.", "안됩니다."로 분명히 말하여야 한다.

(2) **간단명료한 언어로 하여야 합니다.** 용건만 간단명료하게 하며 용건 외 상대방의 현 상황을 고려하지 않고 자기 시간만을 생각하여 오래하는 통화는 상대방을 불쾌하게 하며 심하게는 회선의 불통으로 중요한 업무를 지연시킬 수도 있다.

(3) **정중한 언어로 하여야 합니다.** 상대방의 지위나 신분을 알고서야 정중해지는 태도는 큰 실수를 가져온다. 적합한 존칭어(손님, 선생님께서…)와 표준어를 혼용한다. 통화 도중 상대방의 불쾌한 말씨에 맞서 상대하는 것은 삼가며 조심스럽게 통화를 끝내고 대책을 생각한다. 통화 시 가정에서 예의 없이 사용하는 용어를 사회생활 속에서 조심하지 않고 사용하여 주위의 사람들에게 불쾌한 느낌을 주게 해서는 안된다. 특히 휴대폰은 자신이 현재 하는 일과 사용할 수 있는 장소 및 주위의 상황 등을 잘 파악하여 사용하여야 한다.

4) 전화를 할 때의 예절

전화를 걸 상대방의 전화번호, 이름, 소속을 한번 확인한 뒤 송수화기는 왼손으로 들고 오른 손가락으로 다이얼 버튼을 정확하게 누른다. 전화를 하기 전에 용건을 미리 메모해 두면 내용을 빠뜨릴 염려가 없다. 상대방이 나오면 상대를 확인하고 이쪽

전화응대의 3원칙

A. 신속

신속히 받고 간결하게 통화, 보고나 결과통보의 경우 예정시간 등을 미리 알리고, 늦어지는 경우 중간보고를 한다.

B. 정확

전화를 걸거나 받을 때 5W2H로 메모하는 습관을 갖으며, 인사와 소속, 이름을 밝히는 첫 Ment는 정확하고 명확히 또박또박 한 발음씩 한다. 정확한 내용 전달과 중요내용을 재차 확인한다.

C. 친절

친절을 느끼도록 하려면 정성을 다해야 한다. 상대의 기분을 이해하여 상대의 심리를 긍정적으로 만들어야 한다. 호칭이나 직함에 주의하고 단어 선택에 신경을 쓴다.

의 병원 이름을 말한다. 예를 들어 ㅇㅇ병원 ㅇㅇ과 ㅇㅇㅇ입니다. 그리고 용건이 있는 해당 부서의 사람을 바꾸어 달라고 말한다. 재차 자신을 알리고 인사를 한 다음 상대의 형편을 확인한다. 비밀을 필요로 할 때는 "지금 전화로 말씀드려도 좋겠습니까?"라고 이야기를 한다. 만일 상대방이 부재중일 때는 회사에 돌아올 예정시각을 문의하여 전언을 부탁한다. 용건을 말할 때는 간단히 인사 후 곧바로 용건에 들어가되 용건은 순서대로 정확하게 표현하여 말하고 강조할 내용이나 틀리기 쉬운 내용은 반복해서 확인한다.

5) 전화를 연결하는 요령

전화를 연결해 줄 때는 보류 버튼이나 수화기를 막고 인계할 상대에게 "ㅇㅇ병원의 ㅇㅇ씨로부터 전화가 왔습니다."라고 똑바로 전한다. 인계할 때 상대로부터 얻는 정보는 간결하게 빨리 전한다. 그렇게 해서 상대방이 같은 사실을 두 번 되풀이하지 않게 한다. 아는 사람으로부터의 전화는 접수해서 직접 상사에게 인계해줘도 된다. 장시간 기다려야 할 경우에는 "죄송하지만 시간이 좀 걸릴 것 같으니 끊지 말고 기다려 주세요."라고 친절히 말한 후 바꾸어 준다. 전화를 받을 사람이 즉시 받을 수 없을 때에는 중간 상황을 수시로 알려 전화가 끊어지지 않게 한다. 잘 알지 못하는 사람의 전화나 용건을 말하지 않는 전화는 일단 보류하고 상사의 의견을 듣고 인계한다.

6) 전화이용 시 주의사항

음식을 먹으면서 전화하는 것은 옳지 않다. 바른 자세로 앉아 입과 송수화구와의 거리가 4~5cm 떨어지게 한다. 너무 소리를 지르거나 작은 소리는 불쾌하거나 답답하게 느껴진다. 용건만 간단히 말하고 상대방에게 잡음이 들리지 않도록 하고 전화를 이용한다. 전화를 연결할 때는 보류를 하고, 보류가 안 될 경우에는 수화기를 막고 말을 전한다. 메모를 할 때는 6하 원칙에 따라 "누가, 언제, 어디서, 무엇을, 어떻게, 왜"의 항목을 빠뜨리지 않는다.

전화응대의 3원칙은 신속, 정확, 정중이다. 먼저 전화벨이 울리면 신속히 전화를 받는다. 둘째, 정확한 어조와 음성으로 통화자의 신원을 알리고 상대를 빨리 파악하여야 하며, 내용을 정확히 전달하고 정확히 전달받아야 한다. 셋째, 상대가 누구냐에 관계없이 정중히 전화를 하고 받으며, 잘못 걸려온 전화라도 정중하고 친절하게 전화를 받아야 한다.

(1) 상대방을 화나게 하는 전화 받기

전화벨이 3번 울릴 때까지 받지 않았다가 3번 이상 울려 받은 다음 '누구세요' 하면서 상대방을 당황하게 한다. 전화를 받은 다음 아무 말 없이 잠시 조용하게 있는 경우, 상대방이 끊기 전에 먼저 수화기를 내려놓는 사람, 껌을 씹으면서 상대방에게 불쾌감을 주는 사람, 의자에 걸터앉아서 손과 발을 춤추듯 받는 사람, 콧구멍이나 다리를 긁는 등 다른데 정신을 쓰면서 받는 사람, 상대방이 한 마디 하면 열 마디 하는 사람, 하찮은 일에 전화를 오래 끄는 사람, 전화벨 소리를 듣고 수화기를 드는 순간 상대방이 '거기 어디예요?'라고 말을 거는 사람, 잘못 걸려온 전화를 받았을 때 '전화번호 확실히 확인했어요'라고 내뱉는 말투로 답변하는 사람, 상대방의 말이 잘 들리지 않는 경우 일방적으로 큰소리로 '목소리가 너무 작으니 크게 말해요'라고 퉁명한 말투로 답변하는 사람, 상대방과 통화하면서 수화기도 가리지 않은 채 옆 사람이 인사하는 경우, 인사를 받으면서 전화소리가 상대에게 들리도록 하는 사람이다.

(2) 상대방을 기분 좋게 하는 전화 걸고 받기

미소를 짓고 전화기를 든다. 자기가 상대로부터 이러한 방법으로 걸어주면 좋겠다고 느낀 대로 자기가 건다. 필요할 때만 건다. 메모를 준비한다. 메모지와 연필을 준비하여 통화내용을 정리한 후 말할 순서를 메모한다. 친밀감을 표시하기 위해서는 명확히 이쪽 소개를 한다. 상대방의 확인과 인사를 한다. 용건에 맞는 상대를 찾아 '바쁘신데 죄송합니다. 미안하지만 ○○○를 부탁합니다.'라고 말한다.

|연|습|문|제|

❶ 호감 가는 표정을 연출해보고, 자신의 스마트폰으로 찍어서 보기. 찍은 사진을 붙이고, 연습해야 할 사항에 대해서 기술하시오.

사진 붙이기	연습해야 할 사항

❷ 상황에 맞는 인사 모습을 자신의 스마트폰으로 찍어서 연습해야 할 사항에 대해서 기술하시오.

사진 붙이기	연습해야 할 사항

❸ 병원에 자주오시는 고객님인데, 전화로 불만사항에 대해서 수시로 연락하고, 전화할 때 큰소리로 응대직원에게 화를 내는 고객의 전화를 받는다면, 어떻게 응대할지 서술하시오.

❹ 인사 중 '목례'의 설명으로 옳은 것은?

① 감사의 마음이나 사죄의 마음을 전하는 인사이다.
② 병원에서 내방객을 맞을 때 하는 인사이다.
③ 상체를 15도 정도 숙이면서 하는 인사이다.
④ 상체를 30~40도 정도 숙이면서 하는 인사이다.
⑤ 상체를 45도 혹은 90도까지 굽혀 하는 인사이다.

❺ 비즈니스 기본매너로 옳은 것은?

① 고객에게 방향을 지시할 때는 손가락을 펴서 손바닥으로 가리킨다.
② 남성이 여성에게 먼저 악수를 청하는 것이 예의이다.
③ 엘리베이터 상석은 엘리베이터 버튼 앞이다.
④ 고객이 계단에 올라갈 때는 병원코디네이터가 앞서 올라간다.
⑤ 명함은 서서 주고 받는 것이 기본이다.

❻ 인사의 종류에 대한 설명으로 옳지 않은 것은?

① 목례는 복도나 실내 또는 실외에서 자주 만나는 사람들이 할 수 있는 인사다.
② 보통인사는 상체를 90도 정도를 숙이면서 하는 인사를 의미한다.
③ 정중한 인사는 감사의 마음이나 사죄의 마음을 전하는 인사를 의미한다.
④ 정중한 인사는 가벼운 표정을 짓거나 차아를 내보이며 웃는 표정을 짓지 않아야 한다.

정답 4. ③ 5. ①, ⑤ 6. ②

제4장

보건의료인의 이미지 메이킹

최근 병원에서의 고객만족경영에서 고객감동과 고객감격까지로 개념이 변화하여, 고객(환자)을 최우선적으로 생각한다는 것은 치열한 경쟁 때문으로 볼 수 있다. 한정된 수요와 공급과잉의 구조 속에서 서비스 수요자인 소비자 파워는 서비스 제공자의 생존을 좌지우지할 만큼 실로 막강하다. 소비자 즉, 고객과 만나는 서비스의 직접적인 매개체가 되는 직업인으로서의 나를 생각해 보자. 성공여부를 판가름하는 중요한 요소인 이미지는 활동영역과 업무에 따라 각기 다른 이미지를 요구한다. 이미지 메이킹이란 목적에 따라 이미지를 만드는 것으로, 직업인으로서의 이미지 메이킹은 각 직업을 나타내고 지향하는 목적에 따라 어울리는 사람으로 변모해야 한다는 것을 의미한다.

04 보건의료인의 이미지 메이킹

학습목표

1. 이미지와 이미지 메이킹을 이해한다.
2. 자신을 이미지 메이킹 할 수 있다.

01 이미지 메이킹의 이해

1) 이미지와 이미지 메이킹(image making)의 개념

이미지(image)의 어원은 라틴어의 'imago'이며, 동사형의 'imitari'는 '모방하다(imatate)' 라는 뜻을 가지고 있다. 사전적인 의미로서의 image는 형태, 모양, 느낌, 영상, 관념 등을 뜻하고, imago는 정신분석학적인 용어로 주로 부모 이미지와 관련하여 사용되며, 상, 모습, 형상 등의 의미로 사용하고 있다.

'이미지'란 마음속에 떠오르는 사물에 대한 감각적인 영상이나 심상, 인상 또는 표상을 의미한다. 또한 이미지는 언어 이상으로 범위가 넓고, 직접적으로 호소하는 힘을 가지고 있어 두뇌만의 이해를 초월한 좀 더 오감을 자극하는 감각적, 신체적인 것으로도 말할 수 있다. 그러나 사람들이 갖고 있는 이미지는 개인차도 크고, 여러 가지 상황에 따라서 각기 다를 수도 있다. 즉, 여러 외부 자극은 새로운 의미를 가지게 되는 지각 과정을 거쳐 의미가 생성되고 이를 통해 이미지가 만들어진다. 하나의 이미지가 형성된다는 것은 시각적인 형상과 모습과 같은 가시적인 요소부터 개념, 느낌, 분위기, 연상과 같은 관념적 요소까지 아우러져 형성된 의미라 할 수 있다.

개인이 가지는 이미지란 각 개인의 사고, 가치관과 기호에 따라 만들어진 고유한 느낌, 개념의 총체이다. 각자의 사고 속에서 형성된 이미지는 개인의 행동양식은 물론 대중 더 나아가 사회 문화에까지 영향을 끼치고 있어 다양한 분야에서 강력한 설득 메시지로 인정받고 있다. 이미지의 영향력이 실로 막강한 시대를 살고 있는 나에 대한 타인과 사회의 이미지는 어떠한가. 보는 주체에 따라 나에 대한 이미지는 긍정적일 수도 부정적일 수도 있으며, 과대포장 되었거나 아니면 상대적으로 비하되어 있을 수도 있다. '나'라는 이미지는 이렇듯 객관화된 실상이 아닌 상대의 주관적인 사고 속에 존재하는 만들어진 허상의 이미지일 수 있다. 거짓일 수도 있는 '나'라는 이미지는 현실 속에서 인생의 성공여부를 판가름할 수도 있다. 이러한 이미지는 변하지 않는 절대불변의 가치가 아니고, 여러 요소(외모연출, 행동 등)들의 적절한 연출을 통해 바뀔 수 있는 가변적인 특성을 가진다.

그렇다면, 이미지 메이킹이란 무엇인가? 이는 단순히 외모를 꾸미는 것을 넘어, 자신이 원하는 모습으로 비춰지도록 의도적으로 관리하는 과정이라고 할 수 있다. 즉, 개인의 내면과 외면을 종합적으로 관리하여 타인에게 긍정적인 인상을 심어주고, 목표 달성에 유리한 환경을 조성하는 것을 의미한다. 이미지 형성에 영향을 주는 말투, 목소리, 얼굴표정, 옷차림, 매너, 몸가짐 등과 같은 여러 자극 요소들을 자신이 표현하고자 하는 이미지에 맞추어 연출함으로 '~다운 이미지'를 만들어서 타인에게 좋은 인상을 갖도록 하는 것이다. 이는 자신에게 잠재된 능력과 아름다움을 표출시켜 성공적인 삶을 사는 사회구성원으로서의 출발점이 될 것이다.

21세기는 이미지 커뮤티케이션의 시대이다. 고객만족의 시대에 자신의 부가가치를 최고로 높이고 싶다면 자기만의 고유한 이미지를 구축해야만 한다. 그래서 현대인을 '호모 이미지쿠스(Homo Imagicus)'라고도 하는데, 라틴어 '호모(homo)'와 '이미지(image)'의 합성어로, 이미지를 통해 소통하고 자신의 정체성을 표현하는 현대인을 의미한다. 이러한 호모 이미지쿠스의 등장의 배경은 디지털 시대의 도래, 시작 중심의 사회, 그리고 자기표현의 욕구가 증대된 현대사회에 있다. 이러한 단순히 이미지를 좋아하는 사람을 넘어, 이미지를 통해 삶을 살아가는 새로운 인간형이 등장한 시대에서 이미지는 곧 자신의 경쟁력이 되며, 이미지 비전을 높이는 것 또한 중요하다.

2) 이미지 메이킹의 중요성

타인에게 비추어지는 이미지에 개인은 많은 영향을 받게 된다. 그렇기 때문에 이미지는 매우 중요하다. 단적으로 다른 사람들이 겉으로 드러나는 이미지에 따라 당신에 대한 태도를 결정하고 그에 따라 행동하는 것이며 그 반응이 긍정적인 것이면 자신도 일에 자신을 갖게 되지만 부정적일 때는 쉽게 자신을 포기하게 된다. 이와 같은 현상은 자신의 이미지에 대한 반응은 또다시 밖으로 드러나는 자신의 이미지에 영향을 준다, 즉, 자신의 이미지는 자신이 드러내는 이미지이며 상대방의 반응이 복합 작용하여 창출되는 것이라고 할 수 있다.

대표적인 서비스 분야인 의료분야에서 병원코디네이터는 서비스 수요자인 환자와 가족을 최일선에서 만나 병원의 이미지를 가장 먼저 전달하는 사람이다. 또한, 환자를 대상으로 환자의 병원생활의 안내자이자 상담자로서의 친근한 이미지와 함께 의료 전문가로서의 이미지를 함께 가진다. 따라서 바람직한 병원코디네이터는 밝고, 친절하며 부드러운 전문가로서의 자신의 이미지를 만드는 것이 매우 중요하다.

이러한 이미지 메이킹의 중요성을 정리하면 다음과 같다.

첫째, 첫인상 형성에 중요하다. 짧은 시간 안에 상대방에게 강렬한 인상을 남길 수 있다.

둘째, 신뢰도 향상에 중요하다. 긍정적인 이미지는 신뢰감을 높여 관계 형성에 도움이 되는 것이다.

셋째, 경쟁력 확보에 중요하다. 차별화된 이미지는 개인의 경쟁력을 높여준다.

넷째, 목표 달성에 중요하다. 원하는 목표를 달성하기 위한 전략적인 도구로 활용될 수 있는 것이다.

3) 이미지의 메이킹의 구성 요소

이미지 메이킹의 핵심인 첫인상 형성에 대한 대표적인 이론을 제시한 미국 UCLA 심리학과 교수인 앨버트 메라비안(Albert Mehrabian) 교수는 인간의 커뮤니케이션에서 비언어적 요소가 얼마나 중요한 역할을 하는지 밝혀냈다.[1] 메라비안의 법칙은 첫인상을 결정하는 요소를 다음과 같이 제시하고 있다.

첫째, 시각적 요소가 55%로, 외모, 표정, 몸짓 등 시각적으로 보이는 모든 것이 포함된다.

둘째, 청각적 요소가 38%로, 목소리의 톤, 음량, 말 속도 등이 포함된다.

셋째, 언어적 요소가 7%로, 말의 내용이 포함된다.

즉, 사람들이 상대방에 대한 첫인상을 형성할 때, 실제로 말하는 내용보다 외모나

---

1) Albert Mehrabian(1971), Silent Messages, Wadsworth Publishing Company, Inc., Belmont, California, 43p

목소리와 같은 비언어적 요소가 더 큰 영향을 미친다는 것을 의미한다. 따라서 감정에 가장 효과적으로 호소하기 위해서는 메시지(Verbal), 음성(Voice), 시각 요소(Visual)를 모두 '일치' 시켜야 하며, 이 3V가 일치하지 않으면, 사람들은 혼란을 일으키기 시작하며, 내용보다 시각적 요소를 더 믿게 된다고 언급하였다.

이미지의 구성요소는 크게 위에서 언급한 것과 같은 외모와 비언어적 표현이 포함된 외적 이미지(외형: appearance)와 내적 이미지(정신적 형상: mental representation)라고 할 수 있는데, 내적 이미지에는 가치관, 태도, 전문성 등 인성(personality)과 관련된 내용이 포함된다. 좋은 이미지를 형성하는 내적인 요인에는 모든 사람을 똑같이 귀하게 여기는 인간존중사상, 정성을 다하는 마음, 인간과 자신이 맡은 일에 대한 깊은 관심, 성실성을 바탕으로 하는 신뢰감, 겸손함 등으로 상대방을 배려하는 마음 등이 있다. 그리고 상대방에게 호감을 주는 외적인 요인에는 따뜻함이 느껴지는 눈길, 자연스럽게 긴장된 입꼬리, 안정된 시선, 건강하고 반듯한 자세, 청결한 외모, 때와 장소, 상황에 맞는 알맞은 품위 있는 옷차림, 온화한 말씨 등이 있다.

4) 이미지 메이킹의 방법

이미지 메이킹은 단순히 외모를 꾸미는 것을 넘어, 자신의 강점을 부각하고 목표를 달성하기 위한 전략적인 활동이다. 긍정적인 이미지는 자신감을 높이고, 대인관계를 원활하게 하며, 나아가 성공적인 삶을 살아가는 데 큰 도움이 된다. 이미지 메이킹의 핵심은 자신을 정확하게 파악하고, 이를 바탕으로 목표 이미지를 설정하고, 이를 실현하기 위한 노력을 지속하는 것이다.

이러한 이미지 메이킹의 방법을 단계적으로 정리하면 다음과 같다.

1단계, 자신을 객관적으로 분석하는 것이다. 즉 외모, 성격, 능력 등 다양한 측면에서 자신을 평가하고 자신의 강점과 약점을 명확히 파악한다. 또한 자신이 중요하게 생각하는 가치관을 명확히 하고, 이를 이미지에 반영하고, 존경하는 사람이나 닮고 싶은 사람으로 역할 모델을 설정하고, 그들의 장점을 배우고 자신에게 적용한다.

2단계, 목표 이미지를 설정한다. 즉 자신이 어떠한 이미지를 만들고 싶은지 명확하게 정의한다. 예를 들어 전문적이고 신뢰감 있는 이미지, 창의적이고 개성 있는 이미지 등으로 설정한다.

3단계, 이미지를 구체화한다. 즉, 외적인 이미지(헤어스타일, 메이크업, 패션, 바디랭귀지 등)와 내적인 이미지(태도, 소통능력, 전문성, 자기관리 등)를 구체화한다.

4단계, **이미지를 실천한다.** 이미지 메이킹은 하루아침에 이루어지는 것이 아니기에, 꾸준히 노력하고 실천해야 한다. 또한 주변 사람들에게 피드백을 구하고, 자신의 이미지를 개선하기 위한 노력을 지속하며, 자신을 믿고 긍정적인 자기 대화를 통해 자신감을 높여야 한다.

5단계, **이미지를 유지한다.** 본인이 창출한 이미지를 유지하기 위해서는 변화에 대한 적응으로 시대와 환경의 변화에 따라 이미지를 지속적으로 업데이트하며, 자신감을 유지하기 위해 어떤 상황에서도 자신감을 잃지 않고 당당하게 행동하며, 자기 계발을 통해 더 나은 사람으로 끊임없이 성장해야 한다.

02 외모연출과 이미지 메이킹

사람들은 누군가를 처음 만났을 때 불과 0.017초 만에 첫인상을 형성한다는 연구결과가 있는데, 이는 미국 다트머스 대학의 뇌과학자 폴 왈렌(Paul J. Whalen) 교수의 연구를 통해 밝혀졌다. 뇌의 편도체가 시각 정보를 빠르게 처리하여 상대방에 대한 호감이나 비호감을 결정하는 데 걸리는 시간이 이 정도라는 것이며 이는 첫인상의 중요성을 단적으로 표현한 것이다. 그렇다면 첫인상은 왜 중요할까? 우선 '초두효과(primary effect)'로서 처음 얻은 정보가 나중에 얻은 정보보다 더 강하게 기억되는 현상이 있기 때문으로, 첫인상이 이후의 상호작용에 큰 영향을 미치는 이유이다. 또한 한 번 형성된 인상은 바꾸기 어렵고, 부정적인 첫인상을 긍정적으로 바꾸려면 긍정적인 정보를 200배 이상 제공해야 한다는 연구결과도 있다. 첫인상은 단순히 첫 만남에만 국한된 것이 아니라, 이후 관계 형성에도 큰 영향을 미치는 것으로, 고객과의 만남이 단시간 내에 주로 이루어지는 서비스 분야에서는 무엇보다도 큰 영향력을 발휘하게 된다.

외모 연출은 이미지 메이킹의 중요한 일부분이라고 할 수 있다. 즉, 이미지 메이킹이라는 큰 그림 안에서 외모 연출은 첫 인상을 결정짓는 첫 단추와 같은 역할을 하는 것이다. 왜 외모 연출이 중요한지를 살펴보면, 첫째, 사람들은 불과 몇 초만에 상대방에 대한 첫인상을 형성하는데, 이때 외모는 가장 먼저 눈에 들어오는 요소라서 첫인상을 결정하는 데 큰 영향을 미치기 때문이다. 둘째, 패션(의상), 헤어스타일, 메이크업, 표정 등 외모는 말하지 않아도 상대방에게 다양한 메시지를 전달하는 중요한 비언어적 소통요소이기 때문이다. 셋째, 자신에게 맞는 옷을 입고 깔끔하게 꾸미면 자신감이 높아지고, 이는 다른 사람들에게 긍정적인 인상을 줄 수 있기 때문이다. 넷째, 직업이나 상황에 맞는 패션은 전문성을 강조하고 신뢰감을 높이는 데 도움이 된다.

외모 연출을 위해서는 상황에 따라 적절한 옷차림과 스타일링이 필요한데, 상황에 맞는 외모 연출은 전문성과 매너를 보여주는 지름길이다. 또한 외모는 단순히 겉모습을 꾸미는 것을 넘어, 내면의 가치관과 성격을 반영해야 하는데, 외모 연출은 자신의 내면과 일체감을 이루어야 진정한 매력을 발휘할 수 있다. 그리고 남들과 똑같이 따라하기보다는 자신의 개성을 살린 스타일링을 통해 차별화된 이미지를 만드는 것이 중요하다.

1) TPO와 이미지 메이킹

TPO란 Time(시간), Place(장소), Occasion(상황)의 약자로, 상황에 맞는 외모 연출을 의미한다. 즉, 시간, 장소, 상황에 따라 적절한 패션을 선택하고 코디하는 것을 말하는데, TPO를 고려한 외모 연출은 단순히 옷을 입는 것을 넘어, 자신의 이미지를 효과적으로 표현하고 상대방에게 좋은 인상을 주는 데 중요한 요소이다.

TPO에 따른 병원코디네이터의 스타일링은 깔끔하고 프로페셔널한 이미지를 나타내야 하는데, 일반적으로 직장인의 패션은 자신의 전문성과 이미지를 나타내는 중요한 요소이다. TPO(시간, 장소, 상황)에 맞는 패션은 긍정적인 첫인상을 주고, 업무 효율성을 높이는 데 도움이 된다.

Time (시간)
Place (장소)
Occasion (상황)

다음은 TPO에 따른 일반 직장인의 스타일링에 대한 가이드의 한 예이다.

(1) 회사의 복장 규정 및 분위기 파악에 따른 스타일링

① **정장** : 대부분의 기업에서는 정장을 기본으로 한다.
  ㉠ **남성** : 짙은 색상의 정장, 셔츠, 넥타이, 구두를 착용
  ㉡ **여성** : 정장, 블라우스, 스커트 또는 팬츠, 구두를 착용

② **비즈니스 캐주얼** : 정장보다는 자유로운 분위기의 옷차림을 허용하는 경우가 많다.
  ㉠ **남성** : 셔츠, 슬랙스, 자켓, 로퍼 등을 착용
  ㉡ **여성** : 블라우스, 스커트, 팬츠, 카디건 등을 착용

③ **캐주얼** : 스타트업이나 창업 기업처럼 자유로운 분위기의 회사에서는 캐주얼한 옷차림을 허용하는 경우도 있다.

(2) 직무 특성 고려한 스타일링

① **고객 상대 직무** : 깔끔하고 단정한 옷차림으로 신뢰감을 주는 것이 중요하다.
② **창의적인 직무** : 개성 있는 옷차림을 통해 창의적인 이미지를 어필할 수 있다.
③ **영업 직무** : 자신감 있는 이미지를 연출하기 위해 밝은 색상이나 포인트 아이템을 활용할 수 있다.

(3) 계절별 스타일링

① **여름** : 시원하고 통기성이 좋은 소재의 옷을 선택한다. 밝은 색상의 셔츠, 린넨 소재의 자켓 등이 좋다.
② **겨울** : 따뜻하고 포멀한 느낌을 주는 소재의 옷을 선택한다. 니트, 코트, 머플러 등을 활용하여 멋스러운 레이어드룩을 연출할 수 있다.

(4) 액세서리 활용을 이용한 스타일링

① **시계** : 깔끔하고 심플한 디자인의 시계는 전문적인 이미지를 더해준다.
② **안경** : 지적인 이미지를 연출하고 싶다면 안경을 활용할 수 있다.
③ **귀걸이, 목걸이** : 너무 화려하지 않고 깔끔한 디자인의 액세서리를 선택하는 것이 좋다.

(5) 기타 고려 사항

① **색상** : 짙은 색상의 옷은 안정감 있고 전문적인 이미지를 주며, 밝은 색상은 활기차고 친근한 이미지를 준다.

② **소재** : 고급스러운 소재의 옷은 품위 있는 이미지를 연출한다.

③ **핏** : 자신의 체형에 맞는 옷을 선택하여 깔끔하고 단정한 느낌을 주는 것이 중요하다.

④ **개인위생** : 깔끔하게 면도하고 머리를 손질하는 것은 기본적인 매너이다.

2) 유행색과 이미지 메이킹

색상은 단순한 시각적 요소를 넘어, 우리의 감정, 생각, 그리고 행동까지도 영향을 미치는 강력한 도구이다. 특히 패션에서 색상은 개인의 스타일을 표현하고, 이미지를 만들어내는 데 중요한 역할을 한다. 유행색상은 매 시즌 변화하며, 패션쇼, 컬러 트렌드 보고서 등을 통해 확인할 수 있다. 또한 유행 색상은 그 현상황에서의 사회적, 문화적 분위기를 반영하게 되는데, 유행색을 잘 활용하면 트렌디한 이미지를 연출할 수 있으며, 자신의 개성이 더욱 돋보이는 이미지 메이킹을 할 수 있다.

(1) 색상의 3요소

기본적인 색상의 3요소는 색상, 명도, 채도로 첫 번째, 색상(Hue)은 색의 고유한 특징을 나타냅니다. 빨강, 노랑, 파랑 등 우리가 흔히 알고 있는 색이름이 바로 색상이다. 색상환을 통해 색상의 관계를 시각적으로 파악할 수 있다. 두 번째, 명도(Value)는 색의 밝고 어두운 정도를 나타낸다. 흰색에 가까울수록 명도가 높고, 검은색에 가까울수록 명도가 낮다. 명도가 높은 색은 밝고 경쾌한 느낌을 주며, 명도가 낮은 색은 차분하고 무게감 있는 느낌을 준다. 세 번째, 채도(Saturation)는 색의 순수한 정도를 나타낸다. 순수한 색일수록 채도가 높고, 회색이 섞일수록 채도가 낮아진다. 채도가 높은 색은 선명하고 강렬한 느낌을 주며, 채도가 낮은 색은 부드럽고 은은한 느낌을 준다.

또한 색상별로 특징이 있는데, 대표적인 색상이 주는 심리적 효과를 간략히 정리하면 다음과 같다.

① **빨강** : 열정, 에너지, 사랑을 상징하며, 시선을 집중시키는 강렬한 색상이다.
② **노랑** : 밝고 긍정적인 이미지를 주며, 활력을 불어넣는다.
③ **파랑** : 차분하고 안정적인 느낌을 주며, 신뢰감을 형성한다.
④ **초록** : 자연, 성장, 조화를 상징하며, 편안하고 안정된 느낌을 준다.
⑤ **보라** : 신비롭고 고급스러운 이미지를 주며, 창의성을 자극한다.
⑥ **검정** : 세련되고 시크한 이미지를 주며, 권위를 상징하기도 한다.
⑦ **흰색** : 순수하고 깨끗한 이미지를 주며, 모든 색과 잘 어울린다.

(2) 색상 매칭과 활용법

색상을 잘 활용하면 세련되면서도 전문적인 이미지를 더욱 잘 표현할 수 있는데, 색상을 활용하기 위해서는 아래와 같은 컬러 매칭이나 코디법을 이용하는 것이 필요하다.

① **톤온톤 코디** : 같은 색상 계열 안에서 명도와 채도를 달리하여 조화로운 스타일을 연출하는 것으로, 같은 색상을 다양한 톤을 활용하여 조화로운 스타일이 표현된다. 톤온톤 코디는 같은 색상 계열을 사용하기 때문에 시각적으로 안정감, 통일감과 조화로운 느낌을 주며, 세련된 분위기를 연출할 수 있고, 눈에 피로감을 주지 않고 편안한 느낌을 주는 시각적 편안한 연출이 가능하다. 톤온톤은 쉽고 간편하게 코디할 수 있으며, 최소한의 노력으로도 스타일리시한 룩을 완성하기 쉬우며, 또한 어떠한 체형에도 잘 어울린다는 장점이 있다.

② **톤인톤 코디** : 톤인톤은 톤온톤 코디와 비슷하지만 조금 다른 개념으로, 같은 톤 안에서 색상을 달리하는 것을 말한다. 즉, 명도와 채도가 비슷한 다른 색상들을

조합하는 것이다. 톤인톤 코디는 비슷한 톤의 색상을 사용하기 때문에 전체적으로 조화롭고 부드러운 느낌을 주고, 다양한 색상을 사용하지만, 톤이 비슷하여 깔끔하고 세련된 인상을 줄 수 있고, 톤온톤에 비해 색상 선택의 폭이 넓어 다양한 스타일을 연출할 수 있다. 보통 색상환을 활용하여 비슷한 톤의 색상을 찾아 조합해서 사용하면 된다. 톤인톤은 다양한 색상을 활용하여 개성있는 스타일을 연출할 수 있으며, 비슷한 톤 안에서 다양한 색상을 사용하여 시각적으로 풍부한 느낌을 줄 수 있다는 장점이 있다.

③ **포인트 컬러** : 전체적인 코디에 포인트를 주고 싶을 때 활용하며, 톤인톤 코디에 포인트 컬러를 더하여 개성을 살리기도 한다.

④ **컬러 블록킹** : 대비되는 색상을 조합하여 강렬한 인상을 준다.

⑤ **웜톤과 쿨톤** : 웜톤과 쿨톤은 개인의 고유한 색채를 나타내는 중요한 개념으로, 웜톤과 쿨톤을 이해하고 본인에게 맞는 색을 선택하면 더욱 화사하고 생기 넘치는 이미지를 연출할 수 있다. 또한 매 시즌 유행하는 색상으로 활용하면 좋다. 일반적으로 웜톤과 쿨톤은 피부, 머리카락, 눈동자의 색깔에 따라 구분되는데, '웜톤'은 노란빛이 도는 피부, 갈색 머리카락, 갈색 눈동자를 가진 경우가 많고, 따뜻하고 부드러운 느낌을 주는 색상이 잘 어울린다. '쿨톤'은 푸른빛이 도는 피부, 검은색이나 밝은 색 머리카락, 푸른색이나 회색 눈동자를 가진 경우가 많고, 차갑고 시원한 느낌을 주는 색상이 잘 어울린다.

웜톤과 쿨톤을 활용하면, 메이크업에서 웜톤, 쿨톤에 맞는 섀도우, 블러셔, 립스틱을 선택하여 더욱 화사한 메이크업을 할 수 있고, 패션에서는 웜톤, 쿨톤에 맞는 옷을 선택하여 자신에게 가장 잘 어울리는 스타일을 완성할 수 있다. 또한 헤어에서도 웜톤, 쿨톤에 맞는 헤어 컬러를 선택하여 얼굴을 더욱 밝혀줄 수 있다.

웜톤과 쿨톤의 특징은 다음 표와 같다.

특징	웜톤	쿨톤
피부	노르스름한 기, 붉은 기	푸른빛, 핑크빛
머리카락	갈색, 붉은빛	검은색, 밝은 갈색
눈동자	갈색, 혼혈 눈	푸른색, 회색
어울리는 색	노란색, 주황색, 붉은색, 갈색	파란색, 보라색, 핑크색, 회색
어울리는 소재	코튼, 린넨	실크, 쉬폰
생성 이미지	따뜻하고 부드러운, 포근한	시원하고 세련된, 청순한

(3) 유행 색상

유행색상은 매 시즌 변화하며, 패션쇼, 컬러 트렌드 보고서 등을 통해 확인할 수 있다. 이러한 유행색상을 메이크업, 헤어 스타일링, 패션 등에 잘 활용하면 더욱 세련된 본인의 이미지 메이킹을 할 수 있다. 유행 색상은 각 연도, 계절별로 선정된 패션컬러 트렌드를 이용하면 활용에 편리하다.

참고로 2025년과 2024년, 2023년 유행 색상에 대한 예시를 들면 다음과 같다.

① **2025년** : 자연에서 영감을 얻은 따뜻하고 부드러운 색상들이 유행할 전망이다. 팬톤에서 발표한 2025년 봄 패션 컬러 트렌드 보고서에 따르면, 자연의 색조를 반영한 다양한 색상들이 눈에 띄는데, 브랜(Bran), 코쿤(Cocoon), 럼 건포도(Rum Raisin), 라임 크림, 화이트 그레이프, 카슈미르 색상이 유행할 것이며, 2025년 유행 색상의 특징은 자연과의 조화와 따뜻함과 부드러움, 그리고 다양한 소재와의 조합으로 풍부한 표현이 가능하다.

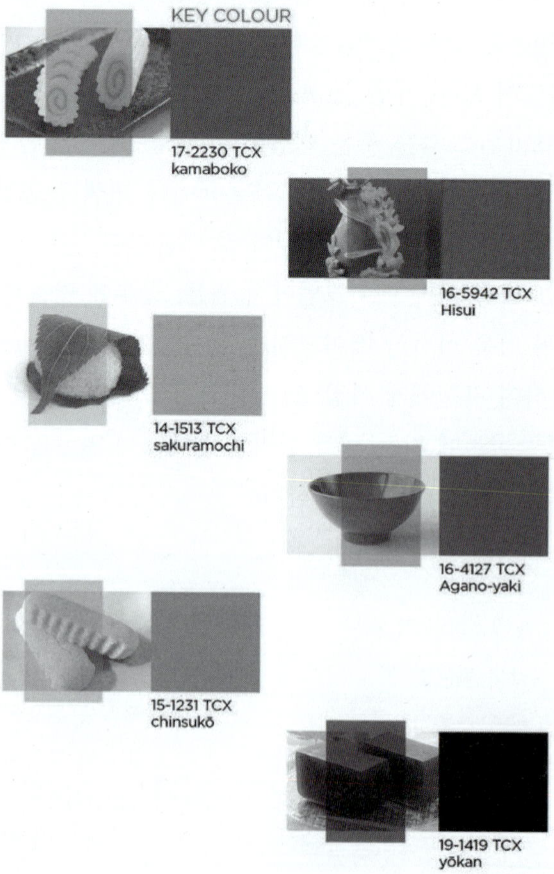

② 2024년 : 다양한 색상들이 유행하며 패션과 디자인계를 풍성하게 만들고 있다. 특히 팬톤에서 선정한 "피치 퍼즈"는 부드러운 복숭아색으로 따뜻함과 현대적인 우아함을 동시에 느낄 수 있는 색상이다. 포용성과 친절, 협력에 대한 갈망을 담고 있어 더욱 의미있는 색상이다. 피치 퍼즈, 딥 블루, 올리브 그린처럼 자연에서 영감을 얻은 색상들과 따뜻한 어스톤, 뉴트럴 컬러 등이 유행되고 있다.

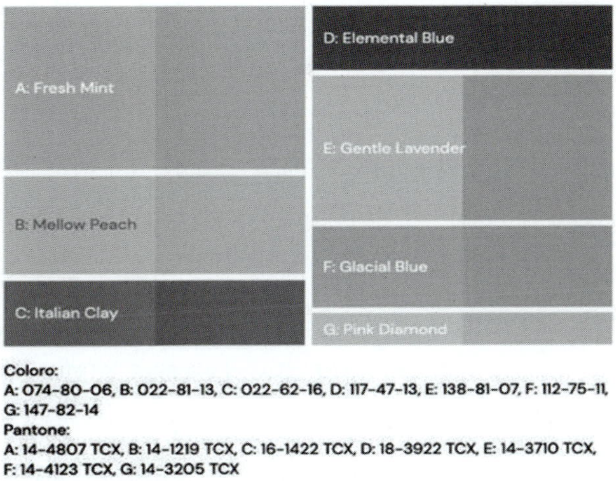

③ 2023년 : 다채로운 색상들이 유행하였다. 특히 팬톤에서 선정한 "비바 마젠타"

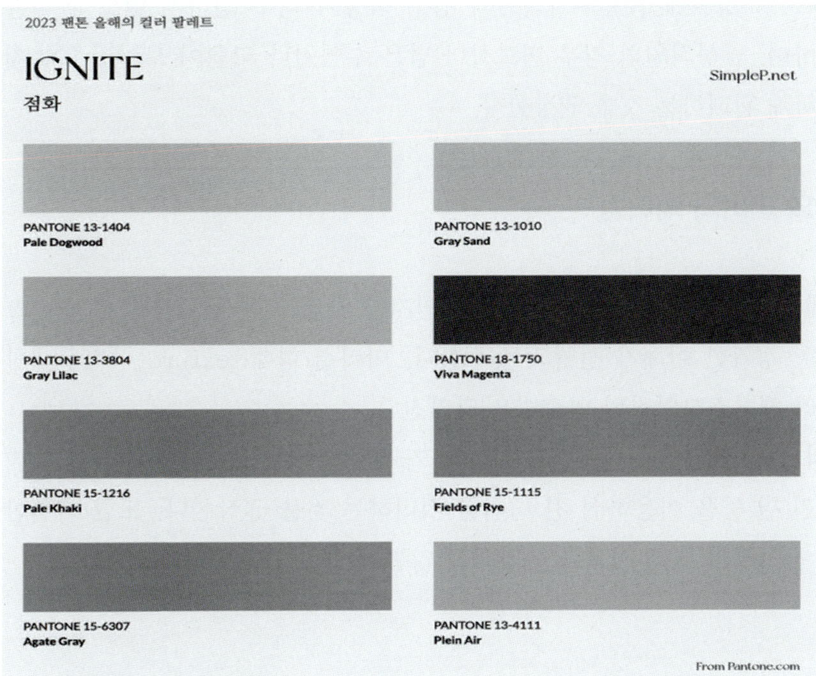

는 강렬하고 활기찬 에너지를 상징하며 많은 사람들의 눈길을 사로잡았다. 비바 마젠타는 붉은색 계열에 속하지만, 보랏빛이 살짝 가미되어 더욱 독특하고 개성 넘치는 색상이다. 비바 마젠타, 디지털 라벤더, 판타지 색상이 유행되었다.

3) 메이크업과 이미지 메이킹

얼굴은 사람의 신체 중 자신의 감정과 생각뿐만 아니라 자신의 외모를 가장 즉각적이고 확연하게 보여주는 부분이다. 메이크업은 타고난 자신의 용모를 수정과 보완을 통해 아름다움을 향상시키는 외모 연출의 매우 중요한 요소이다. 인간의 아름다움에 대한 기준은 시대의 사회, 문화, 가치관에 따라 항상 변화한다. 좋은 이미지를 연출하기 위해서는 자신이 속한 시대와 문화권은 물론 신의 사회적 역할에 걸맞는 메이크업이 우선되어야 한다. 즉, 이미지 메이킹을 위한 바람직한 메이크업은 개인의 개성과 아름다움을 최대한 살려 단점을 보완하여 자신감과 함께 원활한 사회활동과 업무수행에 도움을 주는 것이다. 이른바 '잘된 메이크업'을 위해서는 제품의 종류에 대한 이해와 함께 이를 위한 테크닉 습득 및 본인에게 맞는 적절한 유행색상의 활용이 필요하다.

일반적으로 병원에서는 여성직원의 경우 화장이 너무 진하지 않고 깔끔한 느낌을 주도록 하며, 남성직원의 경우 면도하다 남은 수염이나 코털이 보이지 않는지 점검하고 청결하게 관리하는 것을 권장한다.

4) 헤어와 이미지 메이킹

자신에게 어울리는 헤어스타일이 무엇인지를 알지 위해서는 자신이 가지고 있는 머리에 대한 정확한 이해가 선행되어야 한다. 머리결 형태(texture), 머리 색상과 얼굴형에 따라 헤어스타일링의 연출법은 달라진다.

일반적으로 병원에서는 머리가 얼굴을 가리지 않도록 잘 정리하며, 긴 머리의 경우 망이 달린 핀 등을 이용하여 긴 머리를 정리하는 것을 권장한다. 또한 화려한 색상의 핀과 큰 사이즈의 핀은 사용을 권장하지 않는다.

5) 의복과 이미지 메이킹

사람의 체형은 매우 다양하게 분류할 수 있다. 의복 연출은 자신의 장점은 살리고 결점은 보완하는 방향으로 코디를 적용시키는 것이 중요하다. 결점을 커버하기 위한 공통된 포인트는 색채, 소재감 등의 특징이나 디테일, 실루엣 처리를 통해 단점을 커버하는 방법과 포인트를 주는 부위를 정해 결점이라고 생각되는 신체 부위로부터 시선을 이동시키는 방법 등이 있다.

일반적으로 병원에서의 근무복은 대부분 유니폼을 착용하며, 근무복은 구김이 없도록 잘 다림질하여 착용하고, 얼룩이 없도록 자주 세탁해야 한다. 근무복은 근무지에서만 착용하고, 명찰을 꼭 패용해야 한다. 액세서리의 경우도 병원 내에서 근무 시 목걸이, 시계, 귀걸이, 반지 외의 액세서리는 착용하지 않는 것을 권장한다.

6) 몸짓언어(바디랭귀지)와 이미지 메이킹

앞에서도 언급했듯이 사람이 말을 통해서 전달되는 것은 단지 7%에 불과하다. 오히려 목소리, 몸의 움직임, 시선, 상대와의 거리, 표정 등과 같은 비언어적 수단을 통한 전달이 훨씬 중요하다. 사람들은 특별한 훈련을 하지 않아도 타인의 바디랭귀지(신체/몸짓언어)를 이해하는 능력을 가지고 있기에, 자신이 의도한 바가 아님에도 자신의 무의식적인 행동이나 신중하지 못한 동작들은 부정적인 효과를 주어 이미지에 손상을 주게 된다. 따라서 언어를 통한 대화법을 연습하듯 자신의 몸짓언어를 다듬어 효과적인 표현방식을 숙지하는 것은 바람직한 이미지 형성에 매우 중요하다.

(1) 표정연출의 중요성

앞에서도 여러번 언급했듯이 첫인상은 이미지 형성에 매우 중요하며, 좋은 첫인상은 이후의 만남을 호감 있는 분위기에서 이루어지게 한다. 짧은 시간 내에 결정되는 첫인상을 결정하는 요소는 외모, 표정, 몸짓, 음성, 말하는 방법 등이다. 이 가운데서도 표정은 상대에게 호감을 주느냐, 못 주느냐를 판가름하는 중요한 요소이다. 본인에게 어울리는 멋진 메이크업과 헤어, 그리고 잘 차려입은 멋진 외모에 생기를 불어넣는 것이 바로 표정이라고 할 수 있다.

이미지를 높이고 나를 더 매력 있고 생동감 넘치게 만들어 주는 아름다운 표정연출은 무엇일까. 여러 다양한 표정 중에서 호감을 주는 첫인상을 만들어주는 것은 미소 짓는 표정이다. 웃는 모습이 가장 아름답다는 것은 누구나 고개를 끄덕이게 하는 보편적인 사고이다. 그러나 병의 경중에 상관없이 병원을 찾는 사람들은 마냥 행복할 수 없다. 더욱이 병을 앓고 있는 환자와 그 가족은 심정적으로 매우 위축되고 불안할 수밖에는 없다. 이러한 고객들에게 지나치지 않은 밝고 호감 있는 표정연출을 통해 긴장과 위축감을 조금이라도 덜어주려는 친근한 병원코디네이터의 이미지는 매우 중요하다.

(2) 미소 짓기

① 미소의 효과

미소는 단순한 얼굴 표정을 넘어, 우리의 삶에 다양한 긍정적인 영향을 미치는 강력한 도구이며, 여러 가지 표정 중 가장 호감을 주는 표정이다. 미소를 담은 표정이 가지는 가장 큰 힘은 상대에게 주는 친근감과 정다움이다. 고객과 눈이 마주친 경우, 무표정하게 가만히 있으면 분위기가 어색해질 뿐만 아니라 무뚝뚝한 인상을 주게 된다. 그러나 자연스러운 미소로 고객을 보게 되면 어색한 분위기가 순간 부드러워져 편안히 다가가 말을 걸 수 있는 친근한 분위기가 만들어진다.

이러한 미소가 주는 효과를 정리하면 다음과 같다.

㉠ 심리적 효과

ⓐ 스트레스 감소 : 미소는 스트레스 호르몬인 코르티솔 수치를 낮추고, 엔도르핀과 세로토닌과 같은 행복 호르몬 분비를 촉진하여 스트레스를 완화하고 기분을 좋게 만든다.

ⓑ 긍정적인 감정 증가 : 미소는 긍정적인 감정을 강화하고 부정적인 감정을 완화하는 데 도움을 준다.

ⓒ 자존감 향상 : 자신감을 높이고 자존감을 향상시키는 효과가 있다.

ⓓ 고립감 해소 : 다른 사람과의 관계를 원활하게 하고, 사회적 연결감을 높여 고립감을 해소하는 데 도움을 준다.

㉡ **신체적 효과**

ⓐ 면역력 강화 : 미소는 면역체계를 강화하여 질병에 대한 저항력을 높여준다.

ⓑ 통증 완화 : 통증을 완화하는 효과가 있으며, 만성 통증 환자에게도 도움이 될 수 있다.

ⓒ 심혈관 건강 개선 : 혈압을 낮추고 심혈관 건강을 개선하는 데 도움을 준다.

㉢ **사회적 효과**

ⓐ 호감도 증가 : 미소는 타인에게 호감을 주고, 사회적 관계를 형성하는 데 중요한 역할을 한다.

ⓑ 협력 증진 : 긍정적인 분위기를 조성하여 협력을 이끌어내고, 팀워크를 향상시킨다.

ⓒ 갈등 해소 : 미소는 긴장을 완화하고 대화를 원활하게 하여 갈등을 해소하는 데 도움을 준다.

이렇듯 미소는 여러 가지 긍정적인 효과를 나타내며, 특히 미소는 전염성이 강하기 때문에 한 사람의 미소가 주변 사람들에게도 긍정적인 영향을 미치고 긍정적인 분위기를 확산시키게 된다.

② 호감 가는 표정 만들기

얼굴의 표정은 자연스럽고 편안한 상황에 어울리는 것이어야 한다. 호감가는 표정은 단순히 예쁜 얼굴만을 의미하는 것이 아니다. 딱딱하게 굳어 있는 얼굴은 상대의 접근을 어렵게 하고 부담스럽게 만들고, 또한 지나친 웃음과 억지스러운 미소는 사람들에게 불쾌감을 줄 수 있다. 좋은 표정이란 상황에 어울리는 부드럽고 호감 있는 표정을 말하는 것이다.

호감 가는 표정을 만들기 위해서는 다음과 같은 방법이 있다.

㉠ **눈웃음** : 눈웃음은 가장 강력한 호감 표현 중 하나이다. 눈을 살짝 감고 입꼬리를 올리면 따뜻하고 친근한 인상을 줄 수 있다.

㉡ **입꼬리 올리기** : 입꼬리를 살짝 올리는 것만으로도 훨씬 부드럽고 밝은 인상을 줄 수 있다.

㉢ **눈 맞추기** : 상대방의 눈을 진심으로 바라보는 것은 신뢰감을 주고, 호감도를 높이는 데 효과적이다.

㉣ **자연스러운 미소** : 어색한 미소보다는 자연스럽게 나오는 미소가 더욱 매력적이다. 즐거운 일을 떠올리거나 좋아하는 것을 생각하며 미소 짓는 연습을 해보자.

㉤ **표정 연습** : 다양한 표정을 연습하여 자신에게 가장 잘 어울리는 표정을 찾아보는 것은 호감 가는 표정 연출을 위해 중요하다.

㉥ **긍정적인 마음가짐** : 긍정적인 마음은 표정에 그대로 드러난다. 긍정적인 생각을 많이 하고, 감사하는 마음을 가지면 자연스럽게 밝은 표정을 유지할 수 있다.

이러한 호감 가는 표정을 만들기 위해서는 꾸준한 연습이 필요하다. 연습의 효과를 위해 거울 앞에서 자신의 모습을 체크하면서 아래와 같이 연습하도록 해보자.

㉠ 안면 근육의 이완

얼굴에 긴장이 가득한 상태로 표정연출을 하게 되면, 얼굴 근육이 굳어 자칫 비웃거나 일그러진 표정이 되기 쉽다.

ⓐ 눈 : 눈을 꼭 감는다. 눈을 크게 뜬 상태에서 눈동자를 상하 좌우로 원을 그리며 움직인다. 다시 눈을 감은 다음 양 미간을 찡그린다. 표정을 편안하게 풀면서 다시 눈을 뜬다.

ⓑ 입 : 입을 크게 벌린다. 입을 다물고 볼을 부풀린다. 볼을 부풀린 상태에서 상하 좌우로 번갈아가며 부풀린 상태를 유지한다. 입술을 떨면서 공기를 뱉어낸 후 입술을 앞으로 내민다. 입술을 초승달 모양으로 만든다.

ⓒ 자연스런 표정 : 얼굴에 긴장을 풀고 편안한 마음으로 위 아랫니의 사이에 약간의 틈을 생기게 한다. 이 상태에서 마음을 밝게 하고 건강하고 쾌활한 표정을 지어본다. 웃지 않아도 상대에게 호감을 주는 표정을 자유롭게 지을 수 있도록 시간이 날 때마다 연습한다.

㉡ 미소 짓는 표정

ⓐ 작은 미소 : 천천히 얼굴 근육을 움직여 웃는 얼굴을 만든다. 입꼬리를 좌우

균등하게 하여 위로 향하게 웃는다. 윗입술도 위로 끌어올리듯이 살짝 당겨 몇 개의 앞니가 보이도록 한다. 이 상태에서 마음 속으로 하나부터 열까지 세어준다. 이때 눈도 약간 웃도록 만들어 준다. 다시 제자리로 돌아와 얼굴을 풀고 이를 되풀이하여 연습한다.

ⓑ 환한 미소 : 입매의 근육을 마음껏 사용하여 웃는 얼굴을 만든다. 역시 입꼬리를 좌우 균등하게 하여 위로 향하게 웃으며 앞 윗니가 8-10개까지 보이도록 한다. 눈매 역시 환하게 웃는 모습으로 연출하여 가장 환하게 웃어 준다. 10초간 환한 미소를 지은 후, 본래 모습으로 돌아가 긴장을 풀고 되풀이하여 연습한다.

미소를 지을 때의 체크 사항

- 입술 모양이 초승달처럼 입술 양끝이 위로 올라갔는가?
- 눈은 웃고 있는가?
- 윗니가 지나치게 드러나 있지는 않는가?
- 억지 웃음이나 경직된 미소를 짓고 있지는 않는가?
- 표정 전체가 밝고 자연스러운가?

(3) 시선 처리

고객이 싫어하는 시선

- 대화를 하면서 아래를 쳐다보지 않는다. 자신감이 없어 보인다.
- 대화 중 곁눈질을 하면 무시하는 듯한 느낌을 주게 된다.
- 위로 치켜 뜨는 시선은 거만한 느낌을 준다.
- 아래 위로 훑어 보는 시선은 불쾌감을 주어 부정적이다.
- 산만한 시선 처리는 고객에게 불안감을 주고 신뢰감을 얻을 수 없게 한다.
- 여러 대상 중 한사람에게만 시선이 집중되면 나머지 사람들은 소외감을 느낀다.

사람은 외부 정보의 80% 이상을 눈을 통해 감지하고 받아들인다고 한다. 시선 처리는 단순히 눈을 어디에 두는지를 넘어, 상대방에게 어떤 메시지를 전달하는지를 결정하는 중요한 요소이다. 올바른 시선 처리를 통해 더욱 효과적인 의사소통을 하고, 상대방에게 긍정적인 인상을 심어줄 수 있기에 중요한 것이다. 이러한 시선 처리는 진실성과 신뢰감을 나타내며, 서로의 대화에 집중도를 향상시키며, 다양한 감정을 표현하여 감정을 전달하는 중요한 수단이다. 따라서 상대방에게 호감을 주는 표정 연출에는 아름답고 편안한 미소와 함께 적절한 눈의 표정과 시선 처리가 필요하다.

다음은 올바른 시선 처리를 위해 기억해야 할 사항들이다.

① 상대를 지나치게 오래 쳐다보지 않는다.

처음 대면하거나 대화할 때, 시선을 상대에게 두어야 한다. 눈이 서로 마주친 상태의 대화는 자신이 상대에게 관심을 가지고 이야기를 경청하고 있다는 것을 표현해 주는 것이다. 이 때 상대를 너무 지나치게 오래 바라보게 되면, 불편함을 줄 수 있으므로 대화 시간의 40-60% 정도, 한 번에 약 5초에서 10초 정도를 응시하고, 이마나 코 주변을 번갈아 가며 보는 것도 좋은 방법이다.

② 부드러운 시선으로 고객을 응대한다.

자신의 심성을 드러내 주는 눈은 힘을 가지고 있다. 지나치게 강한 눈빛의 시선을 받게 되면 매우 불쾌하고 편치 않은 감정을 느끼게 된다. 따라서 호의가 불쾌감으로 바뀌지 않도록 부드럽고 편안한 눈빛으로 상대를 바라보는 세심한 주의가 필요하다.

③ 고객의 눈높이에 맞추어 시선을 준다.

시선을 둘 때는 가급적 상대 즉, 고객의 눈높이에 맞추고 시선과 몸의 방향을 일직선이 되도록 같이 움직여 준다. 또한, 자신의 몸을 상대편 쪽으로 약간 숙여 자신이 상대의 이야기에 주의를 기울이고 있음을 느끼도록 만들어 준다.

④ 문화적 차이를 고려한다.

문화에 따라 시선 처리에 대한 해석이 다를 수 있으므로, 상대방의 문화를 존중하면서 시선 처리를 하는 것이 중요하다.

어프로치(approach)와 눈 · 미 · 소

고객과의 처음 만남의 순간을 어프로치라 한다. 눈 · 미 · 소는 고객과의 어프로치 단계에서 동시에 일어나야 할 기본 동작들이다.

1) 눈 : 눈맞춤
고객이 오게 되면 눈을 마주쳐야 한다. 고객이 오는데도 일을 계속하거나 외면하게 되면 서비스맨으로서의 자세가 되어 있지 못한 증거다. 무엇보다 고객의 시선을 잡아 이끌어주어야 한다.

2) 미 : 미소
고객과의 눈맞춤과 함께 동시에 해야 할 것이 미소이다. 고객의 시선을 잡아 미소로 응대하면 친절한 인상을 주어 부드러운 분위기가 형성된다. 고객이 편안함을 느끼게 되면 자연스럽게 다음 과정을 진행할 수 있게 된다.

3) 소 : 소리
눈맞춤, 미소와 함께 고객과의 어프로치 단계를 완성해 주는 것이 말을 건네는 소리이다. 어서 오십시요, 안녕하세요, 무엇을 도와 드릴까요 등은 고객이 자신의 용무를 자연스럽게 말할 수 있는 계기가 된다.

(4) 바른 자세

자세는 행동 예절의 기본이다. 앉고, 서고, 걸어가는 자연스럽고 올바른 자세는 그 사람의 반듯하고 단정한 인성을 보여주는 요소이다. 바른 자세는 단순히 겉모습을 좋게 보이는 것 이상의 의미를 지닌다. 우리 몸의 중심을 잡아주고, 척추 건강을 유지하며, 나아가 전반적인 건강 증진에 기여하는 중요한 요소이기도 하다. 바른 자세를 통해 척추 건강, 통증 완화, 소화 개선, 호흡 개선, 집중력 향상, 자신감 향상 등의 효과를 볼 수 있다. 또한 바른 자세는 단순히 건강 뿐 아니라, 상대방과의 교류에도 큰 영향을 미치게 되는데, 신뢰감 증진, 집중력 향상, 긍정적인 인상, 효과적인 의사소통, 공감대 형성 등의 효과를 볼 수 있는 것이다.

① 선 자세

선 자세는 모든 자세의 기초가 된다. 서는 자세가 잘못되면 서 있는 자세에서 연출되는 모든 행동이 바르게 행해질 수 없다. 발을 가장 편하게 약간 옆으로 벌리고 앞, 뒤를 엇갈리지 않고 바르게 한다. 이때, 허리, 엉덩이와 무릎을 곧게 펴고 자연스럽게 세워 준다. 두 다리에 체중을 고르게 두고 두 팔은 손바닥이 몸쪽을 향하도록 자연스럽게 드리우거나 두 손을 모아 공수한다. 어깨는 수평으로 펴서 앞으로 굽히거나 뒤로 젖히지 않도록 하고 고개와 턱을 자연스럽게 들어 준다. 눈은 부드러운 시선으로 정면을 응시하고 입은 가볍고 자연스럽게 다문다.

② 앉는 자세

생활 속에서 서서 지내는 시간보다 앉아서 지내는 시간이 상대적으로 많다. 특히 의자에 앉아서 업무를 보는 것이 일상화된 요즘, 앉은 자세 자체의 편안함 때문에 무의식적으로 흐트러진 자세를 연출하기가 쉽다. 올바른 앉은 자세 연습을 통해 이를 습관화하는 것이 중요하다. 의자가 밀려 흔들리지 않도록 조용히 앉는다. 허리와 가슴을 펴고 두 무릎을 모으고 그 위에 두 손을 가볍게 모아 앞으로 둔다. 어깨와 턱에 지나치게 힘을 주지 말고 시선을 바로 하여 편안하게 앉는다. 남녀 모두 무릎을 벌리지 말고 자세를 바로 하는 것이 가장 중요하다.

③ 걷는 자세

경쾌하고 활기찬 걸음걸이는 일에 대한 그 사람의 자부심의 정도를 느끼게 할 뿐만 아니라 신뢰감까지도 형성해준다. 자신 있고 맵시 있는 걸음걸이를 원한다면 다음 사항을 유의한다. 몸의 중심을 바닥을 딛는 발에 두고 어깨는 수평으로 하며, 머리와 몸은 흔들지 않는다. 두 팔은 자연스럽게 드리우고 걸음에 맞춰 약간 흔들어 준다. 발의 앞과 뒤가 동시에 바닥에 닿게 평행되게 걷는다. 보폭은 자기의 체격에 맞도록 자연스럽게 벌리고 곧게 걷는다. 실내인 경우, 옥외에서 보다 보폭을 좁게 하며, 발자국 소리가 나지 않게 주의한다. 신을 끌지 않으며 지나친 팔자걸음 등은 교정하도록 한다.

|연|습|문|제|

❶ 자신의 모습을 스마트폰으로 찍고, 현재의 이미지에 대해서 스스로 평가해 보세요.

사진 붙이기	자신의 이미지에 대한 평가

❷ 자신의 얼굴과 스타일에 어울리는 이미지 연출을 해보세요.

멋있게 연출한 자신의 모습을 찍어서 붙여보세요.

3 병원코디네이터의 이미지 메이킹으로 옳지 않은 것은?

① 친근한 이미지
② 의료전문가 이미지
③ 친절한 이미지
④ 우유부단한 이미지
⑤ 부드러운 이미지

4 시선 처리 방법으로 옳지 않은 것은?

① 대화할 때 상대를 오래 바라보는 것은 좋다.
② 부드러운 시선으로 고객을 응대한다.
③ 고객의 눈높이에 맞추어 시선을 둔다.
④ 대화 중 곁눈질을 하면 무시하는 듯한 인상을 준다.
⑤ 산만한 시선 처리는 신뢰감이 떨어진다.

5 체형에 어울리는 의복에 대한 설명으로 옳은 것은?

① 목이 짧은 사람은 허리라인을 감싸주는 스카프를 휘감는다.
② 어깨가 넓은 사람은 슈트를 입는 것이 좋다.
③ 엉덩이가 큰 사람은 좁은 팬츠를 입는 것이 좋다.
④ 종아리가 굵은 사람은 옅은 색의 스타킹을 신는 것이 좋다.

6 고객을 대하는 시선 처리로 옳지 않은 것은?

① 상대를 지나치게 오래 쳐다보지 않는다.
② 부드러운 시선으로 고객을 응대한다.
③ 고객의 눈높이에 맞추어 시선을 준다.
④ 대화를 하면서 아래를 쳐다본다.

정답 3. ④ 4. ① 5. ② 6. ④

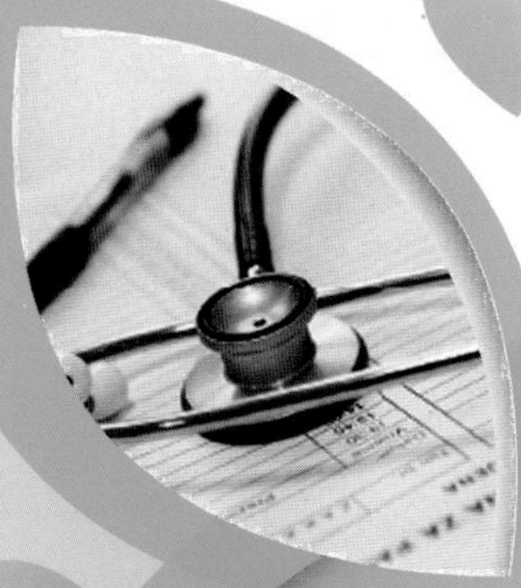

제 2 부

접점고객관리

제5장

고객 응대

최근 병원들은 서비스 중심의 고객 지향적 접근 방법을 크게 강조하고 있다. 요즘 병원을 내원하는 고객(환자)들의 대다수도 그것을 기대하고 있고 당연시 여긴다. 병원의 입장에서도 치열한 경쟁상황 속에서 확고한 경쟁 우위를 확보하기 위해서는 서비스 중심의 조직이 꼭 필요하다.
이러한 상황 속에서 다양한 형태의 환자에게 적절한 응대를 할 수 있는 것은 매우 중요한 요소이며, 병원코디네이터가 가져야 할 기본적인 자세이다.

05 고객 응대

학습목표

1. 고객 상황에 맞는 적절한 응대를 할 수 있다.
2. 연령별 적절한 응대를 할 수 있다.
3. 유형에 맞는 응대를 할 수 있다.
4. 불만고객에 응대하는 원칙을 이해한다.

01 의사소통(Communication)

앞에서 설명했던 것처럼 커뮤니케이션(Communication)이란 사람들이 서로 정보, 생각, 느낌, 소망 등을 공유하고 나누기 위한 활동으로 상대방과 어떠한 관계에 있느냐에 따라 주고받는 내용이나 전달하는 방식에서도 달라진다. 따라서 서비스를 포함한 모든 인간의 활동, 인관관계는 커뮤니케이션을 통해 이루어지며, 이는 일방적인 활동이 아니고 서로 주고받는 쌍방향으로 진행되는 활동이다.

병원은 기업과는 다르게 환자가 병원 이용 시, 100% 병원 내에 있는 어떤 '사람'과 의사소통을 통하여야 만이 의료서비스를 이용할 수 있다. 즉, 셀프서비스 접점이 전혀 없다는 것이 일반 기업의 서비스와는 다른 부분이다.

병원 측과 환자간의 상호 의사소통 상에서 발생하는 것들 중 같은 언어를 사용했다 하더라도 상호간의 '왜곡'된 '이해'때문에 서로 원했던 것과는 다른 결과가 나타나는 경우가 있다.

즉, 커뮤니케이션 방법은 말이나 글로 하는 언어적 요소뿐만 아니라 표정, 몸짓, 목소리, 억양, 눈맞춤 등과 같은 비언어적인 요소도 필요하다. 우리가 엄마 몰래 PC방에 갔다왔다고 하자. 집에 왔을 때 엄마가 "어디 갔다 왔니" 라고 했을 때 "독서실 갔다 왔어요"라고 하면 엄마가 침묵한다. 이럴 때 여러분은 어떤 느낌이 드시나요? 오싹한 느낌이 들면서 엄마가 내가 PC방에 갔다온 사실을 알고 있구나라는 생각을 할 것이다. 이처럼 침묵 또한 비언어적인 요소로서 의사전달을 하고 있고 큰 의미전달을 하는 요소이다.

02 고객(환자) 상황에 맞는 응대 원칙

1) 고객의 의견에 동의하기

첫째, 맞장구에 인색하지 말자. 우리나라 사람들의 대화술에서 고쳐야 할 것 중 하나가 바로 맞장구에 인색하다는 것이다. 상대방은 열을 올려 신바람 나게 이야기하고 있는데 팔짱만 끼고 멍청히 얼굴만 바라보고 있다가 난데없이 무안을 주는 경우가 많다. 고객의 틀린 점을 지적하고 반박하고 주장을 펴기 보다는 귀담아 들을 줄 아는 아량과 인내가 필요하다.

"아 그럼요. 역시 옳은 말씀이십니다." 등등 그때마다 맞장구를 치거나 짧은 질문을 던짐으로써 고객의 신나는 마음에 부채질을 해 줄줄 알아야 한다.

둘째, 타이밍을 맞추자. 맞장구의 타이밍을 맞춤으로써 상대방이 말하는 것에 흥이 나도록 한다.

셋째, 맞장구는 짧게 감정을 넣어서 "그럴듯 한데요. 그것 참.. 역시.. 어머 정말이십니까?" 등의 말을 사용한다.

넷째, 맞장구를 멈출 때를 알아야 한다. 무조건 맞장구를 친다고 좋은 것이 아니다. 상대가 열을 올리고 있을 때는 맞장구를 잠시 멈춘다.

다섯째, 맞장구는 교묘하게 쳐라. 상대방으로부터 긍정의 대답을 얻고 싶을 때는 긍정의 말에만 맞장구를 침으로써 대화를 원하는 방향으로 유도할 수 있다.

2) 고객이 모르는 것을 물어왔을 때

응대자가 확실히 알지 못하는 것을 고객이 물을 때 어물어물 넘기거나 틀린 대답을 해 주었다가는 나중에 큰 코를 다치게 될지 모른다. "그것은 제가 잘 모르고 있습니다. 담당자를 불러 드리겠습니다." "죄송합니다만 잠시만 기다려 주십시오, 확실히 알아본 후 안내해 드리겠습니다." 하고 친절히 응대하여 확실한 답을 얻으실 수 있도록 해야 한다.

3) 입원 환자의 응대법

입원 환자의 병력이나 상태에 관하여 충분한 정보를 입수하며 환자가 주의하여야 할 사항이나 금지하여야 할 사항은 따로 메모하여 환자나 보호자에게 전달하도록 한다. 입원 환자가 각종 검사나 촬영을 하기에 앞서 환자에게 검사나 촬영의 내용을 충분히 숙지할 수 있도록 설명하여 환자나 보호자가 막연히 두려워하지 않도록 배려한다.

보호자나 내방자가 너무 많아 환자의 안정에 방해가 되는 경우 보호자를 따로 불러 협조를 요청하고 환자에게도 그 사실을 통보한다.

4) 중환자실 환자의 응대법

환자의 상태를 수시로 점검하여 감염의 우려가 있는지를 살피며 담당 의사나 간호사가 정 위치를 이탈하지 않는지를 확인하고 담당자가 급히 자리를 비우는 경우를 대비하여 중환자실 기구나 기계의 작동방법을 익힌다. 중환자실의 환자가 보조기구나 기계를 착용하고 있는 경우에는 기계의 접속 상태에 이상이 없는지를 수시로 확인한다. 의사소통이 가능한 환자에게는 회복되어 가는 상황을 설명하여 환자가 회복의 의지와 자신감을 갖게 한다.

5) 수술 환자의 응대법

환자가 병원의 여러 치료법 가운데 가장 두려워하는 치료법이 바로 수술요법이다. 의료서비스 제공자의 입장에서 보면 간단한 수술이라 할지라도 환자가 갖는 심리적 부담감은 증상에 관계없이 매우 크다.

수술 전후의 환자에게는 따뜻한 격려의 말이 큰 위안이 되므로 손을 잡아 주는 등의 동작을 겸한 서비스의 제공이 요구된다. 수술 전이나 수술 후에 가장 염려되는 증상은 세균에 의한 오염이다. 환자와 입원실내의 청결 상태를 유의하여 관찰하고 동종병명 환자의 극복 사례들을 들려주거나 완치율 등의 정보를 제공하여 환자로 하여금 회복 자신감을 갖도록 한다. 환자의 회복에 도움이 되는 운동이나 기타 요법 등을 제공하는 것도 좋은 서비스이다.

6) 응급 환자의 응대법

응급 환자는 대개 침착하지 못한 행동과 언사를 보인다. 많은 수의 응급 환자가 발생되는 경우 긴급한 순서대로 치료, 처치를 받을 수 있도록 조치하며 응급 상황을 맞아 안정되지 못한 환자에게 의료서비스 제공자들이 최선을 다하고 있음을 차분히 설명하여 환자가 의료진에 대하여 신뢰하는 마음을 가질 수 있도록 도와야 한다. 응급 환자의 언동에 동요하거나 같이 화를 내는 등은 절대 금하도록 다른 직원에게도 주의를 부탁한다.

03 연령에 따른 환자 응대

1) 10세 미만의 어린이

어린이를 환자로 맞게 될 때는 외모나 의복 등의 칭찬으로 대화를 시작하도록 하며 그들 사이에서 유행하는 게임이나 장난감 등을 화제로 어린이가 대화에 적극적으로 동참할 수 있는 여건을 조성해 주어야 한다. 특히 소아과의 경우 아이를 안아주어 친근감을 나타내면 아이뿐만 아니라 부모가 안도하므로 충성고객으로 유지할 수 있다.

진료나 처치가 끝나고 난 후에는 악수를 청하거나 등이나 머리를 만져주며 격려하도록 한다. 요즘 어린이들은 부모로부터 무척 환대를 받으면서 자라기 때문에 자존심이 무척 강한 편이다. 따라서 어린이 환자를 너무 아기 다루듯 하여 환자의 자존심을 건드리는 일이 없도록 주의한다.

2) 청소년

청소년기는 신체적, 생리적 변화도 크게 나타나지만, 청소년기의 급격한 변화에 의해 겪는 심리적 변화 또한 크다. 이렇게 청소년기는 질풍노도의 시기라고 할 정도로 불안, 갈등, 고민 등으로 가득 찬 시기를 경험하게 되며, 이러한 청소년기의 급격한 변화는 심한 내적 갈등 속에서 불안정한 정서상태가 특징적으로 나타난다.

또한 청소년기에는 자아의식이 높아지기 때문에 부모나 다른 성인으로부터 정서적으로 독립하려는 심리적 이유가 일어나게 된다. 그 때문에 청소년들은 부모의 통제와 지시에서 벗어나서 자기의 일을 스스로 판단하여 결정하고, 자신의 책임하에서 자율적으로 행동하고 싶어하게 되며, 이런 심리적 이유에 의해 청소년은 자기의 의사를 끝까지 관철하기 위해 반항하게 되고, 이 때문에 이 시기를 제2의 반항기라고도 한다.

청소년 환자와의 응대를 위하여 최신 유행하는 노래나 연예인의 정보, 청소년 사이의 재미있는 은어를 한두 가지 정도 대화에 끼워 넣도록 한다. 학교 성적이나 시험 등에 관한 청소년이 부담을 가질 만한 화제는 절대 피하도록 하며 그들이 관심을 가진 문화에 대한 접근으로 대화를 이끌도록 한다.

악세사리나 소품에 관심을 보여 주는 것도 청소년들과의 대화를 부드럽게 풀어가는 좋은 방안이다. 간혹 음주나 흡연의 기미가 보이는 청소년 환자에게는 성년이 되었을 때의 건강문제나 음주나 흡연이 성장에 미치는 영향 등을 짧게 언급하도록 한다.

앞에서 설명한 것처럼 청소년 환자와의 응대는 그들도 하나의 인격체로 받아주고, 그들이 훈계나 연설을 듣는 듯한 대화로 흘러서 청소년들로 하여금 반발심을 자극해서는 절대로 안 된다.

3) 20대의 청년

20대는 외모나 패션에 가장 민감한 관심을 보이는 시기이다. 의상이나 패션감각, 헤어스타일 등을 서두로 대화를 시작하도록 하며, 건강문제나 환자의 제 증상, 검사 등에 관한 상담을 시작할 때는 환자의 의견을 최대한 존중해주고 환자의 의견이 진료나 치료에 반영됨을 환자가 알 수 있도록 배려해 주어야 한다.

직장 초년생으로 환자가 본인의 직업에 대하여 쉽게 밝히지 않는 경우 서비스코디네이터 자신의 업무상의 애로점을 이야기하여 서비스코디네이터 자신도 힘들게 직장생활을 하고 있다는 사실을 밝혀 공감대를 형성하도록 하는 것이 좋다.

4) 30대의 환자 응대

"30대는 자신이 위축되어 가고 있다는 사실을 모르는 것이 병". 30대의 건강문제와 관련, 의사들이 하는 말이다. 생리학적으로 인체는 20대가 가장 왕성하고 건강한 시

기다. 30대가 되면서 신체의 건강 체격 지수는 하향하게 된다. 그러나 마음은 20대에 머물러 있어 몸과 마음은 괴리 현상을 빚는다. 현실적으로 볼 때 30대는 건강한 생활을 제대로 영위하기가 쉽지 않다.

30대 중반을 넘어서면 승진에 신경을 써야 하고, 샐러리맨으로 남을 것인가. 독립할 것인가를 고민할 때가 많다. 여기서 비롯되는 과다한 업무량, 피할 수 없는 과음, 흡연, 불규칙한 식사, 스트레스, 운동부족 등이 30대 직장인의 현실이다.

소위 성인병이라 불려지는 간경화, 당뇨, 간암 등의 병이 50대에 나타나지만 실제로 이 병들의 시초는 30대부터라는 것이다. 따라서 건강은 건강할 때 지켜야 한다.

간염보균자는 전 국민의 6~8%에 이르는데도 30대에 과로와 과음 등으로 이에 대한 적절한 대비를 하지 않아 40대에 들어서면 간경화, 간암으로 인한 사망률이 급증한다는 것이다.

동맥경화증, 고혈압, 당뇨 등과 같은 성인병도 마찬가지이다.

의료서비스 제공자들은 이런 사실을 감안 30대 환자의 건강관리가 왜 중요한지를 환자에게 이해시키고 환자에게 필요한 검사와 건강유지에 도움이 되는 정보를 지속적으로 제공하여야 한다.

5) 40대의 환자 응대

보약보다 운동과 휴식이 필요한 시기가 바로 40대이다. 고비에 서있는 40대의 건강을 위협하는 가장 큰 적은 바로 성인병이다. 30대에 내부에 감추어 있던 여러 가지 건강장애 요인들이 성인병이라는 모습으로 서서히 나타나는 시기인 것이다.

통계청에 따르면 30대의 사망원인 제1위는 불의의 사고(교통사고, 심장마비 등)이다. 그러나 40대의 사망원인 제1위는 암으로 나타나 40대에게 성인병이 얼마나 위험한지를 경고하고 있다. 이미 30대에 굳어져 버린 나쁜 생활 습관과 점점 떨어지는 신체 활력, 가중되는 가정적 사회적 책임감과 여기서 비롯되는 정신적 스트레스가 성인병을 양산하고 있는 것이다. 많은 의사들은 "건강에는 지름길이 없다"라고 단정 지어 말한다. 그러나 오늘의 40대는 건강 유지를 소비의 다른 한 형태처럼 돈을 투자하여 얻으려는 경향이 많이 있다. 많은 건강식품과 보신 음식들이 이를 증명한다.

40대의 환자에게는 운동과 절제된 생활 습관, 스트레스 해소를 위한 환자 스스로의 노력이 건강을 지켜 주는 최고의 명약이며 정기적 검사와 검진으로 곧 다가올 50대를 위한 최대의 투자임을 주지시키고 취미에 맞는 운동 한가지씩을 권하여야 할 것이다.

6) 50대의 환자 응대

50대에는 정신과 육체의 불균형에서 오는 부조화를 겪는 시기이다. 따라서 50대의 환자에게는 조그마한 이상이라도 반드시 검진을 받아 볼 것을 권해야 한다. 50대는 자녀들이 결혼해 슬하를 떠나고 주위에서 친하게 지내던 사람의 죽음을 하나, 둘씩 접하게 되면서 죽음에 대하여 실감을 하게 되는 시기이다. 게다가 직장을 떠나야 할 시간이 가까워져 옴에 따라 상실감이 가중되고 무력감이나 우울증이 생기기도 한다. 의사들은 50대를 "성인병의 전성시대"라고 말하기도 한다.

성인병의 공격은 40대 때 보다 훨씬 무섭게 진전되고 암, 뇌혈관 질환으로 죽는 사람의 비율이 40대의 3배 정도나 높아진다. 간, 심장질환, 당뇨병, 고혈압 등의 발생 수치도 매우 높다. 퇴행성관절염, 전립선 비대증 등이 50대에 새로 나타나기도 한다.

건강한 50대를 맞기 위하여 3,40대에 미리 준비를 하지 않은 환자들은 이러한 현실적 불안과 정신적 불안을 함께 겪게 되는 것이다.

따라서 50대의 환자에게는 주치의를 두어 지속적으로 건강을 관리하도록 권하는 것이 좋다. 조그마한 건강의 이상도 수시로 체크해야 하며 한 의사에게 집중적으로 진료를 하여 의사가 환자의 증상이나 건강상태에 대하여 미리 알고 같이 대비할 수 있게 유도해야 할 것이다.

병원코디네이터는 50대의 환자에게 유익한 가벼운 관절 운동이나 건강 유지 요법 등을 서비스로 제공하고 운동을 시작하지 않은 환자에게는 건강 유지를 위하여 운동이 갖는 중요성을 역설하여야 할 것이다.

04 유형별 환자 응대

1) 전문가형 고객

유창하게 말하려는 사람은 자신을 과시하는 타입의 고객으로 자신이 모든 것을 다

알고 있는 전문가인양 행동할 수 있다. 자신이 가지고 있는 확신에 대한 고집을 꺽지 않으려 하고 좀처럼 설득되지 않으며 권위적인 느낌을 상대에게 주어 상대의 판단에 영향을 미치려고 한다. 언어 예절을 깍듯이 지키며 겸손한 듯이 행동하지만 내면에 강한 우월감을 갖고 있으므로 거만한 인상을 준다.

우선 손님의 말을 잘 들으면서 상대의 능력에 대한 칭찬과 감탄의 말로 응수하여 상대를 인정하고 높여주면서 친밀감을 조성한다. 정면 도전을 피하고 손님 자신이 주장하는 내용의 문제점을 스스로 느낄 수 있도록 대안이나 개선에 대한 방안을 유도해 내도록 한다.

대화 중에 반론을 하거나 자존심을 건드리는 행위를 하지 않도록 주의하며 자신의 전문성을 강조하지 말고 문제해결에 초점을 맞추어 손님의 무리한 요구사항에 대체할 수 있는 사실을 언급한다.

2) 결단력 없이 우유부단한 고객

즐겁고 협조적인 성격이나 다른 사람이 자신을 위해 의사결정을 내려 주기를 기다리는 경향이 있어서 주변만 빙빙 돌며 변죽만 올리며 요점을 딱 부러지게 말하지 않는다. 이러한 유형은 대부분 보상을 얼마나 받아야 할 지 또는 요구하는 보상이 기준 이상이라는 것을 자신이 잘 알고 있는 경우가 많다.

고객이 결정을 내리지 못하는 갈등요소가 무엇인지를 표면화시키기 위해 적절히 질문을 하여 상대가 자신의 생각을 솔직히 드러낼 수 있도록 도와준다. 따라서 피해보상 기준에 근거하여 적정 보상 기준과 잇점 등을 성실히 설명하여 문제를 해결할 수 있도록 사후조치에 만전을 기하여 신뢰를 공고하게 한다.

3) 자신감이 없는 고객

처음 병원에 진료 받으러 왔다거나 또는 특별한 서비스에 익숙하지 못해 주눅이 들어 있는 고객이다.

이런 고객에게는 안내단계에서부터 자세하고 친절히 대해주어 자신감을 북돋아 주어야 한다. 이상한 눈초리로 쳐다보거나 또는 착 달라붙어 몸둘 바를 모르게 할 것이 아니라 마음 편하게 응대해 주는 것이 좋다.

4) 쉽게 흥분하는 고객, 저돌적인 고객

상황을 처리하는데 단지 자신이 생각한 한 가지 방법 밖에 없다고 믿고 남으로부터의 조언을 받아들이려 하지 않는 고객이 있다. 고객의 마음을 지배하고 있는 것은 표면화된 호전성과는 달리 극심한 불안감 일수도 있으므로 상담자가 미리 겁을 먹고 위축되지 않도록 한다.

그 사람이 나에게 항의하는 것이 아니고 고객이 병원에게 항의하는 것이므로 일어난 상황을 개인적인 일로 받아들이면 안되기 때문에 논쟁을 하거나 마주 화를 내는 일이 없도록 하여 상대방이 소진될 때까지 시간을 두고 기다려야 한다.

조심스럽게 고객의 주의를 끌어 상담자의 영역 내의 방향으로 돌리도록 한 뒤에 조용히 사실에 대해 언급한다. 말하고 있는 도중 고객이 방해를 하면 친절히 양보하여 충분히 말할 수 있는 편안한 분위기를 유지해 주면서 고객 스스로가 문제를 해결할 수 있도록 유도한다.

부드러운 분위기를 유지하며 정성스럽게 응대하되 음성에 웃음이 섞이지 않도록 유의한다. 고객이 흥분 상태를 인정하고 직접적으로 진정할 것을 요청하기 보다는 고객 스스로 감정을 조절할 수 있도록 유도하는 우회화법을 활용한다.

5) 지나치게 호의적인 고객

사교적이며 협조적인 고객이며 합리적이고 진지한 면이 있다. 그러나 때로는 고객 자신이 하고 싶지 않거나 할 수 없는 일에도 약속을 하여 상대방을 실망시키는 경우도 있다. 모든 사람이 항상 자신을 받아들이고 좋아해 주기를 바라는 욕구가 내재되어 있기도 하다.

이야기의 맞장구를 잘 치는 사교적인 고객을 대할 때는 상대의 의도에 말려들 위험이 있으므로 기분에 사로잡히지 않도록 하며 말을 절제하고 고객에게 말할 기회를 많이 주어서 결론을 도출한다.

고객의 진의를 파악할 수 있도록 질문을 활용하고 합의를 지연하고자 하는 손님의 의도를 경계해야 한다. 상담자가 계획한 결론을 고수할 수 있도록 외유내강의 자세를 유지하여 깔끔한 합의를 이끌어낼 수 있어야 한다.

남의 이야기를 잘 받아들이는 형의 고객은 상대의 이야기가 끝나면 자기방어를 위한 말을 하기 위한 준비를 하고 있는 경우가 있으므로 자신과의 대화가 원만히 이루어지고 있는지, 내용은 잘 이해하고 있는지를 확인하며 말한다.

6) 어린이 동반 고객

어린이에 대한 관심을 고객 자신에 대한 관심으로 여긴다.

어린아이의 특징을 재빨리 파악하여 적절한 찬사를 보내는 것이 좋다. 울거나 칭얼거린다 하여 윽박지를 것이 아니라 살짝 안아준다거나 다독거려야 하는 재치를 보여야 한다. 어린이가 많이 오는 곳이면 사탕과 껌을 준비할 필요도 있다.

7) 과장하거나 가정하여 말하는 고객

콤플렉스를 가진 고객일 수 있다.

상대의 진의를 잘 파악하여 말로 설득하려 하지 말고 객관적인 자료로써 응대하는 것이 좋다. 정면으로 부정하거나 확인하려 하면 커다란 마찰이 생길 수 있으니 우회화법으로 고객으로 하여금 사실을 말하도록 유도하여 고객이 말한 내용을 잘 기록하고 정리하여 변동사항이 발생했을 때 대처하도록 한다.

8) 의심이 많은 고객

이것저것 캐묻고 이리 갸우뚱 저리 갸우뚱 의심이 많은 고객에게는 자신감 있는 태도로 명확 간결한 응대를 하여야 한다.

이런 고객에게는 너무 자세한 설명이나 친절도 의심의 대상이 되기 때문에 분명한 증거나 근거를 제시하여 스스로 확신을 갖도록 유도하여야 하며 때로는 책임자로 하여금 응대하게 하는 것도 좋다.

9) 뽐내는 고객

자기 자랑이 심하고 거만하며 직원 따위는 거들떠보지도 않고 책임자에게만 접근하려 하고, 돈이 좀 있으면 있는 티를 내는 고객이다.

이런 고객을 다루는 유일한 방법은 마음껏 뽐내고 자랑하게 하는 것뿐이다. 아니꼽다고 맞부딪쳐봤자 상담자 마음만 다치게 된다. 반면 이런 고객들일수록 단순한 면이 있으므로 칭찬해주고 맞장구쳐주면 의외로 쉽게 사건을 풀어갈 수 있다.

10) 쾌활한 고객

이런 고객은 후에 인간적인 교류까지도 가능하게 되는 무난한 고객이다.

이런 고객에게 너무 정중하게 대할 것만이 아니라 한 걸음 나아가 친숙한 사이로 접근해 봄이 바람직하다. 일을 처리함에 있어서 "예스" "노"를 분명히 하는 것이 좋다. 단 상대방의 쾌활함에 밀려 예의를 벗어나는 일이 없도록 유의해야 한다.

11) 얌전 과묵한 고객

속마음을 헤아리기 어려운 고객이다.

조금 불만스러운 것이 있어도 잘 내색을 하지 않는다. 그러나 말이 없다고 해서 흡족한 것으로 착각해서는 안된다. 이런 고객은 한 번 마음에 들면 거래가 오래 계속되나 반면에 마음이 돌아서면 끝장이다. 말이 없는 대신 오해도 잘한다. 정중하고 온화하게 대해주고 일은 차근차근 빈틈없이 처리해 주어야 한다.

05 불만 상담의 원칙

불만고객에 대한 상담 원칙은 첫째, 고객의 입장에서 생각하라(empathy). 고객의 입장이나 상황에서 감정이입을 한 후 어떤 대접을 받기를 원하는지 무슨 말을 듣고 싶은지 생각한다. 일단 클레임을 제기하기 위해 오신 손님의 경우 대부분이 한 가지 이상의 입장만을 고집하다가 문제가 더 커지는 경우가 종종 있다. 따라서 고객의 입장에서 고객을 위한 방향으로 상담을 진행한다.

둘째, 관점을 표명하여 고객의 마음을 먼저 달래 주어라(sooth). 차를 대접하거나 기다리고 있는 가족은 있는지 상담을 하는데 먼저 조치를 취해야 할 것은 있는지 들어본 후 고객을 최대한 배려한다는 관점을 표명한 후에 "○○○님이 왜 화가 나셨는지 이해가 됩니다. 정말 저라도 화가 나겠군요"라고 고객의 입장에 공감을 표시하여 고객의 마음을 풀어준다면 상담을 원활하게 이끌어 나갈 수 있다.

셋째, 병원의 규정을 먼저 설명하려 하지 마라(no explain). 화가 난 것은 감정적인 것이므로 논리적으로 대응해서는 안 된다. 규정이나 기준을 설명하다보면 고객의 감정을 더 격앙시키는 경우가 있다. 따라서 고객의 말을 충분히 경청한 후에 현재 시스템상 운영 여건에 문제가 있다는 말씀을 드리고 양해를 구하는 형태를 취한다. 여기서 병원의 규정만을 설명하려 하면 고객이 상담자를 병원의 대변자로 여기게 되므로 "저는 ○○○님의 억울한 사연을 듣고 병원으로부터 보상을 받아내는 사람입니다. 하지만 이러면 ~에서는 받아내기 어렵습니다."라고 말하며 최대한 보상을 받을 수 있도록 노력하겠다고 하면 고객을 쉽게 자기편으로 만들 수 있다.

넷째, 상담자 개인감정을 드러내지 마라(no expose). 불만고객은 병원의 규정이나 운영 시스템에 불만을 제기하는 것이지 상담자 개인에게 화를 내는 것이 아니다. 따라서 고객의 반말이나 높은 언성, 행동 등에 화를 내거나 개인적인 말을 해서는 안된다.

다섯째, 고객의 가치관을 바꾸려 하지 마라(no persuade). 간혹 고객의 몰상식한 행동 등에 훈계를 하거나 고객의 가치관이나 생각과 반대되는 기준을 이해 또는 설득시키려는 경우는 오히려 고객의 마음의 문을 닫는 결과를 낳는다.

1) 고객이 큰소리로 말할 때

불만고객이 큰소리로 말할 때, "저 죄송합니다만 목소리를 좀 낮추시지요." 할 수는 없는 노릇이다. 우선 당신 자신의 목소리를 작게 낮추고 말을 천천히 이어감으로써 상대방으로 하여금 자기의 목소리가 지나치게 크다는 사실을 깨닫게 하여야 한다. 그래도 상대방이 계속 언성을 높일 때는 분위기를 바꾸는 것이 필요하다. 장소를 바꾸면 대화가 잠시 중단됨으로써 상대방의 기분을 전환시킬 수 있고 대화가 다시 새롭게 시작됨으로써 목소리를 낮추는 효과를 거둘 수 있게 된다.

2) 고객이 따지고 들거나 불평할 때

고객이 불평을 하거나 따지고 들 때는 "제가 뭐 압니까? 법이 그렇고, 위에서 그렇게 하라니 할 수 없죠" 하는 식의 무책임한 말을 해서는 안된다. 또는 "그것은요~" "그건 아니죠" 하며 즉각 반론을 폈다가는 악화된 고객의 감정을 더욱 자극할 뿐이다. 그럴 때는 우선 그 이유를 재빨리 감지하여 고객이 오해를 하고 있다면 "선생님의 말씀도 일리는 있습니다만.." 하는 식으로 우선 고객의 입장을 인정해 준 후 차근차근 설명하여 이해를 시켜야 할 것이다. 그러나 고객의 요구가 정당하고 당신에게 잘못이 있었다면 앞 뒤 잴 것 없이 즉각 용서를 빌고 성의를 다하여 줌으로써 더 큰 언쟁으로 발전하는 일이 없도록 한다.

06 까다로운 환자의 응대

1) 흥분한 고객

고객이 극도로 흥분해 있어 손댈 수 없는 지경일 경우에는 '삼변주의'를 적용하면 효과적이다.

먼저, 사람을 바꾼다. "당신하고는 말이 안되니까 높은 사람 나오라고 해!"라고 몰아 부치며, 클레임을 제기할 정도로 흥분한 상태에 있으면 되도록 상급자와 상담할 수 있도록 한다. 사람이 바뀌면 상황도 바뀔 수 있는 경우가 많다.

둘째, 장소를 바꾼다. 클레임을 제기하는 고객이 매표창구나 안내창구로 찾아 왔을 때에는 고객상담실 등에서 음료나 차 대접을 하면서 응대하는 것도 효과적이다. 창구에서는 가볍게 취급되어 진다고 생각했던 고객도 고객상담실에서는 프라이드를 갖게 되고 공격적인 자세도 다소 완화될 수 있기 때문이다. 특별한 대우를 받고 있다는 생각이 들면 흥분도 수그러들고 상황이 급변하여 우호적인 관계로 탈바꿈할 수 있다.

셋째, 시기를 바꾼다. 고객이 제기한 불만사항이라 하더라도 관련부서나 상사와의 협의가 필요해 즉시 답변하기가 곤란할 때에는 일단 시간적 여유를 갖는 것이 좋다. 즉시 처리할 수 없는 사유를 고객에게 정중히 설명하고 양해를 구한 뒤, 되도록 신속히 처리한다.

2) 깐깐한 고객

별로 말이 많지 않고 예의도 밝아 직원에게 깍듯이 대해주는 반면 직원의 잘못은 꼭 짚고 넘어간다. 참으로 조심스런 고객이다.

정중하고 친절히 응대하되 만약 고객이 잘못을 지적할 때는 반론을 펴지 말자. 이런 고객 일수록 자존심이 상당히 강하므로 "지적해 주셔서 감사합니다." 하고 받아들이는 자세를 보여야 좋아한다.

3) 불평 많은 고객

사사건건 트집과 불평을 잡는 고객이다. 아는 것도 없으면서 이러쿵저러쿵 말이 많고 꼬투리 잡기를 즐기는 고객에게는 [맞장구 치고 추켜세우고 설득하기] 밖에 없다.

"옳습니다. 선생님은 확실히 예리하시군요." 그리고 "저도 그렇게 생각은 하고 있습니다" 하고 설득해 들어가는 것이 재치있는 응대 요령이다.

4) 무리한 요구를 서슴없이 하는 고객

원칙에 어긋난 일을 부탁한다거나 터무니없이 물건 값을 깎는 등 도저히 될 수 없는 일임에도 불구하고 고객이 무리한 요구를 하면 그처럼 답답한 일은 없다. 싸움을 걸기 위해 일부러 무리한 요구를 하는 못된 고객도 없지 않겠지만 대부분의 경우, 고객은 자신의 입장만을 생각할 뿐 그 요구가 무리하다는 것을 알지 못한다.

이럴 때는 우선 고객의 입장을 충분히 이해하고 있음을 알려준 후 고객이 무리한 요구를 하는 것임을 납득할 수 있도록 차근차근 설명을 하여야 한다. 답답하고 짜증이 난다고 해서 "모르는 소리하지 마세요", "아 이 양반이 이거 처음 보나" 식으로 면박을 주고 무안을 주는 일이 있어서는 결코 안된다

5) 같은 말을 장시간 되풀이 하는 고객

자아가 강하고 끈질긴 성격을 가진 사람이다.

상대의 말에 지나치게 동조하지 말고 고객의 항의 내용의 골자를 요약하여 확인한

후 고객의 문제를 충분히 이해하였다는 것을 알리고 문제해결에 관한 확실한 결론을 내어 고객에게 믿음을 주도록 한다. 회피하려는 인상을 주면 부담이 가중될 수 있으며 가능한 한 신속한 결단을 하는 것이 좋다.

6) 빈정거리거나 무엇이든 반대하는 고객

빈정거리거나 비꼬며 말하는 사람이나 무엇이든 반대하는 사람은 열등감이나 허영심이 강하고 자부심이 강한 사람이다. 아무렇게나 말을 마구 내뱉듯이 말하다가 상대로부터 강한 추궁이나 반박을 당하면 자신이 한 말이 아무 의미 없는 것으로 책임을 회피하곤 한다. 문제자체에 중점을 두어 이야기하지 않고 특정한 사람이나 문구, 심지어는 대화 중에 사용한 단어의 의미를 꼬투리를 잡아 항의하는 등 아주 국소적인 문제에 더욱 집착하여 말한다.

대화의 초점을 주제방향으로 유도하여 해결에 접근할 수 있도록 자존심을 존중해주면서 응대하고 고객이 빈정거림을 적당히 인정하고 요령껏 받아줌으로써 고객의 만족감을 유도하면 타협의 자세를 보이게 된다.

7) 말이 많은 고객

밑도 끝도 없이 "달달달~" 계속 말을 내뱉는 고객에게는 무책(無策)이 상책이다.

그저 참고 듣고 있는 수밖에 방법이 없다. 이런 고객의 말문을 노골적으로 막았다가는 금방 돌아서 버리고 만다. 말 많은 것만큼 기분 변화도 심하기 때문이다.

8) 성급한 성격의 고객

조금만 사무처리가 늦어도 빨리 빨리를 외치고 재촉이 심한 고객이다. 창구에 앉아 기다리지 못하고 안절부절 창구에 달라붙어 심지어 직원에게 "이렇게 하라, 저렇게 하라."고 업무지시까지 하는 고객에게는 말은 시원시원하게 행동은 빨리빨리 하는 것이 상책이다.

늦어질 것 같을 때는 일단 추켜세우고 일방적으로 사과하면서 다독거려야 한다.

사례

환자의 마음을 사로잡은 병원

3분 진료에 3시간 대기, 알아볼 수 없는 글씨로 처방전을 갈겨쓰는 의사..... 병원에 대한 이 같은 고정관념을 과감히 깨 버린 사람이 있다.

인천사랑병원 이왕준 원장이 그 주인공. 인천시 남구 주안동 '인천사랑병원'을 찾는 환자들은 세 번 놀란다.

먼저 의사들이 너무 젊다는데 놀라고, 다른 병원에서 받아 본 적이 없는 '손님' 대접에 놀란다. 그리고 병원비가 믿어지지 않을 정도로 적게 나와 또 한번 놀란다.

이 병원 의사들은 모두 30대로 14명의 의사 중 6명이 개혁적 젊은 의사들의 모임인 '청년의사' 출신. 모임대표를 지낸 이 원장은 86년 서울대 의대 재학 중 1년여간 실형까지 살았던 운동권 출신으로 MBC 메디컬 드라마 '종합병원'에서 탤런트 이재룡이 맡았던 레지던트 김도훈 역할의 실제 모델이기도 하다.

이 원장이 꿈꾸는 것은 '문턱 없는 병원'. 병원은 아픈 사람이면 누구나 편하게 찾을 수 있는 것이어야 한다는 게 그의 지론이다.

실제로 지난해 11월 부도가 난 병원을 부채를 떠안는 조건으로 인수해 보수공사를 벌이면서 병원 안의 모든 문턱을 없애 버렸다.

환자들의 대기시간을 줄이기 위해 종이 처방전을 없애는 대신 이를 전산화했고 노조와 병원 발전 협의회를 구성하여 노동쟁의도 원천적으로 없앴다.

이 원장은 환자들의 복지에도 눈을 돌렸다.

병원 2층 로비에 조명까지 달린 자그마한 무대를 만들어 한 달에 한번 환자, 병원직원, 지역주민들이 모여 노래자랑도 하고 시 낭송회도 갖는다.

로비 한켠에서는 7백여 개의 건강 관련 비디오테이프를 갖춘 '무료 건강비디오방'이 운영되고 병원 내 구내방송을 통해 환자들의 신청곡도 방송된다.

2주전부터는 의사를 포함한 전 직원이 하루씩 환자가 돼 접수부터 퇴원까지 일반환자와 똑같이 체험하는 '일일환자 프로그램'을 운영 중이다.

이런 노력으로 이 병원은 '아시안 월스트리트 저널'에 소개될 정도.

이원장은 "개원 초기에는 상당히 힘들었지만 이제는 병상이 부족해 환자를 받지 못하고 있다"고 말했다.

위의 사례에서 보듯 병원이 환자들 곁으로 다가갈 때 환자들의 마음을 사로잡을 수 있고 환자들의 믿음이 병원의 발전을 가져올 수 있는 힘의 원천인 것이다.

|연|습|문|제|

❶ 아래의 상황에서 불만환자를 응대하시오.

• 대기시간이 긴 환자

Q	선생님. 저 얼마나 기다려야 되죠? 저 약속 있어서 빨리 가야 하는데 먼저 진료 받을 수는 없을까요?
A	

• 치료과정에 의심이 많은 환자

Q	선생님. 검사 너무 많이 하는거 아니예요? 저번에도 똑같은 검사 받은 것 같은데 또 해야 하는거 맞나요?
A	

• 침묵환자

Q	병원코디네이터: "오늘 진료 만족하셨나요?" 환자: "(얼굴은 무표정) 네.........."
A	

❷ 병원의사소통에 대한 설명으로 옳지 않은 것은?

① 커뮤니케이션은 사람들이 서로 공유하는 정보활동이다.
② 커뮤니케이션은 서면소통이 가장 정확하다.
③ 표정, 몸짓, 목소리 등 비언어적 요소로도 소통할 수 있다.
④ 환자와 병원코디네이터 간의 의사소통은 만족도에 영향을 미친다.
⑤ 안전사고 예방을 위해 의료진 간 정확한 의사소통은 중요하다.

❸ 연령별 환자 응대 방법으로 옳은 것은?

① 10대 – 애정어린 마음으로 공부 관련 조언을 한다.
② 20대 – 어디서 일하는지 직업에 대해 알아둔다.
③ 30대 – 성인병이 발생하는 시기로 건강관리 중요성을 알려준다.
④ 40대 – 몸에 좋은 건강식품과 보신음식을 권한다.
⑤ 50대 – 운동보다는 충분한 휴식을 권한다.

❹ 고객 상황에 맞는 응대 원칙으로 옳지 않은 것은?

① 고객의 의견에 맞장구는 짧게 감정을 넣어서 한다.
② 고객이 모르는 것을 물어왔을 때 "그것은 제가 잘 몰라 담당자를 불러 드리겠습니다."라고 한다.
③ 입원 환자에게 주의할 사항은 보호자에게만 전달한다.
④ 수술 전후에 환자에게 따뜻한 격려의 말을 전한다.

정답 2. ② 3. ③ 4. ③

제 6 장

예약 및 접수

예약 및 접수관리는 환자가 병원에 대한 첫 이미지를 결정하는 순간이다. 긍정적 이미지가 형성되어야 실제로 환자들의 진료까지 이어질 수 있다. 현재 대다수의 병원은 오프라인 및 온라인을 통한 진료예약제도를 시행하고 있다. 이러한 진료예약제도는 환자의 대기시간을 단축할 수 있고, 병원의 업무 능률을 향상시킬 수 있지만, 예약 일정관리를 잘못하면 예약을 하고 방문한 환자들도 대기시간이 발생할 수 있다. 따라서 병원코디네이터는 환자 및 병원 상황을 고려하여 적절한 예약 일정관리를 해야 한다. 또한 환자 유형에 따른 진료 접수는 진료비와 보험 청구와 연결되기 때문에 중요하다.

06 예약 및 접수

학습목표

1. 온라인 예약환자관리를 할 수 있다.
2. 오프라인 예약환자관리를 할 수 있다.
3. 환자유형에 따라 진료접수를 할 수 있다.

01 진료예약제도

진료예약제도는 대기시간으로 인한 환자의 불편을 해소하기 위해 시간과 장소를 미리 약속하여 진료하는 것을 말한다.

진료예약제도의 효과는 첫째, 환자가 본인이 원하는 시간에 신속한 진료를 받을 수 있어 환자만족도가 증가한다. 병원에서 진료를 받기 전 대기시간이 길게 되면 환자들의 불만이 커질 수밖에 없다. 반면 병원에 예약을 하고 방문하게 되면 본인이 원하는 시간에 진료를 받을 수 있고, 병원은 수용할 수 있는 환자 수를 고려하여 예약을 받기 때문에 진료를 받기 전에 대기하는 시간이 줄어들게 된다. 둘째, 병원에 근무하는 직원 및 의료진들의 업무 능률이 향상된다. 진료예약제도를 이용하면 시간당 방문 환자들을 예상할 수 있기 때문에 환자에 따른 일 분배와 상황에 맞는 진료계획을 미리 준비할 수 있다. 셋째, 환자가 증가하게 된다. 병원을 방문하는 환자들의 만족도가 증가하게 되면 환자들의 재방문 빈도가 증가하고, 병원의 수익도 증가하게 된다.

그러나 진료예약제도가 항상 긍정적인 것은 아니다. 병원에서는 수용할 수 있는 환자 수를 고려하여 예약을 받게 된다. 예를 들어 ○○병원은 30분에 5명의 환자를 진료할 수 있어서 5명 환자의 예약을 받고 이후 예약하는 환자들은 예약을 받지 않았다. 그런데 5명의 환자 중 3명의 환자가 예약시간에 병원을 방문하지 않았다면, 병원입장에서는 3명 환자의 진료수익이 감소될 것이다. 이처럼 환자들이 진료예약을 하고 병원에 방문하지 않았을 경우 병원 수익이 감소하게 된다. 따라서 병원에 예약한 후 사전 통지 없이 나타나지 않는 환자를 노쇼(no-show)환자라고 하는데, 병원코디네이터는 노쇼환자를 고려하여 예약을 받게 된다. 즉, ○○병원은 30분에 5명의 환자를 진료할 수 있지만 노쇼환자를 고려하여 7명의 환자를 예약 받는다. 하지만 예약시간에 7명이 모두 병원을 방문하게 되면, 환자 입장에서는 진료예약을 했음에도 불구하고 대기시간이 길어지게 된다. 따라서 이러한 현상은 환자들의 불만족으로 이어지고 병원 수익도 감소하는 현상으로까지 이어질 수 있기 때문에 예약 일정관리가 중요하다.

02 예약관리

환자가 병원에 예약하는 방법은 온라인예약과 오프라인예약이 있다. 첫째, 온라인 예약 방법은 인터넷 홈페이지, 전화, 모바일예약 등이 있다. 전화예약은 병원코디네이터와 직접 통화를 해야 하며, 인터넷 홈페이지나 모바일예약은 24시간 예약이 가능하다. 최근에 환자들이 선호하는 예약방법은 간단하게 핸드폰으로 예약할 수 있는 모바일예약(SNS예약, 카카오톡예약 등)을 선호하는 추세이다. 둘째, 오프라인예약은 환자가 직접 병원에서 진료예약을 하는 방법으로 주로 진료가 끝난 환자가 다음 예약을 잡기 위한 경우가 많다. 따라서 병원코디네이터는 다양한 예약방법에 따른 환자응대가 가능해야 한다. 각각의 예약방법을 구체적으로 살펴보도록 하자.

표 6-1 환자 예약 방법

온라인예약	인터넷 홈페이지 예약, 전화예약, 모바일예약
오프라인예약	환자가 직접 병원에서 예약하는 방법

1) 인터넷 홈페이지 예약

대다수의 병원은 인터넷 홈페이지를 운영하고 있으며, 병원 홈페이지에는 병원소개, 의료진 소개, 주요 진료과목 설명, 예약 등의 내용을 포함한다. 이러한 내용은 환자들이 쉽게 이해할 수 있도록 제시해야 하며, 특히 최신의 자료들을 업데이트 하는 것이 중요하다.

인터넷 홈페이지 예약은 병원의 홈페이지에 접속하여 예약하는 방법이다. 환자는 24시간 자유롭게 예약할 수 있다는 장점이 있다. 환자가 병원 홈페이지에서 진료예약을 하는 방법은 첫째, 회원가입을 하거나 비회원(간단한 신상정보 입력)으로 예약할 수 있다. 인터넷예약을 위해 필요한 정보들은 진료예약자 이름, 초진 여부, 핸드폰 번호, 성별, 연령 등이다. 또한 진료예약에 필요한 추가적인 내용을 기입할 수 있도록 한다.

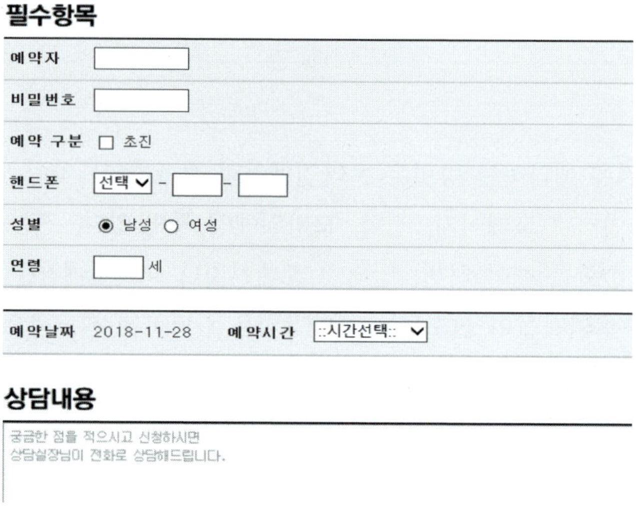

[그림 6-1] 예약정보 입력 화면

둘째, 환자가 진료를 원하는 날짜와 시간, 진료과목, 담당의사를 입력하여 예약이 가능하다.

2) 전화예약

전화예약은 환자가 병원으로 전화를 걸어 원하는 날짜와 시간을 정해 예약하는 방법이다. 전화예약은 병원코디네이터가 응대하게 되는데 첫 통화를 통해서 병원의 이미지가 형성된다. 전화예약 후 병원의 이미지가 긍정적으로 형성되면 병원을 방문할 것이고, 만약 부정적인 이미지가 형성되면 다른 병원으로 찾아갈 확률이 높다. 따라

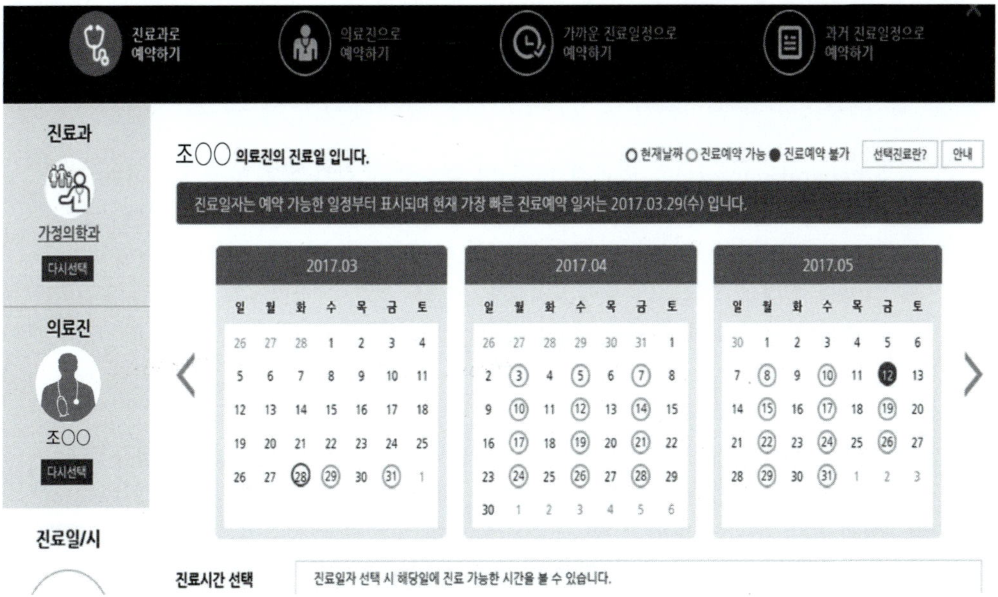

[그림 6-2] 인터넷 예약시스템

진료과 알아보기

1. 내과

내과(internal medicine)는 인체 전반에 나타나는 질환을 다루는 과로서, 장기 및 계통별로 소화기, 순환기, 호흡기, 신장, 혈액종양, 내분비, 알레르기 및 면역, 류마티스, 감염내과의 9개 분과로 나누어져 있다. 일반내과는 전반적으로 인체의 질환을 진단하고 치료하게 되며, 진단과정 중에 특별히 문제가 되는 영역의 경우 더 전문적인 진료를 받게 된다. 치료로는 약물치료를 포함한 전인적인 치료가 주가 되나, 최근에는 전문적인 중재적 처치 및 치료가 병행되고 있다.

2. 신경과

신경과(neurology)는 인체의 뇌, 척수를 포함하는 중추신경계와 뇌신경, 척추신경부터 팔다리의 신경까지의 말초신경계, 그리고 근육에서 발생하는 모든 질환을 진단, 치료, 예방하는 전문진료과이다. 흔하고 중요한 신경과 질환에는 다음과 같은 것들이 있다. 뇌졸중(중풍; 뇌경색, 뇌출혈), 간질(경련), 실신, 편두통 및 긴장성두통, 파킨슨씨병, 치매(알츠하이머병, 혈관성 치매), 뇌막염(수막염), 뇌염, 척수염, 말초신경질환, 중증근무력증, 근육질환, 다발성경화증, 시신경염, 안면마비 및 경련,

삼차신경통, 수전증, 전정신경염

3. 외과

외과(general surgery)는 외과적 처치 및 수술로서 환자의 질병을 치료하는 과이다. 주요 분야는 소화기(위장, 소장, 대장, 항문, 간담도, 췌장) 내분비외과(갑상선, 부신 등), 유방외과, 혈관외과, 이식외과, 소아외과, 외상외과 등으로 광범위하면서도 환자의 생명과 직결되는 종양절제, 장기이식, 선천성 기형교정, 외상 등을 치료하는 과이기 때문에 가장 전문성이 요구되는 과라고 할 수 있다.

4. 산부인과

산부인과(obstetrics and gynecology)는 임신, 분만 및 여성의 성기(소음순, 대음순, 질, 자궁, 난소, 나팔관 등)에 관계있는 병을 진단 및 치료한다. 출산 연령에 있는 여성 뿐만 아니라 초중고 학생들과 주부 및 노인까지 진료가 가능하며, 임신과 분만, 태아 기형진단, 불임 및 갱년기 장애, 부인과 종양, 생식 내분비학, 부인과 일반질환 등을 진단 및 치료한다.

5. 소아과

소아과(pediatrics)에서는 어린이가 성장하여 청소년기에 이르기까지 성장과 발달을 담당하고 성장하면서 생길 수 있는 각종 질환을 전문적으로 진단하고 치료한다. 전문분과로는 신생아질환, 소화기질환, 신장질환, 심장질환, 내분비질환, 감염성질환, 호흡기 및 알레르기 질환, 혈액 및 종양질환 등이 있다.

6. 비뇨기과

비뇨기과(urology)는 우리 몸에서 소변이 만들어지고 지나며 저장되어 밖으로 배출되는데 관계하는 모든 장기를 치료하는 곳인데, 이 장기들을 구체적으로 들어보면, 콩팥, 요관, 방광 그리고 요도 및 부신 등이 있다. 또한 대표적으로 알려져 있는 남성의 전립선질환(전립선 비대증, 만성 전립선염) 뿐만 아니라, 남녀의 성기능 장애, 배뇨장애(빈뇨, 급뇨, 요실금) 등 뇨결석 분쇄치료에 대한 상담과 치료를 하고 있다. 소아의 선천성 비뇨기계 기형, 음낭수종 역시 비뇨기과에서 다루는 대표적인 분야이다.

7. 흉부외과

흉부외과(chest surgery)는 허혈성 심장질환(심근경색, 협심증), 판막질환과 같은 후천성 성인질환, 소아에 있어서는 선천성 심장질환, 폐암, 결핵과 같은 폐질환, 식도질환, 혈관질환, 다한증 등과 같은 질환들을 진단 및 치료하는 과이다.

8. 신경외과

신경외과(neurosurgery)는 신경계통 즉 뇌와 척수에 발생한 혈관, 종양, 선천성 이상, 척추, 외상 및 감염질환 등에 진단과 보존적, 수술적 치료를 시행하는 임상분야이다. 뇌혈관외과에서는 뇌동맥류, 뇌동정맥 기형, 고혈압성 뇌출혈, 뇌 허혈성질환 등을 다루며, 뇌 종양외과에서는 각종 양성 및 악성 뇌종양 등을 치료한다. 또한 척추외과에서는 요통, 경부통, 디스크 질환, 협착증, 척수종양, 척수손상, 척추골절 등을 치료하고 소아신경외과에서는 소아중풍(모야모야병), 선천적 뇌, 척수기형, 뇌수종, 소아종양 등을 다룬다. 한편 외상 신경외과에서는 외상성 뇌출혈, 두개골 골절 등을 치료하고 간질외과에서는 난치성 간질의 수술적 치료를 한다. 그 외 뇌기능외과에서는 반측성 안면경련, 통증 등을 다루고 신경통증클리닉에서는 각종 통증의 치료를 시행한다.

9. 성형외과

성형외과(plastic surgery)란 선천적 또는 후천적으로 피부와 그 밑에 있는 근과 골격에 결손 또는 변형이 있을 때 그 형태는 물론이고 기능도 복원해 주는 특수화된 외과의 한분야로서 크게 재건수술과 미용수술로 나눈다. 재건수술로는 각종 안면 및 수부 외상, 선천성 기형, 화상, 두경부 종양, 조직 이식술 등으로 외형적 및 기능적 결함을 정상과 유사하게 재건한다. 미용수술은 눈, 코수술, 안면골격수술, 주름살 제거수술, 지방흡입술, 유방성형술, 흉터수술, 레이져나 보톡스시술 등으로 보다 아름다운 얼굴과 몸을 갖도록 도와주어 좀 더 자신감을 갖고 생활하도록 해준다.

10. 정형외과

정형외과(orthopedic surgery)는 사지와 척추에 있는 뼈와 관절 및 근육, 인대, 신경, 혈관 등 주위 조직에 대한 질환과 외상을 연구하고, 진단하고 치료하는 분야이다. 정형외과학은 이와 같이 근골격 계통의 광범위한 내외과적인 예방, 진단과 치료를 하는 고도의 전문성을 요하는 분야이다. 정형외과에서 수술 치료뿐만 아니라 약물, 주사, 물리치료, 운동치료 등의 다양하며 광범위한 치료를 각 질환 및 병세에 따라 적절하게 시행한다.

11. 안과

안과(ophthalmology)는 각막, 백내장, 망막, 녹내장, 안성형, 소아안과 분야로 나뉘어 세분화, 전문화된 진료를 하고 있다. 이외에도 콘텍트 렌즈 클리닉, 포도막염 클리닉, 사시클리닉, 소아 안성형 클리닉의 전문적인 진료도 시행하고 있다.

12. 이비인후과

이비인후과(otolaryngology)는 귀, 코, 목과 관련된 질환에 대한 진단 및 치료를 담당할 뿐만 아니라 두개골의 일부인 측두골 또는 상기도 등 여러부분을 취급하며 인접하는 부위나 기관을 취급하는 의학의 다른 분야, 즉 호흡기내과, 신경내과, 뇌신경외과, 흉부외과, 성형외과, 구강외과, 치과 등과 밀접하게 협력하여 진료한다. 전문 치료분야로는 음성장애, 두경부종양, 알레르기성비염, 축농증, 코골음, 중이염, 난청, 이명, 안면마비 등이 있다.

13. 피부과

피부과(dermatology)는 피부질환을 진료한다. 전문 진료분야로는 피부감염, 피부부속기질환, 여드름, 레이저치료, 냉동치료, 수포성질환, 교원성질환 및 아토피 피부염 등이다. 피부과에서는 여드름, 피부미용클리닉, 피부노화 및 레이저 클리닉을 운영하고 있으며, 아토피 클리닉도 운영하고 있다.

14. 정신과

정신과(psychiatry)는 정신분열병, 조울병 및 우울증, 불안장애, 성격장애, 치매, 수면장애, 스트레스 장애 등 다양한 세부질환을 전문적으로 다루는 특수 클리닉들을 개설하여 환자와 가족에 대한 진료의 질을 높이고 있다.

15. 재활의학과

재활의학과(rehabilitation medicine)는 소아재활, 뇌손상, 척수손상, 보조기/의지, 통증클리닉을 운영하고 있고, 운동발달장애교실, 요통학교 등의 교육프로그램을 통하여 치료의 완성도를 높이고 있다. 또한 운동치료실, 소아운동발달치료실, 수치료실, 열전기치료실, 작업치료실 등을 운영하고 있으며, 신경발달치료, biofeedback, 신경차단 등의 특수 치료를 한다.

16. 진단방사선과

진단방사선과(diagnostic radiology)는 단순촬영에서부터 투시검사, CT, MRI, 초음파(ultrasound), 혈관조영(angiography) 등 다양한 검사들을 시행하는 곳으로 이러한 여러가지 방법으로 체내의 병변위치, 크기, 전이된 장소 등을 찾아내어 진단에 도움을 준다.

진료분야로는 두경부방사선, 소아방사선, 흉부방사선, 복부방사선, 근골격계방사선, 비뇨생식기계방사선, 혈관계 및 중재적 방사선, 유방방사선 등이 있으며, CT, MRI, 초음파, 혈관 조영술 등의 검사, 판독을 하고 있다. 이외에도 방사선 검사와 검사에 대한 판독 뿐만 아니라 간암의 경동맥 색전술, 경피적 농양 배액술, 뇌동맥류 및 뇌혈관질환의 비수술적 치료 등의 중재적 시술을 병행하고 있다.

17. 방사선종양학과

방사선종양학과(radiologic oncology)는 여러 장기의 암 치료를 전문적으로 하는 치료방사선과의 새로운 이름으로 여러가지 암에 대한 방사선 치료를 하는 과이다.

18. 핵의학과

핵의학과(nuclear medicine)는 최첨단 장비인 PET, Fusion PET(PET/CT)을 비롯한 10대의 감마카메라를 이용하여 영상검사와 방사면역측정법을 이용한 검체검사 및 방사성동위원소를 이용한 치료를 시행하고 있다.

19. 가정의학과

가정의학과(family medicine)는 일차진료를 담당하는 전문과목으로, 연령, 성, 질병의 종류에 구애받지 않고, 가족 및 그 구성원을 대상으로 지속적으로 포괄적인 진료를 한다. 가정의학과에서는 질병여부와 상관없이 수진자의 건강상의 문제점에 대하여 지속적인 책임을 지고, 건강증진과 건강유지를 위하여 치료의학적인 측면뿐 아니라 여러가지 다양한 방법으로 접근하고 있다. 또한 가족 전체를 의료의 단위로 보고, 모든 가족 구성원들을 대상으로 가족의 행동 역학 및 질병과의 연관성을 다루고 있다. 전문 진료분야로는 건강증진의학(노인병, 성인병, 갱년기, 비만, 여행자 건강관리, 스트레스 관리, 항노화), 평생건강관리, 가족상담, 임상영양 등이 있다.

20. 마취통증의학과

마취통증의학과(anesthesiology)는 각종 마취와 수술 후의 통증조절과 통증치료실 운영을 담당하며 전문 진료분야로는 일반마취, 산과마취, 소아마취, 노인마취, 심폐마취, 이식마취 등이 있다.

21. 진단검사의학과

진단검사의학과(clinical pathology, laboratory medicine)는 혈액을 비롯한 소변, 뇌척수액, 체액 및 조직 등 인체에서 유래하는 각종 검체들로 검사를 시행하여 판독 보고함으로써 질병의 진단, 예후 및 치료효과의 판정에 필수적인 정보들을 제공하고 있다. 진단혈액, 임상화학, 임상미생물, 혈액은행, 진단면역, 세포유전 및 분자유전 분야로 나누어져 다양한 검사를 시행한다. 응급검사실에서는 365일 24시간 응급환자 진료에 필수적인 검사업무에 임하고 있으며, 환자진료의 기본검사들을 수행하는 진단혈액, 임상화학 그리고 진단면역 검사실에서는 첨단장비와 우수한 전산

시스템을 기반으로 하여 신속하고 정확하게 결과를 보고하고 있다. 미생물검사실에서는 감염병의 진단을 위하여 신속하고도 정확하게 각종 미생물을 분리 보고하고 있고 혈액은행에서는 안전한 수혈이 이루어질 수 있도록 각종 수혈전 검사, 성분채집술 및 적정 혈액의 공급에 최선을 다하고 있다.

22. 병리과

병리과(pathology)는 병리학분야 중 실제 병원에서의 업무영역을 일반적으로 지칭하는 것으로, 해부병리과, 진단병리과, 조직병리과 등의 명칭으로 불리기도 하며 병의 원리를 밝히기 위하여 병의 상태나 병체의 조직구조, 기관의 형태 및 기능의 변화 등을 연구하고 임상 각과에서 의뢰한 생검조직과 세포 등을 포함한 검체를 병리형태학적으로 관찰하여 질환의 원인, 예후 치료방향에 대한 정보를 제공하고 병리학적인 최종진단과 사인규명을 진단하는 과이다.

23. 응급의학과

응급의학(emergency medicine)은 응급환자를 포괄적이며 효과적으로 치료, 관리하는 의학의 한 부문으로 질병이나 손상의 궁극적 치료보다는 응급환자 발생부터 치료를 시작하여 해당 전문과에서 치료할 때까지 환자의 상태를 최대한 안정시키는 학문이다. 응급실이란 급성질환이나 손상으로 인한 심신의 이상에 대하여 신속하게 필요한 처치를 함으로써, 생명을 구하고 환자상태를 최단시간 내에 정상내지는 이에 가까운 상태로 회복시켜 계속되는 치료나 수술, 재활의 치료효과를 높이는 응급의료를 제공하는 곳이다.

24. 치과

치과(dentistry)는 치아 및 잇몸의 고유질환과 구강, 턱 및 턱관절 등 구강주위 조직의 외상이나 감염, 선천성 및 발육성의 부정교합과 턱 얼굴 기형, 구강 종양, 턱관절의 동통성 기능이상, 침샘 등의 질환이나 기능이상을 진단하고 치료하며 새로운 치료기술을 연구개발하고 교육한다. 특화된 전문진료과목으로는 구강악안면외과, 치과교정과, 치과보철과, 소아치과, 치주과 등 5개가 있다.

서 전화를 받는 병원코디네이터의 응대가 중요하다. 전화 응대 시 환자의 얼굴이 보이지 않는다고 해서 성의 없게 응대하면 안 된다. 항상 전화를 받을 때에도 환자와 마주보고 있다는 생각으로 정중하고 친절한 태도로 응대해야 한다.

첫째, 병원코디네이터는 전화를 받은 후 첫인사말을 준비해야 한다. 예를 들어, "○○병원 ○○○입니다. 무엇을 도와드릴까요?"와 같은 통일된 멘트를 준비한다. 둘째, 전화를 받을 때 되도록 전화기는 왼손으로 잡고 오른손으로는 5W2H로 메모하는 습관을 가져야 한다. 5W2H는 육하원칙(5W1H)에서 How much가 추가된 방법이다. Who(누가), What(무엇을), When(언제), Where(어디서), Why(왜), How(어떻게), How much(얼마나) 7단계로 메모하면 복잡한 정보도 효과적으로 메모할 수 있다. 셋째, 이름, 예약시간, 날짜 등과 같은 중요한 내용은 복창하고 환자에게 재확인해야 한다. 전화 응대는 병원코디네이터의 표정이나 제스처를 볼 수 없는 비대면 응대이다. 따라서 병원코디네이터의 음성, 정확한 발음, 속도, 억양 등이 적절하게 조화가 되어 내용전달의 오류가 나지 않도록 노력해야 한다. 넷째, 통화 중에 다른 직원과 상의해야 할 일이 있으면 환자에게 들리지 않게 수화기를 막고 얘기해야 하며, 예약 일정을 확인하는데 시간이 걸리면, 환자에게 기다려달라는 말을 하거나, 확인 후 다시 연락을 드리는 것이 좋다. 마지막으로 예약이 완료됐으면, 환자에게 예약 내용을 요약해서 재확인하고, 더 궁금한 사항이 없는지 확인하고 인사 후 전화를 종료한다.

친절한 전화응대를 위해서는 '333 전화 원칙'을 기억하는 게 좋다. 병원 안에서 전화벨이 울리면 3회 울리기 전에 신속하게 받아야 하며, 최소한 3분 동안 환자의 상담 내용을 충분한 경청하고 성의 있게 응대해야 한다. 또한 환자와 통화가 종료된 후 3초 이후에 수화기를 내려놓아야 한다.

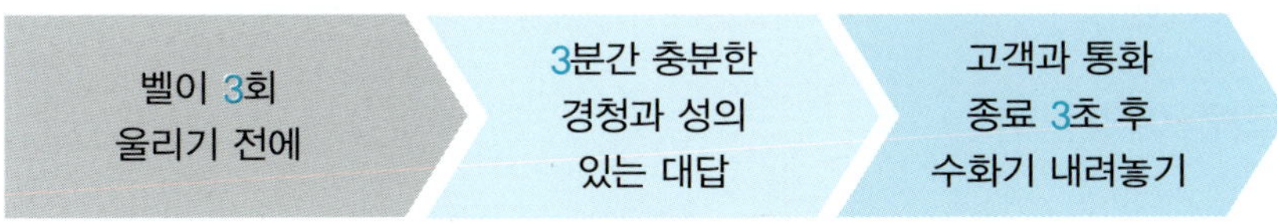

[그림 6-3] 전화응대 333원칙

3) 모바일예약

요즘은 핸드폰이 널리 보급되어 있기 때문에 모바일예약 방법을 가장 선호한다. 병원 자체 앱을 개발하거나 카카오톡예약 등 다양한 형태의 모바일예약 방법이 등장하고 있다. 이러한 모바일예약 방법은 시간과 장소의 제약 없이 24시간 핸드폰으로 쉽게 접속하여 예약할 수 있다는 장점이 있다. 또한 실시간 커뮤니케이션이 가능하기 때문에 많은 병원들이 모바일예약 시스템을 마련하고 있는 실정이다. 병원코디네이터는 실시간 모바일 예약 응대를 할 때, 신속하고 정확한 응대가 중요하다.

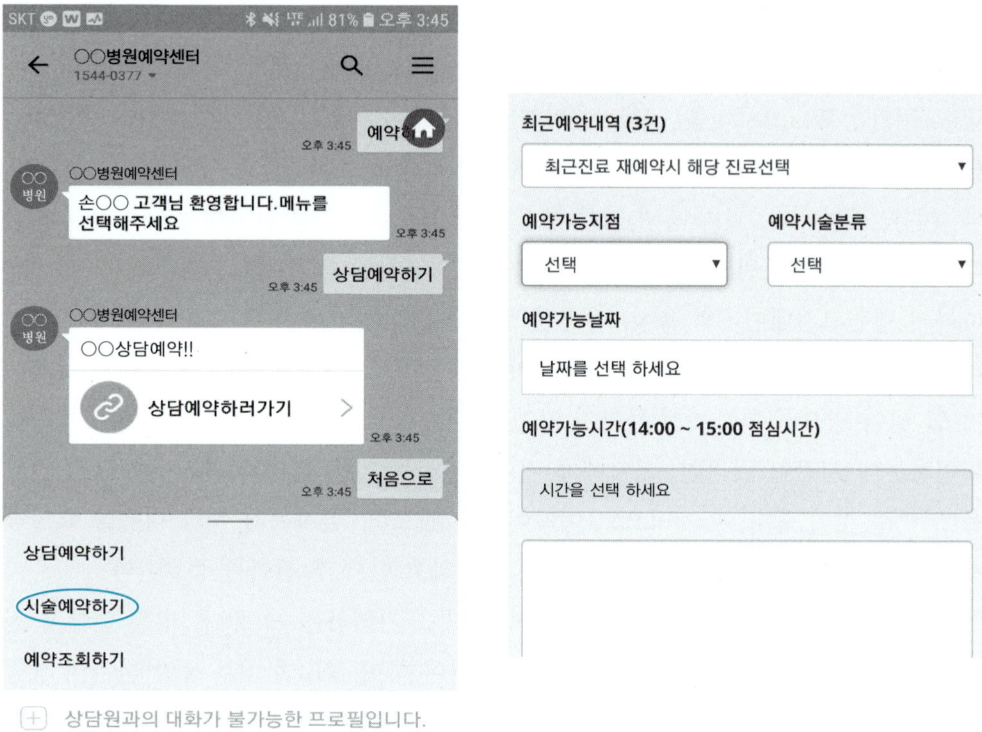

[그림 6-4] 카카오톡 예약시스템 사례

4) 오프라인 예약관리

오프라인 예약관리는 대부분 병원에서 진료 종류 후 다음번 진료 예약을 할 때 사용된다. 이 경우는 온라인 예약관리와 달리 얼굴을 마주보고 대화하는 대면방법이다. 따라서 병원코디네이터는 환자와 아이컨텍과 환한 미소를 통해 친절하게 응대해야 한다. 당일 진료가 종료된 환자라고 소홀하면 안 되고 당일 진료에서 불편한 점은 없었는지 확인 후 다음번 진료에 재방문할 수 있게 신경 써야 한다.

- 병원코디네이터 : (환한 미소로) 설○○님. 오늘 진료 잘 받으셨습니까?
- 설○○ : 네~
- 병원코디네이터 : 불편하신 점은 없으셨나요?
- 설○○: 오늘 대기시간이 살짝 길어서 불편했어요.
- 병원코디네이터: 네, 고객님. 오늘 평소보다 대기시간이 길어서 많이 불편하셨죠. 다음 진료 때는 불편하시지 않게 신경 쓰겠습니다. 다음번 진료는 언제로 잡아드릴까요?
- 설○○ : 다음 주 화요일 5시로 예약 잡아주세요.
- 병원코디네이터: 네, 10월 16일 화요일 5시 말씀이시죠? 확인해보니 예약가능하십니다.
- 설○○ : 네, 그럼 그날로 해주세요.
- 병원코디네이터 : 네, 예약되셨습니다. 진료 하루 전에 예약 확인 문자 보내드리겠습니다. 감사합니다.

03 예약 일정관리

병원코디네이터는 시간 당 적절한 환자의 수를 조정하여 예약을 받아야 한다. 병원 규모와 의료서비스 제공 시간을 고려하여 시간 당 허용할 수 있는 인원을 고려해야 한다. 따라서 무조건 환자들의 예약을 받는 것이 아니라 실제 환자들의 소요시간을 따져보고 예약을 받아야 한다.

의사가 1명 있는 피부과를 예를 들어보자. 범위가 작은 겨드랑이 제모환자는 한 시간 당 10명도 의료서비스를 제공할 수 있으나, 필러, 보톡스, 레이저시술 등 30분 이상 걸리는 시술이나 난이도 높은 수술의 경우 한 시간 당 수술 환자 이외에 예약을 받으면 안 된다. 긴 수술이 잡힌 시간에 다른 환자의 예약을 받으면, 이 환자는 앞에 수술이 끝날 때까지 기다려야 하기 때문에 대기시간이 상당히 길어진다. 따라서 병원 당 의료진 수와 환자가 받는 의료서비스 종류를 고려하여 예약환자를 받아야 한다. 예약환자들의 유형을 의사업무, 직원지원, 총 의료서비스 제공시간, 의료서비스 종류를 기준으로 4그룹으로 구분해보자.

표 6-2 **예약환자 유형 분류**

	환자유형 1	환자유형 2	환자유형 3	환자유형 4
의사업무	가장 높음	중간 이상	낮음	낮음
직원지원	낮음	낮음	높음	보통
의료서비스 제공시간	60분 이상	30분	30분~60분	10분 이하
의료서비스 종류	수술	필러, 보톡스, 레이저시술 등	피부관리	상담, 주사 등

환자유형 1은 의사의 업무가 가장 높은 유형으로, 직원이 할 수 없는 의사만 할 수 있는 수술을 예를 들 수 있다. 이런 환자는 의사가 동시에 다른 환자 진료를 보는데 어려움이 있기 때문에 환자유형 1 앞 뒤 시간의 환자는 여유 있게 예약 받아야 한다. 환자유형 2는 의사의 업무가 중간 이상 되는 유형으로 30분 정도의 필러, 보톡스, 레이저 시술 등이 있다. 이러한 업무 역시 의사만 할 수 있는 유형이다. 대신에 환자유형 1보다 비교적 짧은 시간으로 한시간에 진료 형태에 따라 다수의 환자를 진료할 수 있다. 환자유형 3은 의사가 아닌 직원의 지원이 높은 업무이다. 예를 들어 피부과에서 피부관리사, 치과에서 치위생사들이 할 수 있는 업무들을 들 수 있다. 따라서 환자유형 3은 환자유형 1과도 같이 예약 받을 수 있다. 환자유형 4는 의사업무는 낮고, 직원의 업무가 보통인 형태이다. 이러한 환자는 총 의료서비스 제공시간이 10분 이하로 상담이나 주사 등을 예를 들 수 있다. 따라서 환자유형 4는 환자유형 1, 환자유형 2, 환자유형 3과 함께 예약 받을 수 있다. 이처럼 예약환자의 받고자 하는 의료서비스의 종류가 무엇인지 확인하여 시간을 고려하여 예약을 받아야 할 것이다.

즉, 환자가 미리 예약하면 병원 입장에서는 환자를 균등한 시간에 배분할 수 있고, 환자 입장에서는 대기시간이 짧아지기 때문에 만족도가 증가한다. 그러나 환자가 예약하고 방문하지 않을 경우, 병원은 수익이 감소하고 이를 방지하기 위해 노쇼(no-show)환자 숫자를 계산하여 오버부킹(over booking)하는데, 이 환자들이 모두 예약시간에 방문하면 환자들이 예약을 했음에도 불구하고 대기시간이 길어지는 단점이 있다. 따라서 환자들이 예약을 하고 오지 않았을 경우, 예약한 시간보다 늦었을 경우 등을 고려해야 예약을 받고 일정을 짜야 한다.

예약부도율은 20~30% 정도 되는데, 이러한 예약부도율을 낮추기 위해서 환자의 예약이 다가오면 일주일 전, 진료 1~2일 전에 문자로 진료예약 내용을 알려준다. 또한 예약부도율이 높은 환자의 경우 하루 전에 전화로 예약여부를 재확인하는 방법도 좋다.

04 진료접수관리

환자가 병원에 예약을 하고 병원에 방문하게 되면 접수처에서 처음 만나게 되는 병원코디네이터를 리셉션코디네이터라고 한다. 리셉션의 뜻은 환영이라는 의미인데, 리셉션코디네이터는 병원코디네이터의 꽃이라고 부르기도 한다. 환자가 병원을 방문했을 때 처음 마주하게 되는 사람으로서 병원의 이미지를 형성하는 접점이기 때문에 중요하다.

우리는 첫인상이 중요하다라는 말을 많이 한다. 여기 A라는 사람과 B라는 사람 누구의 성격이 더 좋을까?

> A : 똑똑하고, 성실하며, 충동적이고, 비판적이고, 고집이 세며, 질투심이 강함
> B : 질투심이 강하고, 고집이 세며, 비판적이고, 충동적이고, 성실하며, 똑똑함

많은 사람들이 A의 성격이 더 좋다고 대답할 것이다. 그러나 자세히 보면 A와 B의 성격은 둘다 똑같다. 다른 점은 A의 성격은 긍정적인 부분을 앞에 나열하고, B의 성격은 부정적인 부분을 앞에 나열했다는 점이다. 이처럼 어떤 사람에 관한 초기의 정보가 나중의 정보보다 사람의 인상형성에 큰 비중을 두고 이러한 현상을 primary effect(초두효과) 라고 설명한다. 따라서 초두효과가 발생하는 진료접수단계에서 리셉션코디네이터는 환자가 병원에 긍정적인 이미지를 형성할 수 있도록 신경 써야 한다.

1) 고객 유형 파악하기

병원코디네이터는 환자가 방문하면 첫째, 본 병원에 방문한 경험이 있는지 확인해야 한다. 본 병원에 방문한 적이 있으면 구환환자이며, 처음 방문한 환자는 신환환자이다. 구환환자는 내원한 적이 있음으로 환자의 정보가 있기 때문에 신환환자만 다음 단계인 진료신청서와 개인정보수집 및 이용동의서를 받는다.

둘째, 초진환자와 재진환자를 구분한다. 초진환자란 해당 상병으로 동일 의료기관의 동일 진료과목 의사에게 진료받은 경험이 없는 환자를 말하고, 재진환자란 해당 상병으로 동일 의료기관의 동일 진료과목 의사에게 계속해서 진료받고 있는 환자를 말한다. 구체적인 초진환자와 재진환자 기준은 [표 6-3]과 같다.

표 6-3 초진환자와 재진환자 기준

가. 진찰료는 외래에서 환자를 진찰한 경우에 처방전의 발행과는 관계없이 산정하며 초진환자를 진찰하였을 경우에는 초진진찰료, 재진환자를 진찰하였을 경우에는 재진진찰료를 산정한다.

(1) 진찰료는 기본진찰료와 외래관리료(진찰료에서 기본진찰료를 제외한 점수)의 소정점수를 합하여 산정한다.

(2) 초진환자란 해당 상병으로 동일 의료기관의 동일 진료과목 의사에게 진료받은 경험이 없는 환자를 말한다.

(3) 재진환자란 해당 상병으로 동일 의료기관의 동일 진료과목 의사에게 계속해서 진료받고 있는 환자를 말한다.

(4) 해당 상병의 치료가 종결되지 아니하여 계속 내원하는 경우에는 내원간격에 상관없이 재진환자로 본다. 또한, 완치여부가 불분명하여 치료의 종결 여부가 명확하지 아니한 경우 90일 이내에 내원시 재진환자로 본다.

(5) 해당 상병의 치료가 종결된 후 동일 상병이 재발하여 진료를 받기 위해서 내원한 경우에는 초진환자로 본다. 다만 치료종결 후 30일 이내에 내원한 경우에는 재진환자로 본다.

(6) 치료의 종결이라 함은 해당 상병의 치료를 위한 내원이 종결되었거나, 투약이 종결되었을 때로 본다.

(7) 진찰료 중 기본진찰료는 병원관리 및 진찰권발급 등, 외래관리료는 외래환자의 처방 등에 소요되는 비용을 포함한다.

2) 진료신청서 받기

본 병원에 처음 방문한 환자들에게는 진료신청서와 개인정보 수집 및 활용 동의서를 받는다. 진료신청서 내용에는 환자의 이름, 성별, 주민등록번호, 핸드폰번호, 주소, 진료 받고자 하는 내용, 진료 의사, 내원경로를 작성하게 된다. 이 정보는 환자 정보시스템에 저장되고, 환자등록번호를 부여한다. 따라서 추후에 이름과 주민등록번호를 검색하면 본 병원에 내원한 적이 있는지 없는지를 확인할 수 있다. 또한 병원에 찾아오게 된 내원경로는 주변소개, 인터넷 검색, 광고, 직접 방문 등 선택하게 되는데 필수정보는 아니지만 병원입장에서는 홍보나 마케팅의 기초자료로 사용할 수 있는 중요한 요소이다. 예를 들어 강남의 라식병원으로 유명한 B안과는 다른 병원들과 다르게 의료광고나 홍보 마케팅을 많이 하지 않는다. 대신 지인소개로 온 경우, 지인 이름을 쓰게 하고, 소개시켜준 사람은 소정의 상품권과 소개받은 사람은 라식수술비를 할인해준다. 이러한 방법으로 많은 돈을 들인 홍보나 마케팅을 하지 않아도 지인소개로 오는 환자들이 많고, 병원을 이용한 환자들도 소개해줄 때 마다 인센티브가 생기니 홍보에 적극적인 효과가 나타났다. 이처럼 병원에서는 어떠한 방법으로 환자를 유치할 것인지가 아주 중요하다. 따라서 새로 방문한 환자들이 어떤 내원경로로 병원을 찾아왔는지는 중요한 피드백 요소로 작용할 수 있다.

전화예약번호	진료신청서(RESISTRATION) ■ 필수 기재 항목
	성명(NAME) : ______ 남(M) ☐ 여(F) ☐ 주민등록번호(Date of Birth) : ______
환자 정보	휴대폰(Mobile Phone) : ( ) ______ 자택전화(H) : ( ) ______ 주소(Address) : ______ (자세히 기재요망) ______
* 상기 개인정보는 의료법 제22조 및 동법 시행규칙 제14조 등에 의해 진료목적으로 필요하며, 정보 제공 거부 시에는 정상적인 진료서비스를 제공 받을 수 없습니다. 단, 진료목적 외 개인정보 수집 및 이용에 관한 동의는 전자서명으로 받고 있습니다.	
* 만 14세 미만 아동의 경우 법정대리인의 동의가 필요합니다.	
법정 대리인	성명(NAME) : ______ 환자와의 관계 : ______ 휴대폰(Mobile Phone) : ( ) ______
진료	진료과(Depart) : ______ 의사 성명(Professor Doctor) : ______
내원 경위	☐ 타병원의뢰 ☐ 주변소개 ☐ 평판/인지도 ☐ 인터넷검색 ☐ 언론(신문, 방송) ☐ 광고(지하철, 버스) ☐ 접근편의성 ☐ 직원소개 사원번호 :

[그림 6-5] A병원의 진료신청서 예시

3) 진료접수하기

환자가 작성한 진료신청서 정보를 기반으로 환자의 기본정보(환자등록번호, 이름, 주민등록번호, 주소, 내원경로, 개인정보 활용 동의 등)를 입력한다(그림 6-6 참고).

① **차트번호** : 병원에 처음 방문한 환자에게 환자등록번호가 부여된다.

② **이름** : 환자의 이름을 입력한다.

③ **주민등록번호** : 환자의 주민등록번호를 입력한다. 환자의 주민등록번호를 입력하고 조회를 하면 보험 자격 조회가 가능하다.

④ **나이, 실제생일, 기념일** : 환자의 나이와 실제 생일을 입력하고 생일이나 기념일 등에 축하 문자메세지를 보내주는 것은 마케팅 수단으로 활용할 수 있다.

⑤ **성별** : 환자의 성별을 입력한다.

⑥ **외국인** : 외국인환자의 경우, 국내 보험수가를 적용받지 않기 때문에 따로 구분하여 관리한다.

⑦ **보험증번호** : 보험 자격관리란 의료보장제도와 관련 소속된 보장제도의 범위 내에서 적절한 진료를 받을 수 있도록 수진자격여부를 확인하는 과정을 말한다. 따라서 외래 환자 접수 시 어떠한 급여유형의 환자인지를 구분하여 적정한 급여혜택이 주어지도록 처리하여야 한다. 병원을 방문한 환자는 보험유형에 따라 1. 건강보험 2. 의료급여 3. 산재보험 4. 자동차보험 5. 기타로 구분된다. 이러한 보험유형에 따라 진료비가 계산된다.

⑧ **휴대폰, 전화, 주소** : 환자의 휴대폰 번호, 주소 등을 입력한다.

⑨ **담당의** : 환자의 담당의사를 입력한다.

⑩ **담당직원** : 환자의 정보를 등록한 직원을 입력한다.

⑪ **최초내원일** : 본 병원에 처음 방문한 날짜를 입력한다.

⑫ **개인정보활용동의서**

4) 보험 유형

병원을 방문한 환자는 보험 유형에 따라 건강보험, 의료급여, 산재보험, 자동차보험, 기타(일반환자)로 구분된다.

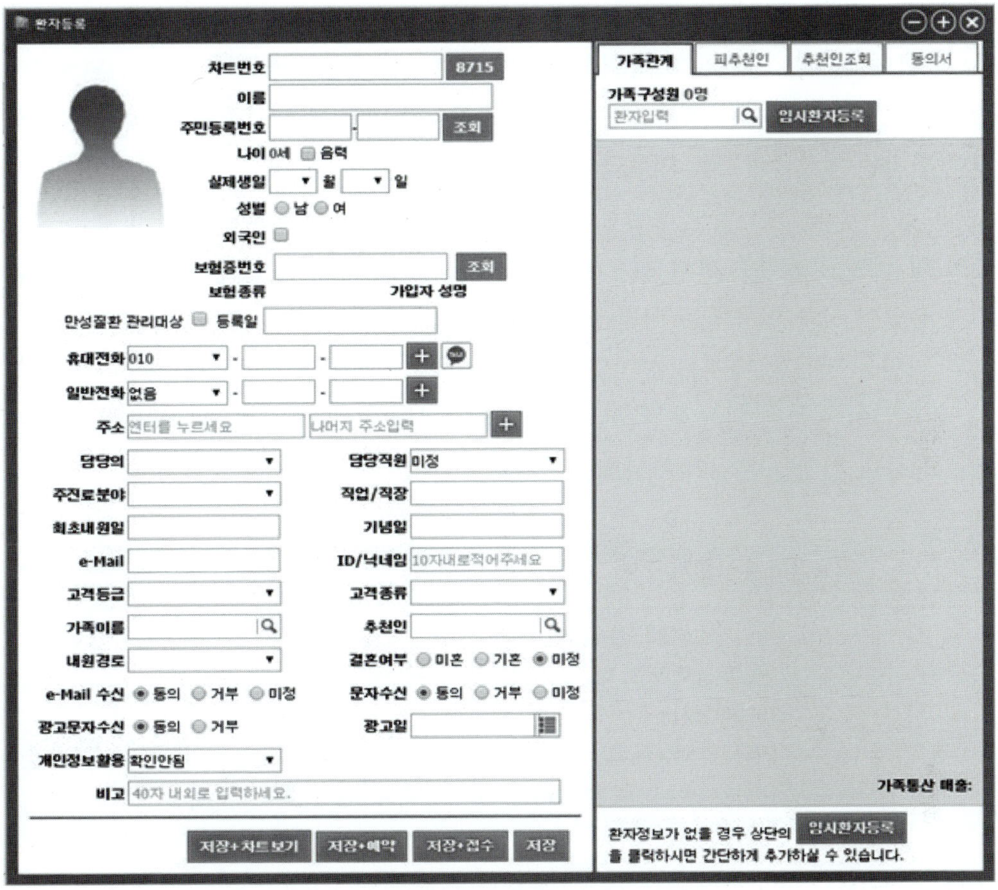

[그림 6-6] 진료접수 화면

(1) 건강보험 환자

건강보험 환자는 지역, 직장 보험증을 가지고 통상적인 진료를 받는 경우를 말한다(의료급여환자 제외). 건강보험 환자는 직장가입자와 지역가입자로 구분가능하며, 피부양자는 직장가입자에 의하여 주로 생계를 유지하는 자로서 보수 또는 소득이 없는 자로 ① 직장가입자의 배우자, ② 직장가입자의 직계존속(배우자의 직계존속을 포함한다), ③ 직장가입자의 직계비속(배우자의 직계비속을 포함한다) 및 그 배우자, ④ 직장가입자의 형제 · 자매에 해당되는 자를 말한다.

(2) 의료급여 환자[1)]

의료급여 환자는 생활유지 능력이 없거나 생활이 어려운 저소득 국민의 의료문제(질병, 부상, 출산 등)를 국가가 보장하는 공공부조 제도에 해당하는 사람이다. 의료급여 환자는 의료급여 1종, 의료급여 2종으로 구분된다.

의료기관 중복방문, 약물 오남용 등으로 건강상의 위해가 발생할 위험이 높은 수급권자 및 급여 상한일수 초과자는 선택의료급여기관을 지정하여 이용해야 한다. 수급권자 본인이 자주 이용하는 의원급 기관 선택을 원칙으로 하여 선택의료급여기관 이외의 기관을 방문할 때에는 선택의료급여기관에서 발급한 의료급여의뢰서가 필요하다. 의료급여 절차에 의하지 않고(의료급여의뢰서 없이) 의료급여기관을 이용한 경우에는 진료비 전액을 본인이 부담해야 한다.

표 6-4 의료급여 수급권자 구분

1종 수급권자	• 국민기초생활보장수급자 • 근로무능력가구, 희귀난치성질환등록자, 중증질환자, 시설수급자 • 타법적용자 • 이재민, 의상자 및 의사자의 유족, 입양아동(18세 미만), 국가유공자, 중요무형문화재 보유자, 북한이탈주민, 5 · 18민주화운동 관련자, 노숙인 • 행려환자
2종 수급권자	국민기초생활보장 대상자 중 1종 수급대상이 아닌 가구

(3) 산재보험 환자

산재보험 적용 근로자가 업무상 재해를 당하여 내원한 환자가 해당한다.

(4) 자동차보험 환자

자동차보험 환자는 교통사고로 내원한 환자가 해당한다. 병원코디네이터는 접수화면에서 보험회사명, 가해 차량번호, 자동차보험 접수번호 등을 입력하면 환자 기록을 병원에서 보험사 혹은 건강보험심사평가원으로 보낼 수 있다. 이 자료를 통해 건강보험심사평가원은 진료비용의 적정여부를 심사하고 보험회사 및 공제조합이 진료비를

1) 보건복지부 홈페이지 의료급여제도 부분 발췌 수정함

환자에게 지급하게 된다.

(5) 기타(일반환자)

위의 다른 보험혜택을 못 받는 환자들을 말한다. 예를 들어, 외국인환자나 상급종합병원에 요양급여의뢰서를 가지고 오지 않은 환자의 경우 일반환자에 속한다. 이런 경우 진료비 전액(100%)을 환자가 자비로 부담하는 것이 원칙이다.

|연|습|문|제|

진료접수

❶ 병원의 진료과목을 이해하고, 환자의 증상에 따라 가상의 환자를 선정하여 해당 진료과로 안내하시오.

❷ 병원의 진료접수 절차에 따라 가상환자에 대한 신환/재진의 진료접수를 실시하시오.

❸ 진료예약제도의 효과를 설명하고, 예약일정관리를 위한 예약환자유형을 구분해보시오.

❹ 진료예약제도의 장점으로 옳지 않은 것은?

① 환자측면 – 대기시간 감축
② 환자측면 – 만족도 향상
③ 환자측면 – 업무능률 향상
④ 병원측면 – 병원수익 증가
⑤ 병원측면 – 진료인원 파악 가능

❺ 환자 진료 접수할 때 고려해야 할 사항이 아닌 것은?

① 신환과 구환 파악
② 초진환자와 재진환자 구분
③ 보험유형 파악
④ 진료비
⑤ 진료받을 과목

정답 4. ③ 5. ④

제7장

대기고객관리 및 환경관리

많은 비중의 환자들이 사전에 예약을 하고 병원에 방문한다. 예약 환자의 심리는 병원에 도착하여 진료를 받기 전의 대기시간이 길지 않기를 바라는 것이 환자의 심리이다. 하지만 병원에서의 대기시간이 불가피하게 발생하는 경우, 환자들의 체감 대기시간을 줄이기 위해 많은 노력을 기울이고 있다.

또한 최근 병원에서 화재예방, 병원감염관리 등은 중요한 이슈이다. 따라서 병원에서는 사고가 일어나기 전에 화재안전관리 및 감염관리 등을 철저히 해서 이러한 사고를 방지해야 한다.

07 대기고객관리 및 환경관리

학습목표

1. 대기고객관리의 중요성을 인식한다.
2. 체감 대기시간을 줄일 수 있는 방법을 마련한다.
2. 병원의 안전한 의료환경을 조성할 수 있다.

01 대기고객관리

1) 대기시간의 중요성

현재 우리나라의 긴 대기시간에 비해 짧은 진료시간 환경을 비유해 "30분 대기, 3분 진료"라고 표현한다. 따라서 병원은 진료시간을 늘리고 환자들의 대기시간을 줄이기 위한 해결방법을 고민한다. 대기시간을 줄이는 방법은 크게 두가지가 있다. 첫째, 대기시간이 발생하지 않도록 환자를 분산하여 예약을 받는 방법이다. 이 방법은 물리적인 대기시간을 줄이는 것으로, 5장 예약 일정관리에서 살펴봤듯이 병원에서 수용할 수 있는 환자들만 예약을 받는 것이다. 둘째, 환자들의 체감 대기시간을 줄이는 방법이다. 이는 심리적인 대기시간을 줄이는 방법이다. 환자가 접수를 마치게 되면 진료를 받기 전까지 대기실에서 기다리게 된다. 이때 환자들이 기다리는 체감 대기시간과 실제 대기시간과는 차이가 있다. 따라서 실제 대기시간이 똑같다면 환자가 체감하는 대기시간을 줄일 수 있도록 해주는 것이 중요하다. Maister(1985)가 대기시간에 영향을 미치는 8가지 원칙은 다음과 같이 설명했다.

1. 아무 일도 하지 않고 있는 시간이 뭔가를 하고 있을 때보다 더 길게 느껴진다.
2. 진료 전 대기가 진료 중 대기보다 더 길게 느껴진다.
3. 불편한 마음과 불편한 몸은 대기시간이 더 길게 느껴진다.

4. 언제 진료를 받을지 모른 채 무턱대고 기다리는 것이 얼마나 기다려야 하는지 를 알고 기다리는 것보다 대기시간이 길게 느껴진다.
5. 원인이 설명되지 않은 대기시간이 더 길게 느껴진다.
6. 불공정한 대기시간이 더 길게 느껴진다.
7. 서비스가 더 가치 있을수록 고객들은 더 오랫동안 기다릴 것이다.
8. 혼자 기다리는 것이 함께 기다리는 것보다 더 길게 느껴진다.

그렇다면 환자가 체감하는 대기시간은 어떻게 줄일 수 있을까? 우리가 똑같은 한 시간에 책을 볼 때와 자신이 좋아하는 게임을 한다거나 영화를 볼 때 어떤 시간이 더 빠르게 느껴지는지 생각해보자. 아마 좋아하는 행동을 했을 때는 시간이 빨리 지나간 것을 경험해 봤을 것이다. 이때 한 시간은 실제 시간이지만 책을 볼 때의 체감시간은 2시간이 될 수도 있고, 게임을 했을 때의 체감시간은 10분~30분으로 느낄 수 있다. 이처럼 아예 환자의 대기시간을 줄일 수 없는 상황이라면, 환자들이 체감하는 대기시간을 줄일 수 있는 시스템과 환경을 마련해주는 게 중요하다.

[표 7-1]과 같이 전국 7,000가구의 만 15세 이상 가구원을 대상으로 조사한 결과, 외래진료를 예약 없이 당일에 바로 받은 경우는 69.9%이고, 원하는 날짜에 예약해서 이용한 경우는 29.3%, 원하는 일자로부터 대기한 경우는 0.8%였다. 당일 진료의 경우는 여성(70.1%)이 남성(69.7%)보다 다소 높았고, 내가 원하는 날짜에 예약한 경우는 남성(29.6%)과 여성(29.0%)의 비율이 유사하였다. 연령별로는 20~29세(31.6%)와 15~19세(30.2%)가 다른 연령층에 비해 상대적으로 예약해서 진료받는 비율이 높았으며, 다음으로 60세 이상 29.8%, 40대 29.6%, 30대 27.9%, 50대 27.6%의 순서로 예약 진료의 비율이 높은 것으로 나타났다.[1)]

[그림 7-1]에서 보는 것처럼 외래 진료를 받기 위해서 접수 후(예약 진료의 경우에는 예약 시간으로부터) 기다린 시간은 평균 16.0분이었으며, 대기시간이 30분 이상인 경우는 14.2%였다.

1) 이혜정 등(2022), 2022 의료서비스 경험조사, 보건복지부, 한국보건사회연구원

표 7-1 외래서비스 대기기간 (단위 : %)

구분		당일 진료	예약 진료	
			희망일 예약	대기 예약
전체		69.9	29.3	0.8
성	남성	69.7	29.6	0.7
	여성	70.1	29.0	0.9
연령	15~19세	69.3	30.2	0.5
	20~29세	67.9	31.6	0.5
	30~39세	71.7	27.9	0.5
	40~49세	69.3	29.6	1.0
	50~59세	71.6	27.6	0.8
	60세 이상	69.2	29.8	0.9
교육 수준	초등교육 이하	69.3	30.6	0.2
	중등교육	70.5	28.6	0.9
	고등교육	69.0	30.2	0.8
직업	임금근로자	70.5	29.0	0.6
	자영업, 고용주	69.7	29.4	0.9
	주부	71.2	27.7	1.1
	학생	69.2	30.1	0.6
	무직	65.1	33.7	1.2
거주 지역	동	69.8	29.3	0.9
	읍 · 면	70.4	29.3	0.4
의료보장유형	국민건강보험	69.8	29.4	0.8
	의료급여	71.2	28.1	0.7
가구소득 분위	1분위	70.8	28.1	1.1
	2분위	71.4	27.9	0.7
	3분위	66.5	32.8	0.7
	4분위	68.8	30.8	0.4
	5분위	71.6	27.4	1.0

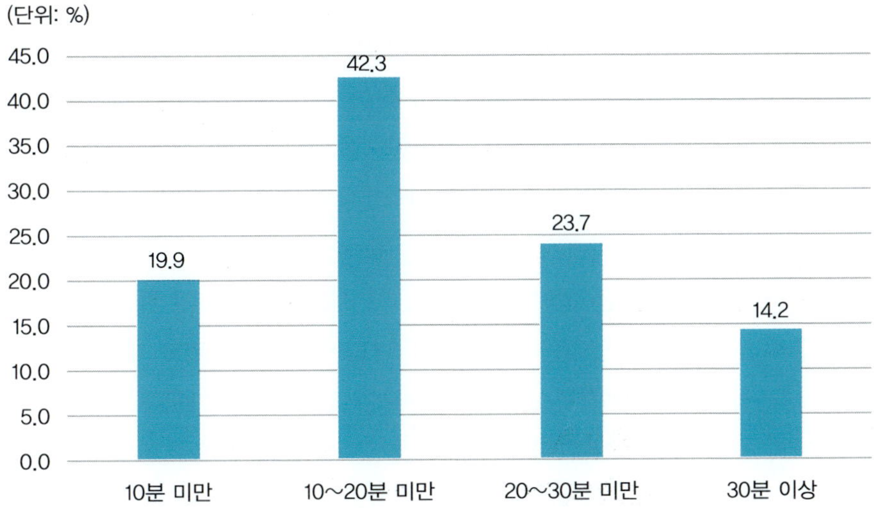

[그림 7-1] 의료기관 접수 후 대기시간

주 : 1) 당일 진료는 접수 후부터, 예약 진료는 예약했던 시간으로부터 얼마나 기다렸는지를 파악함

2) 대기고객관리

대기고객을 관리하는 방법으로는 첫째, 무작정 환자에게 "잠시만 기다려주세요" 또는 "곧 됩니다"라는 추상적인 시간을 이야기하지 말고 5분 10분 30분의 정확한 시간을 정해주는 것이 좋다. 또한 환자들의 병원에 내원한 시간들을 적어놓아 환자들의 순서가 뒤섞이는 일이 없도록 하며, 이렇게 적어두면 환자들이 얼마나 기다렸는지를 쉽게 파악할 수 있는 장점이 있다. 오래 기다린 환자들에게 "너무 많이 기다리셔서 힘드시죠"와 같은 공감의 한마디는 환자들의 불만을 해소시켜 줄 수 있다.

둘째, 쾌적한 대기실 환경 및 즐길거리를 마련해야 한다.

① 대기실의 적정한 온도와 습도를 맞춘다. 병원에서 일을 하는 직원들은 바쁘게 움직이다 보니 체감온도가 환자들과 다를 수 있다. 그렇기 때문에 환자들 입장에서 적정한 온도와 습도가 되도록 지속적으로 체크해야 한다. 보통 편안한 온도는 20~23도, 습도는 40~60%로 맞추면 적정하다. 일반적으로 어린이, 노인 환자가 많은 진료과인 소아과, 요양병원 등은 온도가 더 높은 것이 좋고, 호흡기 질환 환자가 많이 방문하는 이비인후과 같은 진료과들은 습도를 정상습도보다 높혀 주는 것이 환자들이 편안해 한다.

② 병원에 좋은 향기가 나게 해야 한다. 예전에는 병원을 가면, 약품 냄새가 섞인 좋지 않은 냄새가 났다. 하지만 이제는 많은 병원들이 자주 병원 안 환기를 시켜주고, 방향제를 이용하여 좋은 향기를 맡아 환자들의 기분을 좋게 해준다.

③ 병원에 어울리는 음악을 틀어준다. 적막한 대기실 공간에 작은 음악소리는 환자들의 마음을 편안하게 해주는 역할을 한다. 병원의 타겟 연령에 맞는 음악이나, 날씨나 계절에 맞는 음악으로 긴장을 풀어줄 수 있다. 예를 들어 비가 오는 우중충한 날씨에는 한결 밝은 음악으로 환자들의 기분을 상승시켜 줄 수 있을 것이다.

④ 다양한 즐길거리를 마련해준다. 체감 대기시간을 줄이기 위해 다양한 즐길거리, 읽을거리 등을 마련한다. 노트북을 구비하거나, 병원 홍보물, 읽을거리의 책, TV, 커피 등을 마련하여 환자들이 뭔가를 할 수 있도록 해주는 것이 좋다. 강남에 있는 ○○병원의 경우 다른 병원들의 커피머신으로 커피를 제공하는 것에서 넘어서서 바리스타를 고용하여 커피를 제공하고 있어 환자들의 만족도가 매우 높다. 또한 병원에서도 커피숍에 있는 대기벨을 제공하여 환자들이 대기실 밖에서도 마음대로 활동하다가 대기벨이 울리면 대기실로 복귀하는 시스템도 가지고 있는 곳도 있다. 이처럼 많은 병원들에서 체감 대기시간을 줄이기 위한 노력들을 하고 있다. 그러나 이러한 즐길거리들의 관리가 잘 되지 않아 노트북이 비치돼 있으나 고장 났다거나, 커피가 나오지 않는다는 등 오히려 환자의 불만족이 커질 수 있다. 따라서 이러한 부분은 지속적으로 확인해준다.

⑤ 항상 대기실 공간을 청결하고 정리정돈이 잘 돼 있도록 관리한다. 환자들이 읽고 난 책이나, 마신 후의 종이컵 등을 계속적으로 확인하고 정리해야 한다.

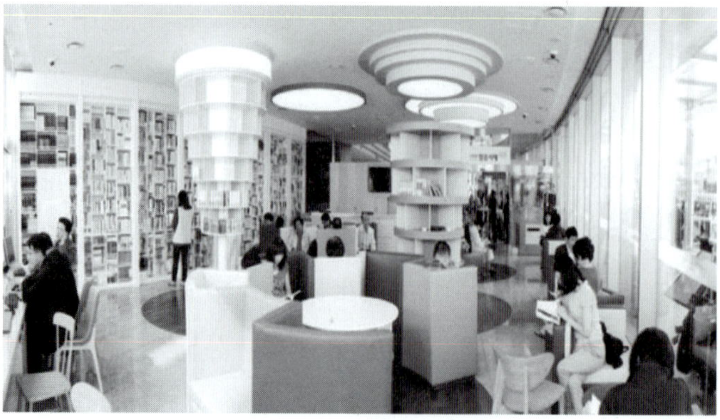

[그림 7-2] ○○병원의 대기실 도서관

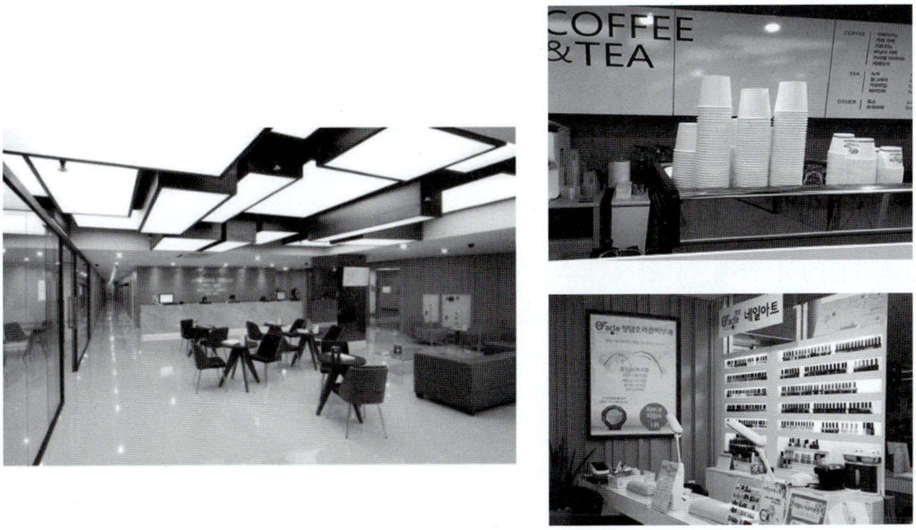

[그림 7-3] ○○병원의 커피숍 및 네일아트

사례 비콘(Beacon)기술 활용한 환자 대기시간 감소 사례

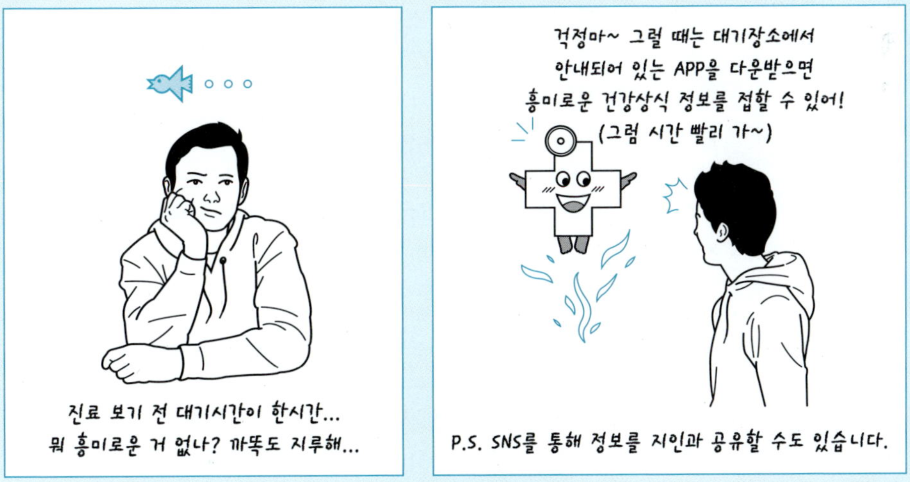

A씨는 병원 진료를 위해 ○○병원에 방문했다. 예약을 하지 않아 대기시간이 한 시간 정도 걸린다고 하였다. 접수데스크의 안내표지판(특정 대기장소 표시)을 보고 앱을 다운도르 받았다(대기장소의 NFC태그 터치). 대기장소에 설치되어 비콘이 신호를 보내어 환자의 스마트폰에 건강상식정보페이지 서비스를 보여주었다. 이를 클릭하여 당뇨, 다이어트음식 및 운동, 갑상선암 등 다양한 질병에 대한 정보와 예방법 등을 확인할 수 있었다. 다이어트에 관심이 많은 A씨는 페이스북을 통해 친구들에게 유용한 정보를 공유하고, ○○병원의 페이스북 페이지의 '좋아요' 버튼을 눌렀다.

02 병원환경관리(안전 및 위생관리)[2)]

1) 화재

의료기관에서 화재 시 환자가 노인 및 장애인, 영유아 등으로 자력으로 피난이 불가능한 경우가 많아 화재 시 인명피해가 더 많기 때문에 조심해야 한다.

구분		행동절차
최초 화재 발견	경보 전파	• 환자 – 육성에 의한 근무자에게 전달(환자의 특성 고려 의료기관별 경보체계 강구) • 근무자 – 경보설비를 작동하여 건물내 경보 전파 – 자위소방대 비상소집 및 유관기관에 화재 상황 통보로 협조 요청 ※ 자동경보설비의 확충에 중점을 두고 안전대책 강구
	초기 소화	• 근무자 : 투척용/수동식소화기, 소화설비 등
	대피 활동	• 화재실의 환자를 우선하여 안전구역으로 대피 활동 유도 • 경보벨 등의 소리에 놀라지 않도록 환자의 안정 • 환자 중 장애 등의 거동이 제한되는 경우 활용가능한 피난기구 및 시설 이용 – 구조대, 무동력승강기, 경사로(휠체어), 기관에 따라 미끄럼대와 보조매트 활용 • 창살 등이 설치된 경우 피난로의 다양한 확보로 신속한 대피 방법 사전 강구
화재 대응	지휘/연락반	• 화재 현장 확인 후 자위소방대 임무 지시/통제 • 소방대 도착시 현재까지 상황 전달 및 소방대장에게 지휘권 이양
	소화반	• 소화/진압활동 실시(옥내소화전, 자동소화설비, 소화수 등) • 가연물의 제거 및 화재 확산 방지 활동(방화문, 방화셔터 등)
	대피반	• 환자를 보조하여 대피 활동 실시 • 활용 가능한 피난기구 및 시설 – 구조대, 무동력승강기, 경사로(휠체어) – 기관에 따라 미끄럼대와 보조매트 활용

2) 의료기관 환재안전관리 매뉴얼, 보건복지부

화재 대응		• 피난기구(구조대, 무동력승강기 등) 설치 후 환자 피난 유도 • 피난통로 및 비상구 등의 출입로 확보 후 환자의 대피 유도 • 피난기구의 설치 및 운용은 기관의 특성에 맞도록 활용 가능한 피난기구를 설치 후 운용 ※ 안전구역으로 대피 후에도 환자의 무단 이동 등의 안전통제 실시
	구조반	• 환자 대피 완료시까지 구조반의 인원은 최소로 운용하고 환자의 대피활동 지원 • 구조/구급장비 준비 및 구호조치 장소 확보 • 응급환자 구호조치 및 환자분류, 의료기관 도착시 지원 활동
비 고		1. 세부내용은 화재 대응절차의 참조 및 기관별 특성에 맞도록 추가하여 활용한다. 2. 소방대 도착시 자위소방대의 임무는 소방대장의 지휘/통제를 받는다. 3. 환자의 대피활동에 중점을 두고 자위소방대 및 임무를 편성한다.

2) 위생관리[3)]

(1) 의료장비 및 환경표면은 접촉의 정도에 따라 구분하여 소독주기를 결정하며, 눈에 보이는 오염이 있는 경우 즉시 제거한다.

(2) 병실은 매일 청소하고, 환자가 퇴원 및 병실을 이동한 경우 소독제로 청소한다.

(3) 환경이나 장비 표면 소독을 위해서는 일반적으로 낮은 수준의 소독제를 이용하며, 특수한 경우에는 소독수준을 달리하여 적용한다. 소독제에 대한 희석방법, 소독시간, 적합성, 보관방법, 유효기간은 제조사의 권고사항에 따른다.

(4) 소독제 용기는 일회용을 권장하며, 재사용 시 사용 전에 비우고 세척, 소독, 건조시킨다.

(5) 희석한 소독제는 오염이 발생하지 않도록 희석방법 및 사용기간 등에 대한 지침을 마련한다.

(6) 욕실과 화장실은 소독제로 매일 청소한다.

(7) 물걸레는 병실마다 깨끗한 것으로 사용하며, 청소 도구는 세척 후 소독제를 사용하여 소독 · 건조시킨다.

(8) 진공청소기를 사용할 경우에는 HEPA 필터가 장착된 것을 사용한다.

3) 의료기관에서의 소독과 멸균, 질병관리본부, 2014. 12 발췌하였음

(9) 수술실, 고위험 시술실, 중환자실, 격리실 및 검체를 다루는 검사실 등은 매일 소독제를 이용하여 청소한다. 투석 환자의 경우, 침, 투석기계 표면 및 투석에 사용된 물품은 각 환자의 투석이 끝난 후에 소독한다.

3) 특수 환경의 소독

(1) 치과진료실

① 치과의자 주변의 진료대(countertop), 스위치, 조명등 손잡이와 같은 표면은 각 환자의 진료가 끝난 후에 소독하거나 보호덮개를 사용한다.

② 보호덮개는 환자 진료마다 교체하며, 눈에 보이는 오염이 있거나 손상되면 즉시 보호덮개를 제거하고 환경표면을 소독한다. 보호덮개를 사용하더라도 매일 일과 종료 후 환경표면을 소독한다.

(2) 격리실

① 소독제를 사용하여 매일 청소한다.

② 접촉주의 격리실 청소 시 가운과 장갑을 착용하며, 커튼은 환자 퇴실 후 교환한다. 비말주의 격리실 청소 시는 마스크, 공기주의 격리실은 N95 마스크를 착용한다.

③ 공기주의 입원환자 병실은 청소 후 적절한 환기 후 사용한다(시간당 공기교환 횟수 4회기준 2시간 정도 또는 기관의 공조 시스템에 따라 조정).

④ 식기 소독에 대해서는 관련 법률*에 근거하여 내부 규정을 마련하여 시행한다.

* 감염병의 예방 및 관리에 관한 법률, 시행령, 시행규칙 제35조 제1항 소독의 기준 및 동법 제2항 소독의 방법 참조

(3) 혈액 및 체액에 오염된 환경

① 혈액이나 체액을 엎지른 경우는 장갑을 착용하고 주의하여 제거한다.

② 소량(10ml 미만)의 혈액이나 체액이 쏟아진 환경에는 HBV(Hepatitis B Virus)나 HIV(Human Immunodeficiency Virus) 사멸력이 있는 낮은 수준 소독제를 이용하여 혈액이나 체액이 완전히 닦여지도록 한다. 락스를 이용하여 소독하는 경우는 락스 원액 농도에 따라 500ppm으로 희석하여 사용한다(원액 4%액은

1:80, 원액 5% 기준은 1:100 희석).

③ 다량(10ml 이상)이 쏟아진 경우는 먼저 흡수성이 있는 티슈나 일회용 타올 등으로 혈액이나 체액을 흡수시켜 방수비닐에 넣어 폐기하고, 그 부위는 중간 수준 소독제(결핵 사멸력이 있는 소독제를 말하며, 소독제 제품 실험성적서를 확인)를 이용하여 혈액이나 체액이 완전히 닦여지도록 한다. 락스를 이용한다면 락스 원액 농도에 따라 1:8(원액 4% 기준) 또는 1:10(원액 5% 기준)으로 희석하여 사용한다. 만약 혈액이나 체액이 흡수되는 환경표면이라면 먼저 소독제를 적용한 후 닦아내도록 한다.

(4) 침수상황의 환경관리

홍수 또는 수계시스템 고장 등으로 침수가 발생되었을 때 환경소독을 위한 응급책을 마련하여 시행한다.

① 환경표면은 물이 빠진 후 세제와 소독제로 청소한다.

② 카펫, 타일 등은 제거 후 표면을 건조시킨 후 물품을 교체한다. 젖은 카펫은 제거하기 전에 먼지 분산을 최소화하기 위해 낮은 수준의 소독제나 살균제를 카펫에 뿌린다.

③ 벽면 및 기타 구멍이 많은 재질은 72시간 안에 청소하고 건조할 수 없는 경우 제거하거나 교체한다.

④ 가구 표면은 청소하고 건조시킨다. 목제 가구는 건조시키거나 표면을 사포로 문지르거나 또는 새로 칠을 한다. 섬유소재의 가구는 교체한다.

4) 손씻기[4)]

손위생은 병원체의 전파위험을 감소시킴으로써, 감염을 차단하기 위한 가장 중요한 방법이다. 효과적인 손위생 증진을 위해 의료기관은 적합한 시설과 설비를 구비하고 근무자들의 손위생을 증진시킬 수 있는 과학적 프로그램을 수행하며, 근무자 및 환자의 간호에 참여하는 사람들은 손위생의 중요성을 인식하고 올바로 이행함으로써 안전한 의료서비스를 제공하도록 한다.

4) 의료기관의 손위생 지침, 질병관리본부, 2014

환자와 접촉 전, 치료적 행위(시술) 시행 전, 치료적 행위 또는 체액에 노출 가능행위 시행 후, 환자와 접촉 후, 환자의 주변 환경 접촉 후에는 매번 손위생을 수행해야 한다.

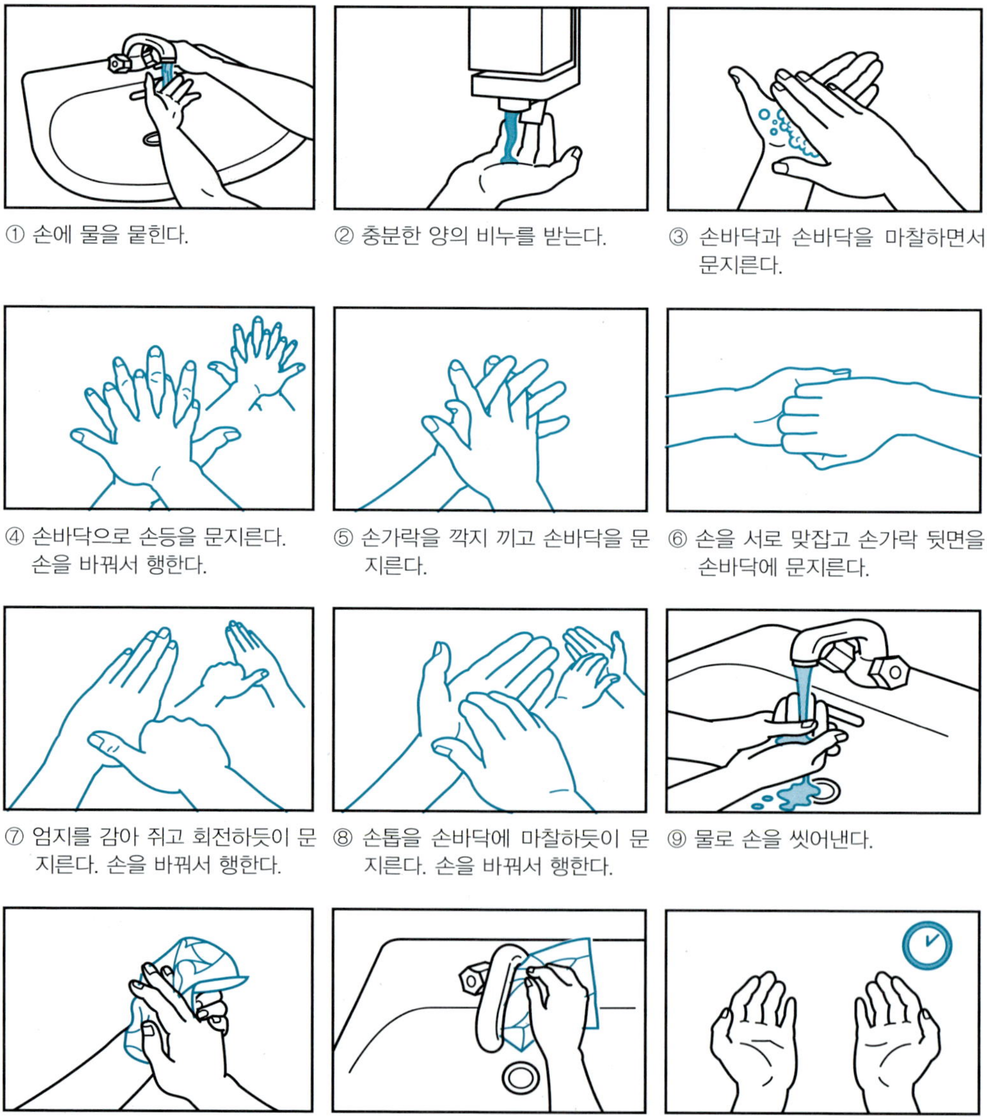

① 손에 물을 묻힌다.

② 충분한 양의 비누를 받는다.

③ 손바닥과 손바닥을 마찰하면서 문지른다.

④ 손바닥으로 손등을 문지른다. 손을 바꿔서 행한다.

⑤ 손가락을 깍지 끼고 손바닥을 문지른다.

⑥ 손을 서로 맞잡고 손가락 뒷면을 손바닥에 문지른다.

⑦ 엄지를 감아 쥐고 회전하듯이 문지른다. 손을 바꿔서 행한다.

⑧ 손톱을 손바닥에 마찰하듯이 문지른다. 손을 바꿔서 행한다.

⑨ 물로 손을 씻어낸다.

⑩ 일회용 타월을 이용하여 손을 닦는다.

⑪ 타월을 이용하여 수도꼭지를 잠근다.

⑫ "Clean hands are safer hands"

[그림 7-4] 물과 비누를 이용한 손위생 방법

|연|습|문|제|

❶ 진료과를 선정해서 환자의 체감 대기시간을 줄일 수 있는 방법을 작성해보시오(대기실 환경, 환자응대 등).

❷ 아래 기사를 읽고 이러한 현상이 발생하지 않게 하기 위한 대책을 작성해보시오.

> ○○의원 C형간염 감염자 97명으로 늘어.. 63명은 현재 감염 상태
>
> 대도시에 위치한 ○○병원이 C형간염 환자가 97명으로 나타났다. 현재 검사 완료된 1672명 중에서 97명이 C형간염 항체 양성자로 확인됐으며, 이들 97명 가운데 63명이 유전자 양성자로 판명됐다. C형간염 항체 양성자는 과거에 감염된 적이 있거나 현재 감염중임을 의미하고 유전자 양성자는 현재 감염중임을 뜻한다. 즉 63명의 내원자가 현재 C형간염에 감염된 상태라는 말이다. 이러한 원인으로는 비타민제, 이뇨제 등의 주사액이 든 일회용 주사기를 수차례 재사용하였다. 또한 다른 환자의 혈액이 묻어 있는 주사기를 재사용하고 물리치료사 자격이 없는 간호조무사들에게 환자들의 물리치료를 지시하기도 했다. 질병관리본부는 C형간염 감염자 항체 양성자가 일회용 주사기 재사용으로 감염된 사실을 확인했다

❸ 대기시간관리 설명으로 옳은 것은?

① 실제 대기시간과 체감 대기시간은 같다.
② 진료의 질이 높으면 대기시간은 길어도 상관없다.
③ 대기시간은 환자만족도에 영향을 미치지 않는다.
④ 즐길거리, 읽을거리 등으로 체감 대기시간을 줄일 수 있다.
⑤ 병원의 온도, 습도, 향기는 대기시간과 상관 없다.

❹ 손위생 설명으로 옳지 않은 것은?

① 손위생은 모든 환자와 직원에게 적용가능하다.
② 손위생은 가장 경제적이고 효과적인 감염예방법이다.
③ 의료진은 장갑을 끼면 손을 안 씻어도 된다.
④ 병원 직원에게 손위생 중요성을 교육해야 한다.
⑤ 손위생은 물로만 닦아도 된다.

❺ 대기고객관리하는 방법으로 옳지 않은 것은?

① 무작정 환자에게 "잠시만 기다려주세요"라고 말한다.
② 쾌적한 대기실 환경을 마련한다.
③ 병원에 좋은 향기가 나게 한다.
④ 병원에 어울리는 음악을 틀어준다.

정답 3. ④ 4. ③, ⑤ 5. ①

제8장

수납 및 보험청구

병원에서의 진료비 수납관리는 환자에게는 돈이 지출되고 병원에서는 수익과 연결되는 부분이기 때문에 환자와 병원 양측 모두 중요하게 생각한다. 특히 환자들은 아무리 모든 프로세스에서 만족하였어도 진료비에 있어 불만족하면 병원전체의 만족도가 감소한다. 따라서 병원에서는 정확한 진료비 산출과 수납관리가 필요하다.

또한 우리나라는 제3자지불제도로 환자가 일부 본인부담금을 지불하면 나머지 금액은 의료기관이 건강보험심사평가원에 서류를 청구하여 심사 및 평가를 받고 건강보험공단에서 지불받는다. 병원에서 제대로 서류를 구비하지 않으면 진료비 지불이 거부되기 때문에 정확한 보험청구서류를 구비하는 것이 중요하다.

08 수납 및 보험청구

학습목표

1. 정확한 진료비 계산을 할 수 있다.
2. 수납프로그램을 사용하여 수납관리를 할 수 있다.
3. 우리나라 보험체계를 이해한다.
4. 보험청구 서류를 작성할 수 있다.

01 진료비 계산

진료비는 의료서비스를 제공받은 환자가 의사나 병원에 지불하는 금액을 말한다. 의료기관의 형태에 따라 진료비 수납을 진료 전에 하는 곳도 있다. 원칙적으로는 환자가 진료를 다 받고 난 후 수납을 해야 한다. 그러나 상급종합병원의 경우 진료비 수납을 진료 전에 일부 납부하게 한다. 본 책에서는 의원 중심으로 진료 이후 수납하는 절차로 살펴보도록 하겠다.

1) 기본항목

(1) 진찰료

진찰료는 의사의 시진, 촉진, 타진, 문진, 청진 등의 행위를 보상하는 비용으로 요양기관 종별 및 초진, 재진 여부에 따라 구분된다. 외래에서 환자를 진찰한 경우에 처방전의 발행과는 관계없이 산정하며 초진환자를 진찰하였을 경우에는 초진진찰료, 재진환자를 진찰하였을 경우에는 재진진찰료를 산정한다.

외래환자 진찰료 = 기본진찰료 + 외래관리료(진찰료에서 기본 진찰료를 제외한 점수)

표 8-1 의료기관 종별 초진, 재진 진찰료

		상대가치점수	2025년 환산지수
의원	초진	188.11	94.1
	재진	134.47	94.1
병원	초진	208.86	82.2
	재진	151.37	82.2
종합병원	초진	232.33	82.2
	재진	174.84	82.2
상급종합병원	초진	255.79	82.2
	재진	198.31	82.2

진찰료 가산종류는 소아가산, 치과장애인가산, 야간, 공휴일가산, 심야가산, 토요가산, 노인가산 등이 있다(표 8-2).

표 8-2 가산종류

가산종류	세부내용	가산내용(2021년 기준)	
		초진	재진
소아가산	만 6세 미만	9.03점	3.61점
	의과의원, 보건의료원내의 의과의 경우 만 1세 미만	27.09점	10.83점
	의과의원, 보건의료원내의 의과의 경우 만 1세 이상 만 3세 미만	18.06점	7.22점
치과 장애인가산	장애인으로 등록되어 있는 뇌병변 · 지적 · 정신 · 자폐성 장애인	9.03점	좌동
야간 · 공휴가산	평일 18시(토요일 13시) ~ 익일 09시 또는 공휴일	기본진찰료 소정점수의 30%	좌동

심야가산	의원급 및 병원급 요양기관(종합병원 이상은 제외)에서 만 6세 미만 소아 20시~익일 07시 진료	기본진찰료 소정점수의 100%	좌동
토요가산	토요일 09시 후 – 13시 전의 의원급 요양기관(보건의료원 포함)의 진료	기본진찰료 소정점수의 30%	좌동
노인가산	만 70세 이상 마취	30% 가산	

(2) 입원료

입원료는 입원환자의 의학관리료(40%), 간호관리료(25%), 병원관리료(35%)가 포함되어 있으며 요양기관 종별에 따라 산정한다.

입원료 = 의학관리료 + 간호관리료 + 병원관리료

2. 입원료 등(입원료 · 집중치료실입원료 · 무균치료실입원료 · 낮병동입원료 · 신생아입원료 · 중환자실입원료 · 격리실입원료 · 납차폐특수치료실입원료)[1)]

가. 입원료 등의 소정점수에는 입원환자 의학관리료(소정점수의 40%), 입원환자 간호관리료(기본점수의 25%), 입원환자 병원관리료(기본점수의 35%)가 포함되어 있으며 요양기관 종별에 따라 산정한다.

나. 입원료 등을 산정하기 위해서는 국민건강보험법 제43조 및 동법 시행규칙 제12조에 따라 요양기관의 병실 및 병상 현황을 신고하여야 한다.

다. 집중치료실입원료, 무균치료실입원료, 낮병동입원료, 신생아입원료, 중환자실입원료, 격리실입원료, 납차폐특수치료실입원료 등 특수병실 입원료를 산정할 수 있는 경우는 다음과 같으며 특수병실 입원료를 산정하는 경우에는 입원료 등을 중복하여 산정하지 아니한다.

(1) 집중치료실 입원료

(가) 뇌졸중 집중치료실 입원료 : 급성기 뇌졸중환자를 뇌졸중 집중치료실에서 치료 및 지속적으로 관찰한 경우

(나) 고위험임산부 집중치료실 입원료 : 임신 기간 중 또는 출산 후에 고위

험임산부로 진단된 임산부를 별도로 마련된 고위험임산부 집중치료실에서 치료 및 지속적으로 관찰한 경우

(2) 무균치료실 입원료 : 조혈모세포이식환자를 조혈모세포이식의 요양급여에 관한 기준 제3조제2항제2호가목에서 정한 시설 기준에 적합한 무균치료실에 격리하여 치료한 경우

(3) 낮병동 입원료

(가) 다음 각 호의 1에 해당하는 경우

1) 분만 후 당일 귀가 또는 이송하여 입원료를 산정하지 아니한 경우

2) 지역응급의료기관, 응급의료시설, 응급의료기관이 아닌 종합병원 응급실, 수술실 등에서 처치 · 수술 등을 받고 연속하여 6시간 이상 관찰 후 귀가 또는 이송하여 입원료를 산정하지 아니한 경우

3) 정신건강의학과의 "낮병동"에서 6시간 이상 진료를 받고 당일 귀가한 경우

(나) 낮병동 입원료를 산정하는 당일 외래 또는 지역응급의료기관, 응급의료시설, 응급의료기관이 아닌 종합병원 응급실에서 진찰을 행한 경우에는 진찰료를 함께 산정할 수 있다. 다만, 예정된 외래 수술을 위해 내원하는 경우 또는 정신건강의학과의 "낮병동"에서 매일 또는 반복하여 진료를 받는 경우에는 진찰료를 산정하지 아니한다.

(다) 낮병동 입원료를 산정하는 당일의 본인일부부담금은 입원진료본인일부부담률에 따라 산정한다.

(4) 신생아 입원료 : 신생아를 신생아실(신생아실 입원료) 또는 질병이 없는 신생아를 모자동실(모자동실 입원료)에서 진료 · 간호한 경우

(5) 중환자실 입원료 : 의료법 시행규칙 제34조 [별표4]에서 정한 중환자실의 시설 · 장비를 갖춘 중환자실(ICU)이 설치된 상급종합병원, 종합병원, 병원에서 지극히 심각한 질환이나 손상을 입어 집중적인 치료 및 간호가 필요한 성인 및 소아환자(일반 중환자실 입원료 또는 소아 중환자실 입원료) 또는 신생아(신생아 중환자실 입원료)를 중환자실에서 36% 범위 이상의 화상환자를 진료에 반드시 필요하여 격리하여 치료한 경우

(6) 격리실 입원료 : 다음 각 호의 1에 해당하는 경우. 다만, 당해 전염성 환자만을 수용하는 요양기관에서는 입원료로 산정한다.

(가) 면역이 억제된 환자를 보호하기 위하여 일반 환자와 격리하여 치료한 경우
(나) 일반 환자를 보호하기 위하여 전염력이 강한 전염성 환자를 일반 환자와 격리하여 치료한 경우
(다) 중증화상환자 진료에 격리가 반드시 필요하여 치료한 경우
(라) 기타 보건복지부장관이 반드시 격리가 필요하다고 인정하여 고시하는 경우

(7) 납차폐특수치료실 입원료 : 방사선옥소를 이용한 개봉선원치료를 위하여 원자력안전법령에 의한 시설을 갖춘 요양기관에서 납으로 차폐된 특수치료실에서 관리하는 경우

라. 입원료 등은 1일당으로 다음과 같이 산정한다.

(1) 1일이라 함은 12시(정오)부터 다음 날 12시(정오)까지를 의미한다.
(2) 0~6시 사이에 입원하거나(산정코드 첫 번째 자리에 1로 기재), 18~24시 사이에 퇴원한 경우(산정코드 첫 번째 자리에 2로 기재)에는 입원료 소정점수의 50%를 별도 산정한다.
(3) 6~12시 사이에 입원하거나, 12~18시 사이에 퇴원한 경우에는 동기간의 입원료는 별도 산정하지 아니한다.
(4) 입원과 퇴원이 24시간 이내에 이루어진 경우에는 전체 입원 시간이 6시간 이상인 경우에 한하여 1일의 입원료를 산정한다.
(5) 가-2 입원료는 입원 16일째부터 30일째까지는 해당 점수의 90%를 산정한다(산정코드 첫 번째 자리에 8로 기재).
(6) 가-2 입원료는 입원 31일째부터는 해당 점수의 85%를 산정한다(산정코드 첫 번째 자리에 9로 기재).

(3) 행위료

우리나라의 진료비는 행위별수가제(fee-for-service)를 근간으로 포괄수가제와 병행하여 사용하고 있다. 행위별수가제는 의료기관에서 의료인이 제공한 의료서비스(행위, 약제, 치료재료 등)에 대해 서비스별로 가격(수가)을 정하여 사용량에 따라 진료비를 책정하는 방식이다.

---

1) 건강보험심사평가원(2024), 건강보험요양급여비용 2024년 1월판

표 8-3 상대가치점수의 구성요소

업무량(의료서비스)	주시술자(의사, 약사)의 전문적인 노력에 대한 보상으로 시간과 강도를 고려한 상대가치
진료비용(임상인력 · 의료장비 · 치료재료)	주시술자(의사)를 제외한 보조의사, 간호사, 의료기사 등 임상인력의 임금, 진료에 사용되는 시설과 장비 및 치료재료 등을 고려한 상대가치
위험도 (의료분쟁해결비용)	의료사고 빈도나 관련 비용조사를 통하여 의료사고 관련 전체비용을 추정하고, 진료과별 위험도를 고려한 상대가치

진료비 가격은 상대가치점수에 유형별 점수당 단가(환산지수)를 곱하여 계산한다. 상대가치점수는 의료행위의 업무량, 진료비용, 위험도를 고려하여 상대적인 점수로 정해져 있으며, 환산지수는 매년 복지부, 의사협회, 약사협회 등이 상의하여 책정한다.

수술명	제왕절개분만
입원일자 (요양개시일)	20181023 입력 예) 20170701 ※ 수술 시행을 위해 입원한 날을 선택하세요
입원일수	3 • 1일부터 30일 입원까지가 포괄수가에 적용되며 31일 이후 입원은 포괄수가에서 제외됩니다. • 입원일수에 따라 진료비가 달라집니다.
본인부담금 (자격기준)	본인부담금 20% 본인부담금 20%: 일반환자, 2016.7.1.이전 제왕절개분만 본인부담금 14%: 차상위만성질환자 18세 미만 본인부담금 10%: 희귀난치성질환자(6세미만 포함) 본인부담금 5%: 중증질환자, 2016.7.1. 이후 제왕절개분만 본임부담금 3%: 차상위 18세미만 본인부담경감대상자 중 6세 이상 15세 이하
상세수술명	☑제왕절개분만(단태아)(O0160) ☐제왕절개분만(다태아)(O0170) 다태아는 쌍둥이 이상의 임신을 말합니다.
분만취약지여부	☐ 분만취약지(아래 표 설명 참조)
야간·공휴 여부	☐ 야간, 공휴 수술 ☐ 심야(22시~06시)수술 ※ 야간, 공휴수술은 18시~09시 또는 공휴일, 심야수술은 22시~06시에 응급진료가 불가피하여 수술을 행한 경우를 말합니다. 해당하는 경우에만 체크하시기 바랍니다.

[그림 8-1] 제왕절개분만 포괄수가제(심평원 화면)

우리나라의 진료비 산정 기준은 행위별수가제로 의사가 행위를 하는 것마다 진료비를 산정하였다.

이러한 행위별수가제는 의료의 질을 상승시킨다는 장점이 있지만, 의료서비스 가격을 높이기 위해 의료행위를 증가시킨다는 단점이 있다. 따라서 의료비 상승을 억제하기 위해 2013년 7월 전국 모든 의료기관에서 7개 질병군[백내장수술, 편도수술 및 아데노이드 수술, 항문수술(치질 등), 탈장수술(서혜 및 대퇴부), 맹장수술(충수절제술)]에 대해서는 포괄수가제를 도입하였다. 포괄수가제는 질병마다 미리 정해진 금액을 지불하는 방식이다.

표 8-4 제왕절개 분만 포괄수가제 금액표

질병군 번호	명칭	상급종합병원		종합병원		병원		의원	
		총진료비	본인 부담금	총진료비	본인 부담금	총진료비	본인 부담금	총진료비	본인 부담금
O01600	제왕절개 분만(단태아). 심각하거나 중증 혹은 중등도의 합병증이나 동반상병 미동반	2.188.620	333.830	1.737.420	265.010	1.529.020	233.220	1.490.600	227.360
O01601	제왕절개 분만(단태아). 중등도의 합병증이나 동반상병 동반	2.310.220	348.530	1.861.840	280.880	1.623.660	244.950	1.590.650	239.970
O01602	제왕절개 분만(단태아). 중증의 합병증이나 동반상병 동반	2.873.840	432.040	2.312.680	347.680	2.006.060	301.580	1.969.570	296.100
O01603	제왕절개 분만(단태아). 심각한 합병증이나 동반상병 동반	3.341.650	496.570	2.656.560	394.760	2.211.450	328.620	2.178.400	323.710

(4) 투약 및 조제료

(5) 주사료

(6) 처치 및 수수료
(7) 검사료
(8) 치료재료대
(9) 마취료
(10) 영상진단/방사선료
(11) 재활

2) 요양기관 종별 가산율

의료기관 종별 가산율은 의료기관 종류별로 시설 · 인력 · 장비 · 서비스 수준의 차

표 8-5 의료기관 종별 가산율 변천과정 (단위 : 항목)

<table>
<tr><th colspan="2">구분</th><th>1977.
7.1</th><th>1979.
1.1</th><th>1981.
6.15</th><th colspan="2">1989.
7.1</th><th>1994.7.1
(1994.8.1)</th><th>1995.
4.1</th><th>1998.
7.1</th><th>2000.
4.1</th><th>2024.
1.1</th></tr>
<tr><td rowspan="4">종합
병원</td><td>서울</td><td>20</td><td rowspan="2">20</td><td rowspan="4">20</td><td rowspan="2">종합
전문</td><td rowspan="2">30</td><td rowspan="2">30</td><td rowspan="2">30</td><td rowspan="2">30</td><td rowspan="2">30</td><td rowspan="2">15</td></tr>
<tr><td>대도시</td><td>16</td></tr>
<tr><td>중소도시</td><td>12</td><td rowspan="2">16</td><td rowspan="2">종합
병원</td><td rowspan="2">23</td><td rowspan="2">23</td><td rowspan="2">23</td><td rowspan="2">23</td><td rowspan="2">25</td><td rowspan="2">10</td></tr>
<tr><td>농어촌</td><td>8</td></tr>
<tr><td rowspan="4">병원</td><td>서울</td><td>10</td><td rowspan="2">10</td><td rowspan="4">10</td><td colspan="2" rowspan="4">13</td><td rowspan="4">15</td><td rowspan="4">15</td><td rowspan="4">17</td><td rowspan="4">20</td><td rowspan="4">5</td></tr>
<tr><td>대도시</td><td>8</td></tr>
<tr><td>중소도시</td><td>6</td><td rowspan="2">6</td></tr>
<tr><td>농어촌</td><td>4</td></tr>
<tr><td rowspan="4">의원</td><td>서울</td><td>4</td><td rowspan="2">10</td><td rowspan="4">4</td><td colspan="2" rowspan="4">7</td><td rowspan="4">9</td><td rowspan="4">10</td><td rowspan="4">13</td><td rowspan="4">15</td><td rowspan="4">0</td></tr>
<tr><td>대도시</td><td>2</td></tr>
<tr><td>중소도시</td><td>–</td><td rowspan="2">6</td></tr>
<tr><td>농어촌</td><td>–</td></tr>
<tr><td>비고</td><td colspan="2">요양기관 종별
지역적 차이 고려</td><td>지역
구분
축소</td><td>지역
구분
폐지</td><td colspan="2">종합전문요양
기관
분리</td><td colspan="5">소규모 병원 및 의원 상향 조정</td></tr>
</table>

주1) 대도시는 인구 50만 이상, 중소도시는 인구 50만 미만, 농어촌은 인구 5만 미만임
주2) 2010.1.31부터 의료법 개정에 의해 "종합전문요양기관"은 "상급종합병원"으로 명칭 변경

이로 인해 처치 · 검사 · 치료 등의 비용차이가 발생하기 때문에, 의료기관 종류별로 진료비 등 의료서비스 비용에 일정률을 더하는 것을 말한다. 상급종합병원은 15%, 종합병원은 10%, 병원은 5%를 가산하고 있다.

02 수납관리

1) 수납관리

환자 수납관리는 첫째, 환자 인적사항을 확인하고 둘째, 환자의 총 진료비를 확인한다. 셋째, 현금, 카드 등 고객이 원하는 지불방식을 선택하고 진료비를 환자에게 확인시켜주고 수납을 도와준다. 넷째, 진료비 영수증과 처방전을 환자에게 주고, 다음 번 예약을 잡는다.

대부분 병원에서 진료비 수납 프로그램을 사용하는데 상세 항목들을 살펴보도록 하겠다.

(1) 수납프로그램에서 환자를 선택하고 환자이름을 확인한다. 세부내용에는 환자의 등록번호, 진료과, 보험유형, 진료일자, 진료구분 등을 확인할 수 있다.

(2) 환자의 처방내역을 나타낸다.

(3) 환자의 진료비 계산 내역을 표시한다. 진료비는 [그림 8-2]와 같이 진찰료와 처방한 내용들을 다 합한 청구액이다.

① 청구액 : 건강보험공단 부담금을 의미함

② 본인부담계 : 일부본인부담금을 의미함

③ 비급여 : 비급여 항목에 해당하는 금액을 의미함

④ 총진료비 : 청구액 + 본인부담계 + 비급여

⑤ 누적 미수액 : 본인부담계 + 비급여

⑥ 할인 : 직원이나 지인할인 등 정률 할인금액을 표시

(4) 카드, 현금, 통장입금, 기타 등의 진료비 수납 방법을 확인하고 진료비를 결제한다. 진료비 수납 방법으로는 현금, 카드 결제 등이 있으며 병원코디네이터는 어떠한 방법으로 결제할 것인지 환자에게 확인해야 한다.

(5) 미수액 수납 – 수납 버튼을 클릭 시 수납처리가 완료

(6) 영수증 발행 여부

(7) 처방전 발행 여부

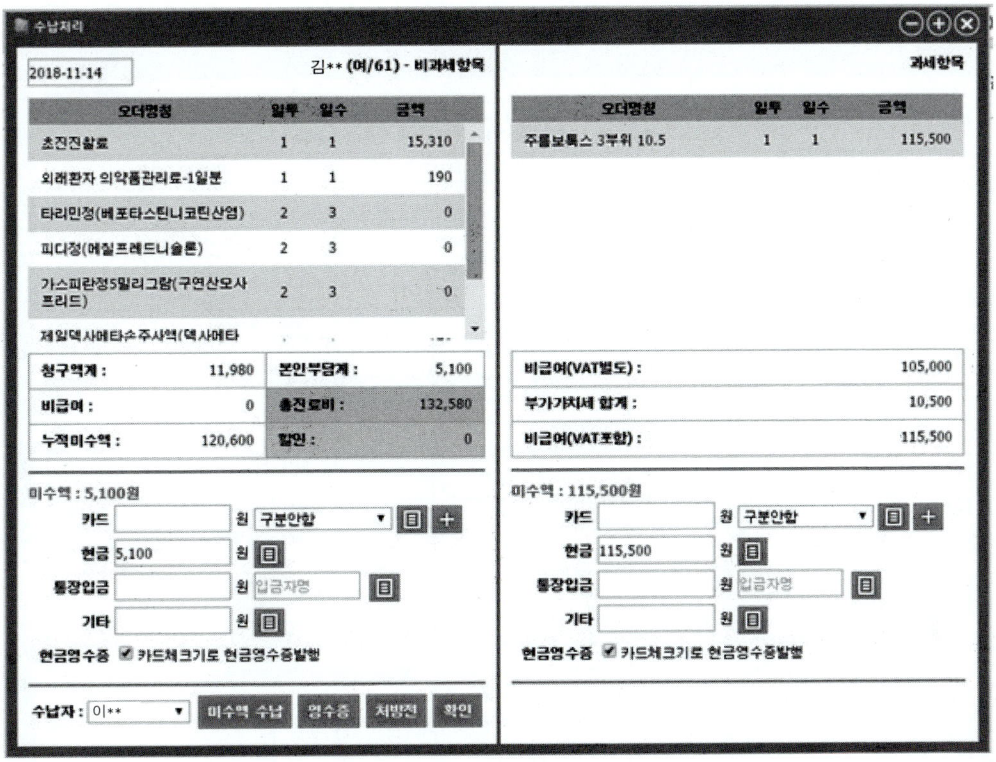

[그림 8–2] 수납시스템 예시 화면

2) 영수증 발급

영수증 출력을 클릭하면 [그림 8–3]과 같은 진료비 영수증을 출력할 수 있다.

영수증 항목은 건강보험이 적용되는 것(급여)과 적용되지 않는 것(비급여)으로 구분된다. 급여는 다시 일부 본인부담과 전액 본인부담으로 나뉘고, 일부 본인부담은 본인부담금과 공단부담금으로 나뉜다.

(1) **급여** : 건강보험 적용되는 항목

① **일부본인부담 – 본인부담금** : 요양급여비용 중 수진자 본인부담금액 기재

② **일부본인부담 – 공단부담금** : 요양급여비용 중 보험자 부담금액 기재

③ **전액본인부담금** : 요양급여비용 중 100분의100 본인부담금 기재

(2) **비급여** : 비급여 항목에 해당하는 금액을 기재

(3) **진료비 총액** : 본인부담금 + 공단부담금 + 전액본인부담

(4) **환자부담총액** = 급여본인부담금 + 비급여액

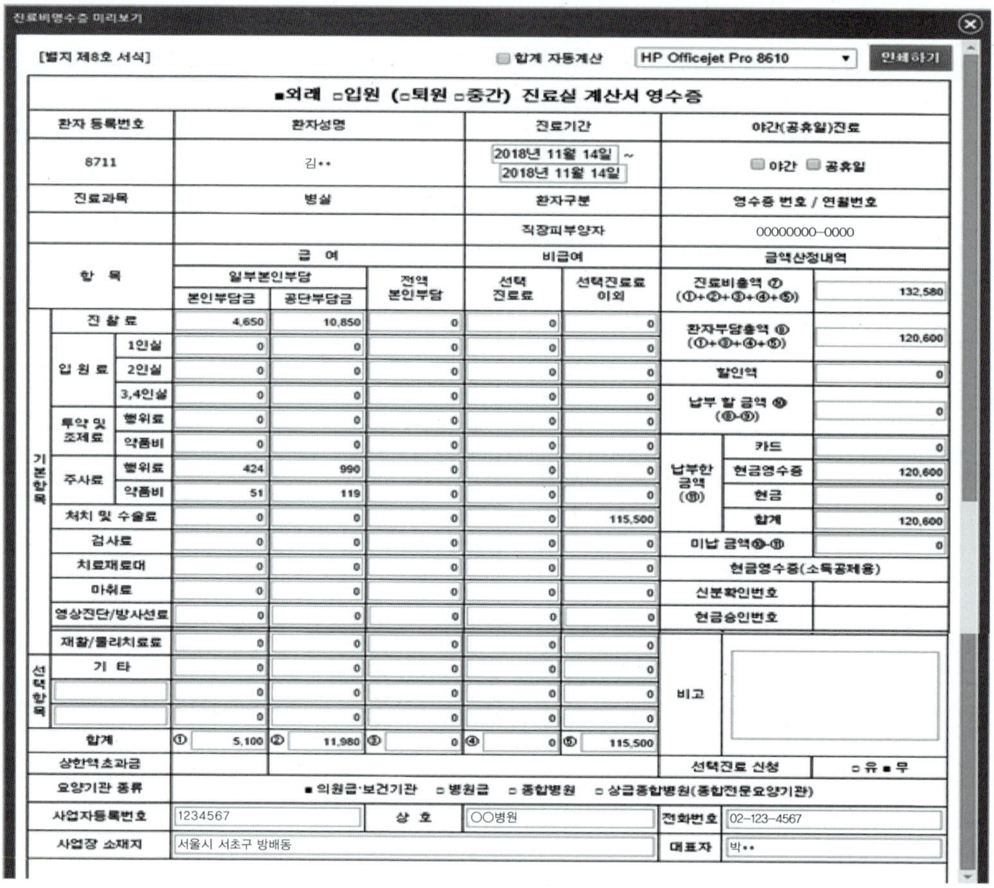

진료비영수증 미리보기

[별지 제8호 서식] ☐합계 자동계산 HP Officejet Pro 8610 인쇄하기

■외래 ☐입원 (☐퇴원 ☐중간) 진료실 계산서 영수증

환자 등록번호	환자성명	진료기간	야간(공휴일)진료
8711	김**	2018년 11월 14일 ~ 2018년 11월 14일	☐야간 ☐공휴일
진료과목	병실	환자구분	영수증 번호 / 연월번호
		직장피부양자	00000000-0000

항목			급여 일부본인부담 본인부담금	급여 일부본인부담 공단부담금	급여 전액본인부담	비급여 선택진료료	비급여 선택진료료 이외
기본항목	진찰료		4,650	10,850	0	0	0
	입원료	1인실	0	0	0	0	0
		2인실	0	0	0	0	0
		3,4인실	0	0	0	0	0
	투약 및 조제료	행위료	0	0	0	0	0
		약품비	0	0	0	0	0
	주사료	행위료	424	990	0	0	0
		약품비	51	119	0	0	0
	처치 및 수술료		0	0	0	0	115,500
	검사료		0	0	0	0	0
	치료재료대		0	0	0	0	0
	마취료		0	0	0	0	0
	영상진단/방사선료		0	0	0	0	0
	재활/물리치료료		0	0	0	0	0
선택항목	기 타		0	0	0	0	0
			0	0	0	0	0
			0	0	0	0	0
합계			① 5,100	② 11,980	③ 0	④ 0	⑤ 115,500
상한액초과금							

금액산정내역		
진료비총액 ⑦ (①+②+③+④+⑤)		132,580
환자부담총액 ⑧ (①+③+④+⑤)		120,600
할인액		0
납부 할 금액 ⑩ (⑧-⑨)		0
납부한 금액 (⑪)	카드	0
	현금영수증	120,600
	현금	0
	합계	120,600
미납 금액⑩-⑪		0
현금영수증(소득공제용)		
신분확인번호		
현금승인번호		
비고		
선택진료 신청		☐유 ■무

요양기관 종류	■의원급·보건기관 ☐병원급 ☐종합병원 ☐상급종합병원(종합전문요양기관)				
사업자등록번호	1234567	상 호	OO병원	전화번호	02-123-4567
사업장 소재지	서울시 서초구 방배동			대표자	박**

[그림 8-3] 진료비 영수증 예시

3) 미수금 관리

병원의 미수금은 진료 후 받지 못한 진료비를 의미하는데 의원급에서 미수금은 상급종합병원에 비해 적은 편이다. 특히, 미용을 목적으로 하는 시술 및 수술을 하는 의원의 모든 수납원칙은 선납이다. 수술비도 잔금이 다 납부되어야 되며, 미수로 남겨서 시술하는 경우는 극히 드물기 때문이다. 피부과의 경우도 역시 패키지 진행시 완

납이 원칙이나, 부득이한 상황의 경우 1회 시술비용 이상의 비용(예를 들면 절반의 비용) 수납 후 다음 회차때 완납하는 경우, 혹은 집에 가서 계좌입금 후 현금영수증 처리하거나 며칠 내로 병원에 내원하여 완납으로 처리한다. 병원에서 미수금을 줄이기 위해서는 첫째, 모든 의료서비스 비용을 지불 후 의료서비스를 제공하는 방법이다. 둘째, 진료예상 비용을 미리 설명하여 준비할 수 있도록 한다. 셋째, 시간이 오래 걸리는 치과 교정이나 패키지 상품 등은 진료 전 수납, 진료 중 수납, 진료 후 수납 등으로 분할 납부한다.

1 제1부
2 제2부
3 제3부
4 제4부

03 보험청구

환자가 의료서비스를 제공받고 진료비(본인일부부담금)를 수납하고 가면 병원은 나머지 진료비를 받기 위해 보험청구를 해야 한다. 이 시스템을 알기 위해서는 우리나라의 보험체계에 대해서 먼저 살펴보도록 하겠다.

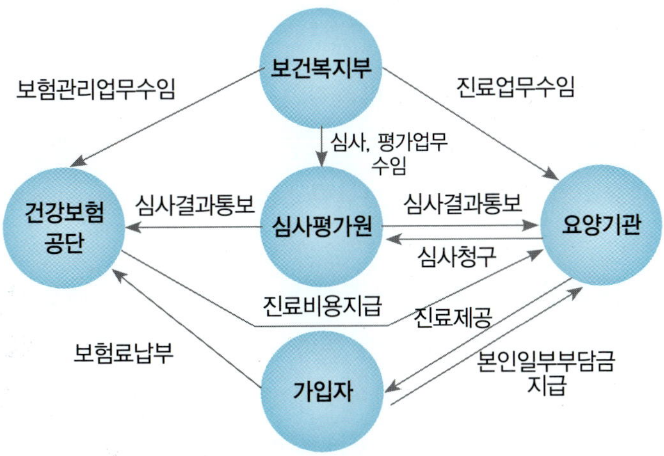

[그림 8–4] 국내 보험청구 체계

우리나라의 보건복지를 담당하는 부처는 보건복지부이다. 보건복지분야 중에서 건강보험과 관련된 일은 건강보험공단에 보험관리업무수임을 맡기고 이를 심사하고 평가하는 업무는 건강보험심사평가원에 수임하였다. 그리고 가입자는 건강보험공단에 매달 건강보험료를 납부한다. 우리나라는 전국민건강보험이기 때문에 가입자가 전국민에 해당된다. 국민건강보험적용대상은 직장가입자와 지역가입자로 구분하는데, 직장가입자는 사업장의 근로자 및 사용자와 공무원 및 교직원, 그리고 그 피부양자로 구성되고 지역가입자는 직장가입자를 제외한 자를 대상으로 한다. 국민건강보험 대상자 중 피부양자는 직장가입자에 의하여 주로 생계를 유지하는 자로서 보수 또는 소득이 없는 자를 의미하며, 직장가입자의 배우자, 직계존속(배우자의 직계존속 포함), 직계비속(배우자의 직계비속 포함) 및 그 배우자, 형제 · 자매를 포함한다. 직장가입자의 보험료는 보수에 매년 정해지는 보험료율을 곱하여 50%는 사용자가 50%는 가입자가 지불하게 된다. 예를 들어 보수월액이 200만원인 A씨는 2024년 보험료율 7.09% 기준으로 200×7.09% 금액에서 50%인 70,900원을 A씨가 납부하고, 나머지 50%인 70,900원을 사업주가 납부하게 되는 것이다.

표 8-6 직장가입자의 건강보험료 산정

기준	보험료율(2024년 기준)	근로자	사업주
건강보험료 (보수월액 기준)	7.09%	3.8545%	3.8545%

이처럼 직장가입자의 보수월액은 투명하지만, 지역가입자는 정확한 보수월액을 알 수가 없다. 따라서 지역가입자의 건강보험료는 가입자의 소득, 재산(전월세 포함)을 기준으로 각 부과요소별로 산정한 후 합산한 보험료에 경감 등을 적용하여 세대단위로 부과한다.

국민건강보험료는 가입자의 자격을 취득한 날이 속하는 달의 다음 달부터 가입자의 자격을 잃은 날의 전날이 속하는 달까지 부과 · 징수한다. 다만, 가입자의 자격을 매월 1일에 취득한 경우 또는 「독립유공자예우에 관한 법률」 및 「국가유공자 등 예우 및 지원에 관한 법률」에 따라 의료보호를 받는 사람 중 건강보험 적용 신청으로 가입자의 자격을 취득하는 경우에는 그 달(신청일이 속한 달)부터 부과 · 징수한다.

- 소득

  「소득세법」에 따라 산정한 이자 · 배당 · 사업 · 기타소득금액, 「소득세법」에 따른 근로 · 연금소득의 금액 합계액

• **재산**

토지, 주택, 건축물, 선박, 항공기, 전월세

표 8-7 지역가입자의 건강보험료 산정

- 소득월액 28만원 이하세대

  건강보험료 = 소득월액최저보험료(19,780원) + {재산(전월세 등 포함)보험료 부과점수 × 부과점수 당 금액(208.4원)}

- 소득월액 28만원 초과세대

  건강보험료 = (소득월액* × 건강보험료율) + {재산(전월세 등 포함)보험료 부과점수 × 부과점수 당 금액(208.4원)}

* 소득월액: 연간 소득을 12개월로 나눈 금액

매달 건강보험료를 지불하는 가입자가 질병에 걸려 의료기관에 방문하게 되면 진료를 받고 진료비를 납부하게 된다. 이 때 환자가 병원에 납부하는 금액은 총의료비 중에서 본인부담액만 환자가 지불하게 된다. 입원 진료 시 본인부담액은 의료기관 종별과 상관없이 20%의 본인부담률을 지불한다. 예를 들어 20만원의 입원서비스를 받았다면 현재 우리나라에서는 본인부담률 20%에 해당하는 40,000원만 납부하게 되는 것이다. 그러면 남은 160,000원은 병원에서 어디서 받아야 할까. 이때 의료기관이 나머지 160,000원을 받기 위해 건강보험심사평가원에 요양급여비용심사를 청구하는 것이다.

표 8-8 입원 진료 시 본인부담액[2)]

<table>
<tr><th rowspan="2">구분</th><th colspan="3">본인부담액</th></tr>
<tr><th>요양급여비용총액</th><th>식대총액</th><th>끝수계산</th></tr>
<tr><td>일반환자</td><td>20%</td><td rowspan="7">식대총액
(기본식대
+
가산식대)의
50%</td><td rowspan="8">10원 미만
절사</td></tr>
<tr><td>15세 이하(2세 미만 영유아 제외)</td><td>5%</td></tr>
<tr><td>2세 미만 영유아</td><td>면제</td></tr>
<tr><td>자연분만</td><td>면제</td></tr>
<tr><td>고위험 임신부</td><td>10%</td></tr>
<tr><td>제왕절개분만</td><td>5%</td></tr>
<tr><td>선택입원군(요양병원 해당)</td><td>40%</td></tr>
<tr><td>장기 등 기증자의 장기등 적출</td><td>면제</td><td>면제</td></tr>
</table>

2) 건강보험심사평가원 홈페이지(https://www.hira.or.kr/dummy.do?pgmid=HIRAA030056020100, 2024.8.14.)

외래진료의 경우 요양기관 종별에 따라 본인부담률이 상이한데 다음 표와 같다.

표 8-9 외래진료 본인부담률[3)]

기관종별	본인부담률
상급종합병원	진찰료 + 진찰료 제외 진료비의 60%
종합병원	동지역 : 50%, 읍면지역 : 45%
병원급	동지역 : 40%, 읍면지역 : 35%
의원급	30% (단 65세 이상인 경우에는 15,000원 이하 시 1,500원 정액 적용)

환자가 진료비를 납부한 나머지 진료비를 받기 위해서 진료받은 환자의 요양급여비용 심사청구서와 요양급여비용 명세서를 작성하여 구비해야 한다. 이 서류에는 요양기관에 대한 정보와 진료받은 환자의 정보, 진단명, 환자 본인일부부담금 등을 작성해야 한다. 요양급여비용 심사청구서에 요양급여비용 명세서와 기타 필요한 서류를 첨부하여 건강보험심사평가원에 전산청구(포털, EDI, 전산매체) 또는 서면으로 제출한다. 그러면 건강보험심사평가원에서 진료비 내역을 심사하여 건강보험공단과 의료기관에 심사결과를 통보해준다. 진료비 지급 결정 심사결과가 통보되면 건강보험공단에서 나머지 160,000원을 의료기관에게 지불하게 되는 것이다. 만약에 진료비 청구가 삭감되면 60일 이내에 의료기관에서는 서류를 재정비해서 건의할 수 있다.

3) 건강보험심사평가원 홈페이지(https://www.hira.or.kr/dummy.do?pgmid=HIRAA030056020110, 2024.8.14.)

[별지 제9-3호 서식]

서식번호	G	I	0	1	(년 월분) **요양급여비용심사청구서**	보험자 종별 구분		※접수번호	

요양기관						
	①기호		②명칭		③전화번호		④청구단위구분	
	⑤소재지				⑥우편번호	
작성자	⑦성명	(서명 또는 날인)	대행청구 단체	⑨기호	
	⑧생년월일			⑩명칭	

구분				⑪건수	⑫요양급여 비용총액 1	⑬본인일부 부담금	⑲지원금	⑳장애인 의료비	⑭청구액	⑯본인부담 상한액 초과금총액	⑰요양급여 비용총액 2, 진료비총액	⑱보훈 청구액	㉑건강보험 100분의100 본인부담금 총액	㉒보훈 본인일부 부담금	㉓100분의 100미만 총액	㉔100분의 100미만 본인일부 부담금	㉕100분의 100미만 청구액	㉖100분의 100미만 보훈 청구액
외과	입원	장기환자	11															
		제외환자	1															
	외래		2															
치과	입원		3															
	외래		4															
한방	입원		5															
	외래		6															

ㅁ 「국민건강보험법 시행규칙」 제19조제1항에 따라 요양급여비용의 심사를 청구합니다.
ㅁ 「한국보훈복지의료공단법 시행령」 제17조의2에 따라 진료비용의 심사를 청구합니다.

첨 부: 요양급여비용명세서 매
전산매체 ( ) 매
처 방 전 매

청구일자: 년 월 일

청 구 인: (서명 또는 날인)

ㅁ 건강보험심사평가원장 귀하
ㅁ 국민건강보험공단이사장 귀하
ㅁ 한국보훈복지의료공단이사장 귀하

다중바코드 출력부분

주 : 1. ※란은 건강보험심사평가원이 기재합니다.
2. 보험자 종별 구분: 건강보험 진료분은 기재하지 않으며, 보훈위탁진료 요양기관의 "보훈 국비환자(상이처, 무자격자)" 입원 · 외래진료분인 경우에만 "7"을 기재합니다.
3. '진료비총액', '보훈청구액' 및 '보훈 본인일부부담금'은 보훈위탁진료 요양기관의 '보훈국비환자' 또는 '보훈감면환자' 진료분인 경우에 한하여 기재합니다.

[그림 8-5] 요양급여비용 심사청구서

[별지 제11호 서식]

외과
외래

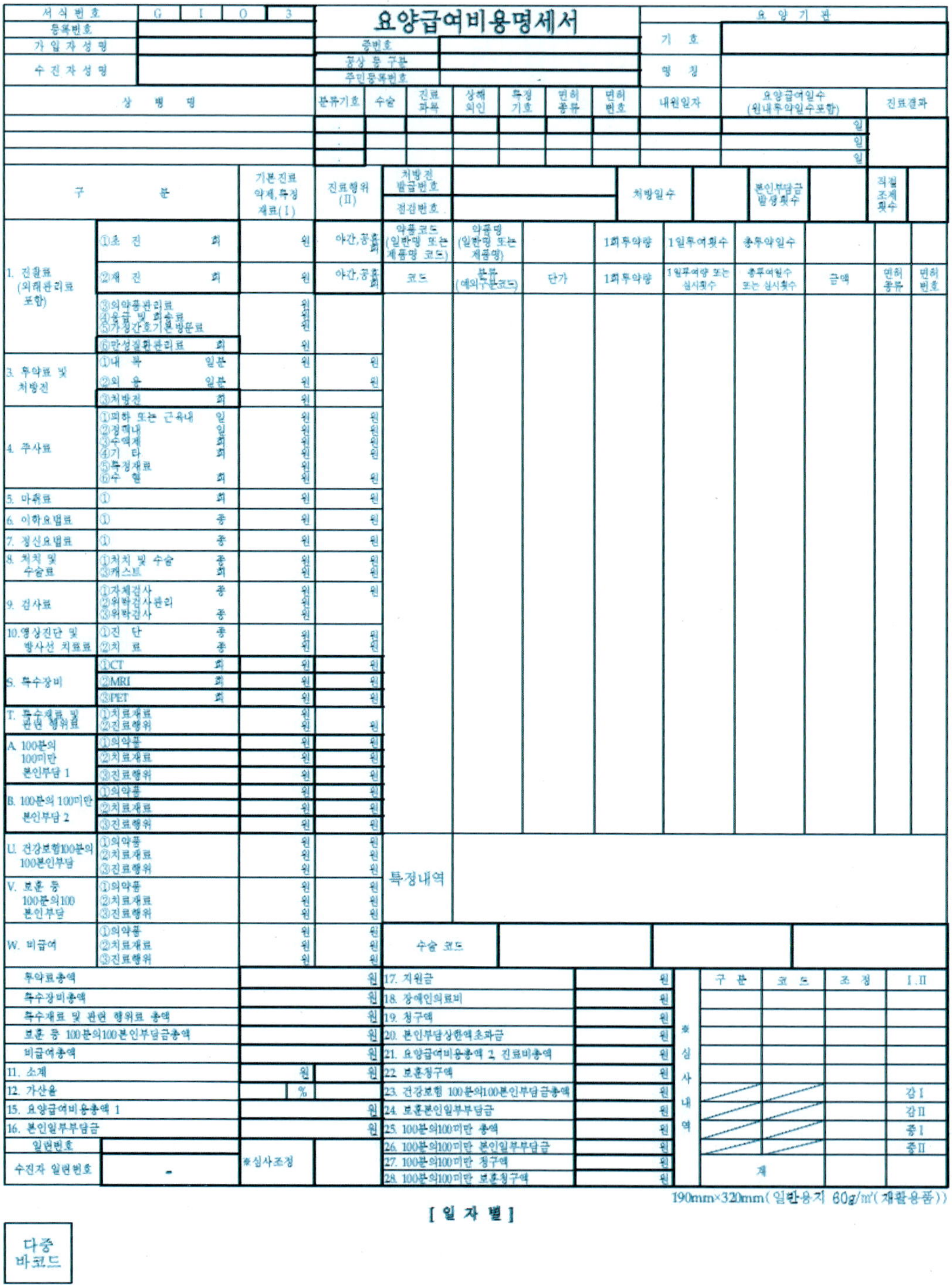

요양급여비용명세서

서식번호	G	I	0	3
등록번호				
가입자성명				
수진자성명				

증번호	
공상 등 구분	
주민등록번호	-

요양기관	
기호	
명칭	

상병명	분류기호	수술	진료과목	상해외인	특정기호	면허종류	면허번호	내원일자	요양급여일수(원내투약일수포함)	진료결과
	.								일	
	.								일	
	.								일	

구분		기본진료 약제,특정재료(I)	진료행위(II)
1. 진찰료(외래관리료 포함)	①초진 회	원	야간,공휴 회
	②재진 회	원	야간,공휴 회
	③의약품관리료 ④응급 및 회송료 ⑤가정간호기본방문료	원 원 원	
	⑥만성질환관리료 회	원	
3. 투약료 및 처방전	①내복 일분	원	원
	②외용 일분	원	원
	③처방전 회	원	
4. 주사료	①피하 또는 근육내 일 ②정맥내 일 ③수액제 회 ④기타 회 ⑤특정재료 ⑥수혈 회	원 원 원 원 원 원	원 원 원 원 원
5. 마취료	① 회	원	원
6. 이학요법료	① 종	원	원
7. 정신요법료	① 종	원	원
8. 처치 및 수술료	①처치 및 수술 종 ③캐스트 회	원 원	원 원
9. 검사료	①자체검사 종 ②위탁검사관리 ③위탁검사 종	원 원 원	원
10. 영상진단 및 방사선 치료료	①진단 종 ②치료 종	원 원	원 원
S. 특수장비	①CT 회	원	원
	②MRI 회	원	원
	③PET 회	원	원
T. 특수재료 및 관련 행위료	①치료재료 ②진료행위	원 원	 원
A. 100분의 100미만 본인부담 1	①의약품	원	원
	②치료재료	원	원
	③진료행위	원	원
B. 100분의 100미만 본인부담 2	①의약품	원	원
	②치료재료	원	원
	③진료행위	원	원
U. 건강보험100분의 100본인부담	①의약품 ②치료재료 ③진료행위	원 원 원	원 원 원
V. 보훈 등 100분의100 본인부담	①의약품 ②치료재료 ③진료행위	원 원 원	원 원 원
W. 비급여	①의약품 ②치료재료 ③진료행위	원 원 원	원 원 원
투약료총액		원	
특수장비총액		원	
특수재료 및 관련 행위료 총액		원	
보훈 등 100분의100본인부담금총액		원	
비급여총액		원	
11. 소계		원	원
12. 가산율		%	
15. 요양급여비용총액 1		원	
16. 본인일부부담금		원	
일련번호		※심사조정	
수진자 일련번호	-		

처방전 발급번호		처방일수		본인부담금 발생횟수		직접조제횟수	
점검번호							

약품코드(일반명 또는 제품명 코드)	약품명(일반명 또는 제품명)		1회투약량	1일투여횟수	총투약일수			
코드	분류(예외구분코드)	단가	1회투약량	1일투여량 또는 실시횟수	총투여일수 또는 실시횟수	금액	면허종류	면허번호

특정내역	
수술 코드	

17. 지원금	원
18. 장애인의료비	원
19. 청구액	원
20. 본인부담상한액초과금	원
21. 요양급여비용총액 2, 진료비총액	원
22. 보훈청구액	원
23. 건강보험 100분의100본인부담금총액	원
24. 보훈본인일부부담금	원
25. 100분의100미만 총액	원
26. 100분의100미만 본인일부부담금	원
27. 100분의100미만 청구액	원
28. 100분의100미만 보훈청구액	원

※심사내역

구분	코드	조정	I.II
			감 I
			감 II
			증 I
			증 II
계			

190mm×320mm(일반용지 60g/㎡(재활용품))

[일자별]

다중 바코드

[그림 8-6] 요양급여비용 명세서

04 실손의료보험[4)]

1) 4세대 실손의료보험

실손의료보험은 피보험자가 질병 · 상해로 의료기관에 입원 또는 통원하여 치료를 받거나 처방조제를 받은 경우에 본인이 실제로 부담한 의료비를 보상하는 상품이다. 「국민건강보험법」에서 정한 요양급여 또는 「의료급여법」에서 정한 의료급여 중 본인 부담금 및 「국민건강보험법」 또는 「의료급여법」에 따라 보건복지부장관이 정한 비급여의 합계액에서 약관에서 정한 자기부담금을 제외한 금액을 보상한다.

기본형	상해 급여	입원(통원 합산 5천만원 한도)	급여 보장대상의료비에서 공제금액(=보장대상의료비의 20%)을 뺀 금액
		통원(회당 20만원 한도)	급여 보장대상의료비에서 공제금액(=Max[보장대상의료비의 20%, 최소자기부담금])을 뺀 금액 · 최소자기부담금: (병 · 의원) 1만원, (상급 · 종합병원) 2만원
	질병 급여	입원(통원 합산 5천만원 한도)	급여 보장대상의료비에서 공제금액(=보장대상의료비의 20%)을 뺀 금액
		통원(회당 20만원 한도)	급여 보장대상의료비에서 공제금액(=Max[보장대상의료비의 20%, 최소자기부담금])을 뺀 금액 · 최소자기부담금: (병 · 의원) 1만원, (상급 · 종합병원) 2만원
특별 약관	상해 비급여	입원(통원 합산 5천만원 한도)	비급여 보장대상의료비(3대비급여 제외)에서 공제금액(보장대상의료비의 30%)을 뺀 금액
		상급병실료 차액보장	비급여 병실료의 50%(단, 1일 평균금액 10만원 한도)
		통원(회당 20만원, 연간 100회 한도)	비급여 보장대상의료비에서 공제금액(=Max[보장대상의료비의 30%, 최소자기부담금])을 뺀 금액 · 최소자기부담금: 3만원

4) 출처 : 손해보험협회공시실(https://kpub.knia.or.kr/productDisc/lostHealth/lostHealthInfo.do, 최종확인 2024. 9.30)

	질병 비급여	입원(통원 합산 5천만원 한도)	비급여 보장대상의료비(3대비급여 제외)에서 공제금액(보장대상의료비의 30%)을 뺀 금액
		상급병실료 차액보장	비급여 병실료의 50%(단, 1일 평균금액 10만원 한도)
		통원(회당 20만원, 연간 100회 한도)	비급여 보장대상의료비에서 공제금액(=Max[보장대상의료비의 30%, 최소자기부담금])을 뺀 금액 · 최소자기부담금: 3만원
	3대 비급여	도수 · 체외충격파 · 증식 치료(연간 350만원, 연간 50회 한도 / 단, 각 치료횟수를 합산하여 최초 10회 보장하고, 이후 객관적이고 일반적으로 인정되는 검사 결과 등을 토대로 증상의 개선, 병변호전 등이 확인된 경우에 한하여 10회 단위로 연간 50회까지 보상)	비급여 보장대상의료비에서 공제금액(=Max[보장대상의료비의 30%, 최소자기부담금])을 뺀 금액 · 최소자기부담금: 3만원
		주사료(연간 250만원, 50회 한도)	
		자기공명영상진단(연간 300만원 한도)	

※ 보장대상의료비 = 실제 부담액 – 보장제외금액(약관에 따라 회사가 보장하지 않는 사항에 따른 금액)

2024년 7월부터 4세대 실손의료보험은 비급여 이용량에 따라 보험료가 할인 또는 할증된다.

4세대 실손의료보험은 지난 2021년 7월, 건강보험을 보완하는 사회안전망 역할을 유지하면서도 가입자 간 보험료 부담 형평성을 제고하기 위해 출시됐다. 상품 출시 후 가입자가 지속 증가해 2023년말 기준 가입 건수는 376만건에 달한다. 이는 전체 실손의료보험의 약 10.5% 수준이다. 4세대 실손의료보험은 상품구조를 급여와 비급여로 분류해 각각의 손해율에 따라 보험료를 매년 조정한다. 전체 보험계약자의 보험료가 일률적으로 조정되는 급여와 달리 비급여는 비급여 보험금과 연계해 할인과 할증 등 보험료가 차등 적용된다. 비급여 보험료 차등 적용은 충분한 통계 확보 등을 위해 상품 출시 후 3년간 유예돼 왔으며, 2024년 7월 1일 이후 보험료 갱신 시점부터 적용된다.[5)]

5) 출처 : 청년의사(http://www.docdocdoc.co.kr, 2024.6.17, 최종확인 2024.9.30)

표 8-10 **비급여 보험금 수령액에 따른 보험료 할인 · 할증 구간**

구분	1등급(할인)	2등급(유지)	3등급(할증)	4등급(할증)	5등급(할증)
할인 · 할증률	-5%(잠정)	-	+100%	+200%	+300%
직전 1년간 비급여 수령액	보험금無	100만원 미만	100만원 이상 150만원 미만	150만원 이상 300만원 미만	300만원 이상
대상 건수 비율(추정)	62.1%	36.6%	1.3%		

|연|습|문|제|

❶ 아래의 상황에서 환자가 수납해야 할 총 금액은 얼마인지 계산하시오.

진료비 영수증	
급여 공단부담금	50,000원
급여 본인부담금	55,000원
비급여	300,000원
수납금액	

❷ 국내 보험청구체계의 빈칸을 채우시오.

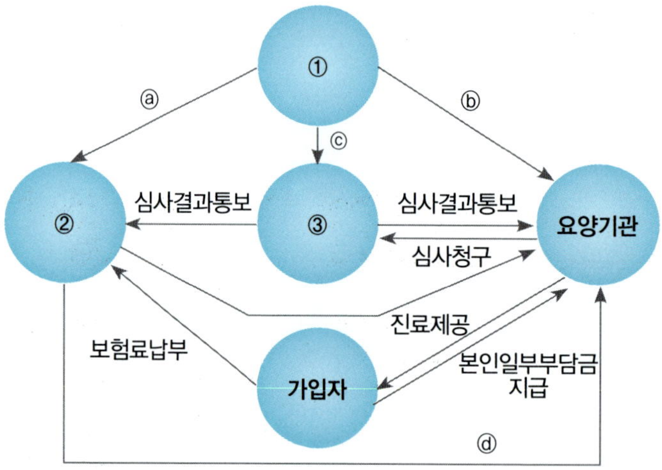

① : ______________________

② : ______________________

③ : ______________________

ⓐ : ______________________

ⓑ : ______________________

ⓒ : ______________________

ⓓ : ______________________

❸ 병원에서 미수금을 줄이기 위한 방법으로 적절한 것은?

① 환자에게 진료비 상세내역을 수납 시 상세히 설명해준다.
② 진료 전 수납, 진료 중 수납, 진료 후 수납 등으로 분할 납부를 권한다.
③ 모든 의료서비스가 종료된 후 진료비를 받는다.
④ 진료비를 할인해준다.
⑤ 무조건 환자에게 진료비를 의료서비스 제공 전에 받는다.

❹ 환자의 진료비수납프로그램을 사용할 때 절차를 올바르게 나열한 것은?

가. 환자의 처방내역 확인 나. 영수증 발행 여부 다. 진료비 수납 방법 확인(카드, 현금 등) 라. 환자의 이름 확인 마. 수납처리

① 라 → 가 → 다 → 마 → 나
② 다 → 라 → 가 → 나 → 마
③ 라 → 가 → 마 → 나 → 다
④ 다 → 라 → 마 → 가 → 나
⑤ 라 → 가 → 다 → 나 → 마

정답 3. ② 4. ①

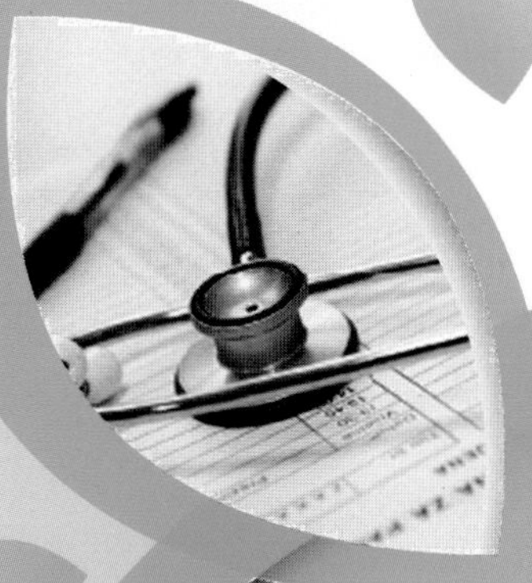

제 3 부

매니저코디네이터

제9장

의료서비스마케팅

마케팅(Marketing)이란 무엇인가? 흔히 마케팅하면 물건을 파는 것 혹은 돈벌이 하는 것이라고 생각하는 사람이 많을 것이다. 물건을 판다든가 사기 위해서는 시장이 필요하다. 시장에서는 상호간의 필요에 따라 교환이 이루어지고 흥정이 뒤따른다. 이러한 시장에서의 수요와 공급을 연결시켜 주는 기능이 바로 마케팅이다. 마케팅의 본질은 소비자의 욕구를 파악하여 그것을 충족시킬 수 있는 상품을 생산하여 판매하여야 한다는 것이다. 판매한 이후에도 소비자의 반응을 살펴 그 결과를 상품계획에 반영하여, 소비자의 욕구를 보다 잘 충족시킬 수 있는 상품을 개발하고 생산하는 과정이 마케팅이다.

09 의료서비스마케팅

학습목표

1. 의료서비스마케팅을 이해한다.
2. 병원에서 마케팅을 이해한다.
3. 의료서비스마케팅 전략을 수립할 수 있다.

01 마케팅의 이해

마케팅은 단순히 상품을 판매하는 것이 아니라 고객만족을 판매하는 것으로 보아야 한다. 의료기관은 의료에 대한 소비자의 욕구를 파악하고 그것을 충족시킬 수 있는 서비스 상품을 개발하여 소비자들에게 전달하면, 서비스 질을 측정하고 그것을 상품 계획에 반영하고 서비스를 개선함으로써 고객만족을 추구하여야 한다.

1) 마케팅의 정의

마케팅에 대한 공식적인 정의는 1960년 미국 마케팅협회(AMA)에서 '생산자로부터 소비자 또는 사용자에 이르는 제품 및 서비스의 흐름을 통제하는 기업활동'이라고 하였다. 그 이후로 다양한 정의들이 나왔는데, 살펴보면 다음과 같다.

마케팅은 조직이나 개인의 목적을 달성시키는 교환을 창출하고 유지할 수 있도록 시장을 정의하고 관리하는 과정이다(한국마케팅학회, 2002).

마케팅이란 '개인과 집단이 필요로 하고 원하는 제품과 가치를 다른 사람들과 함께 산출하고 교환함으로써 그들이 원하는 것을 획득하도록 하는 사회적, 관리적 과정'이라고 정의하였다. 즉, 마케팅은 '교환과정을 통해 필요성(needs)과 욕구(wants)를 충족시키기 위한 인간의 활동(Kotler, 1972)'을 정의한 것이다.

마케팅이란 '기업 및 다른 조직이 글로벌 시각에서 고객과의 상호 이해를 바탕으로 공정한 경쟁을 통해서 행하는 시장 창조를 위한 종합적인 활동'이다(일본 마케팅 협회, 1990).

마케팅은 '개인이나 조직의 목적을 충족시키는 모든 교환을 창출해내기 위해서 아이디어, 상품, 서비스의 컨셉, 가격, 판매촉진 및 유통을 계획하고 실행하는 과정'이다(미국 마케팅 협회, 1985).

이제는 마케팅에 대한 새로운 사고로서 '시장지향적(market oriented) 경영사고'를 제시해야 한다. 시장지향적 경영사고의 핵심은 고객들을 위한 가치(value)를 극대화하기 위한 시장의 다양한 구성요소들의 부가가치를 더욱 더 창출하기 위해 효과적으로 관리해야 한다. 병원에서도 시장지향적 경영사고를 실행하기 위해서는 다음 3가지의 고객들을 관리해야 한다.

첫째, 병원에서 제공하는 가치를 소비하는 최종 외부고객(환자나 가족들)

둘째, 병원 외부에서 가치생산을 추진하는 고객인 협력기관(의원 · 병원 · 종합병원 · 보건소 · 약국 · 한의원 · 요양병원 · 제약회사 · 의료기기회사 등)

셋째, 병원 내부의 가치를 생산하는 고객인 임직원들

2) 마케팅에 대한 일반적인 오해

(1) 마케팅은 광고다.

가장 보편적인 마케팅에 대한 오해는 '마케팅 = 광고, 판촉 활동' 이라는 생각이다. 마케팅에서 판촉이나 광고가 차지하는 비중은 일부분에 지나지 않으며 마케팅 활동 과정에서 고객과 접촉하는 방법이 대부분 광고나 판촉의 형태로 나타나기 때문이라고 생각된다.

(2) 마케팅은 과잉진료를 유발한다.

병원은 고객이 평생을 이용하게 되는 공간이다. 살아가는 동안에는 여러 차례 방문하게 되는 곳이다. 이런 점에서 과잉진료는 고객의 재방문을 이끌어낼 수 없다. 혹 한 번 찾고 마는 곳이라 하더라도 부정적인 이미지를 가진 고객은 주변에 좋지 않게 구전광고를 할 것이 틀림없기 때문이다.

인터넷상에서 피부과에 대해 환자들이 불만의 글을 올려놓은 내용을 보면 대부분 피부과용 화장품 구매 시, 혹은 피부 관리 프로그램 상담 시 환자입장에서 생각할 때

불필요한 부분까지 병원 측으로부터 제안을 받는 경우라고들 한다. 이는 단지 비용에 관한 불만을 의미하는 것이 아니다. 환자가 납득할 수 있는, 환자가 원하는 욕구에 맞춰 의료서비스와 부가 상품을 권했어야 한다. 마케팅 활동이 과잉진료로 이어진다는 오해는 마케팅 활동을 단기간의 수익성만을 고려했을 때 생기는 오해라고 할 수 있다.

(3) 마케팅은 의료기관간의 경쟁을 부추긴다.

병원마케팅은 동종 의료기관의 파이를 빼앗는 것보다는 파이를 키우는 역할을 한다. 즉, 마케팅을 통해서 사람들이 종합검진과 비슷한 비용으로 구입할 수 있는 의류를 놓고 선택해야 할 때 종합검진을 받는데 비용을 지출하도록 하는 것이 의료기관의 마케팅 활동이다. 즉, 사람들이 건강을 유지하고 증진하여 젊게 오래 사는데 가치를 갖도록 하는 것이 의료기관 공동의 목적이라고 할 수 있다.

(4) 마케팅은 의료서비스의 본질을 왜곡한다.

병원마케팅이 의료서비스의 본질에서 왜곡된 정보를 고객에게 알린다는 것이다. 의료서비스의 핵심적인 부분은 당연히 질병의 고통에서 고객을 벗어나게 하는 것이라 할 수 있다. 그러나 이미 고객의 욕구는 고통의 해소라는 핵심적인 서비스 외 부가적인 서비스를 기대하는 선까지 업그레이드되어 있다. 과거와는 달리 병원을 찾아온 고객도 자기 자신을 인정받고 싶어하는 욕구를 가지고 있다는 것이다. 마케팅은 고객을 대하는 마음가짐을 변화시키는 역할을 한다. 예를 들어 병원을 찾아온 고객이 의사와 처음 얼굴을 맞이하는 순간 담당의사가 '안녕하십니까? 저는 고객님의 진료를 담당하게 된 의사입니다' 라고 인사하는 것이 의료기술이 떨어지기 때문이라고는 볼 수 없는 것이다. 특히, 오늘날처럼 인터넷 검색을 통한 정보의 홍수 속에서 제대로 된 정보를 제공하지 않는다면 병원은 존재하기 어려운 상황을 맞을 것이다.

02 병원에서 마케팅

병원을 설명한 여러 정의에서도 나타나듯이 병원은 의료기관으로서 지역사회에서의 의무와 역할이 있으며, 이는 공공성과 비영리기관이라는 단어로 잘 설명될 수 있다. 하지만 불합리하게도 그러한 의료기관의 특성을 잘 나타내는 단어가 모든 지역사회 주민들의 이용을 극대화할 수 있는 병원의 홍보와 마케팅의 발목을 잡아 왔던 것이 사실이다.

마케팅은 주로 이익 창출을 추구하는 영리조직에서만 중요시되어 왔다. 하지만 수많은 조직과 기관들은 자신들의 목적을 추구하고 원활한 활동을 위해 영리성과 상관없이 마케팅을 사용하기 시작하였고, 이제는 필수적인 조직 운영의 한 부분이 되었다. 이제는 병원들도 마케팅 전쟁시대를 경험하며 살고 있다고 이야기해도 과언이 아닐 것이다.

성형외과들은 광고의 효과를 기대하면서, 신문이나 인터넷에 배너를 올리기도 하고, TV나 라디오에 출연을 원하기도 한다. 특히, 인터넷 시대를 살면서 다양한 기법의 인터넷 광고들이 눈길을 끌기도 한다. 또한, 부유한 계층이 살고 있는 지역의 병원들은 지역주민의 입맛에 맞도록 내부인테리어에 많은 신경을 쓰고 있으며, 진료 외적인 서비스에 많은 비용을 투자하기도 한다. 이러한 여러 가지 사례들은 병원이 가지고 있는 이미지를 고객에게 인상 깊게 심어주거나 혹은 고객의 이미지를 변화시키려는 노력들이라고 할 수 있다.

다음은 병원의 이미지를 결정하는 10가지 요인들이다.

① 병원 규모와 내실화

② 진료과의 범위와 수준

③ 병원 명칭 및 브랜드

④ 대인 서비스

⑤ 건물과 주변환경

⑥ 병원의 경영방침

⑦ 디자인

⑧ 사회 기여도

⑨ 병원 직원의 사고와 행동

⑩ 병원 종사자의 복지후생

이 10가지 요인에는 환자의 진료서비스와 관련된 요인, 환자의 감성을 자극하는 요인, 내부 고객의 만족과 관련한 요인 등으로 구성되어 있다. 이러한 몇 가지 병원마케팅의 포인트를 지켜가면서 우리 병원에서 활용할 수 있는 전략들은 어떠한 것들이 있는지 알아보자.

우선 기본적인 마케팅의 과정은 다음의 [그림 9-1]과 같다.

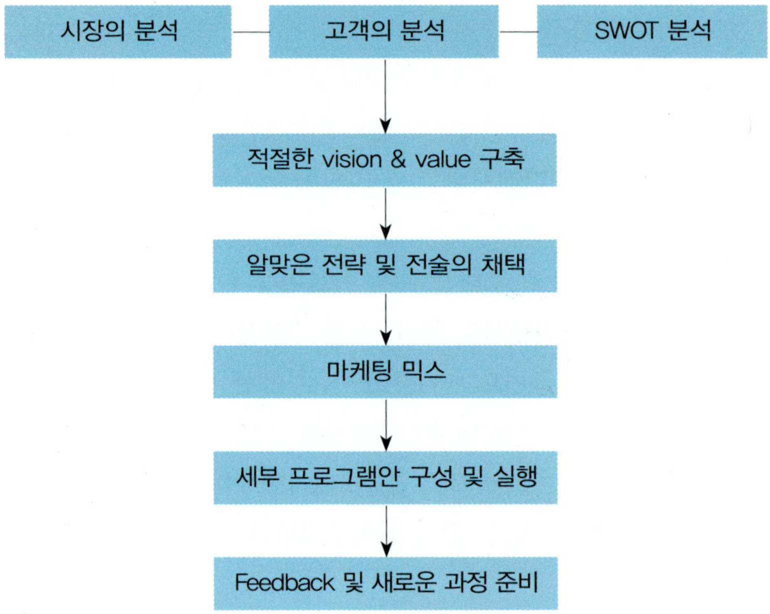

[그림 9-1] 마케팅 과정

의료기관은 병원의 외부 · 내부 환경에 대한 분석을 해야 하며, 특히 병원이 가지고 있는 위기, 기회, 강점, 약점 등을 잘 이해하고 있어야 한다. 특히 우리 병원이 놓여 있는 환경은 바로 시장(Market)을 의미한다. 따라서 정확한 분석과 측정은 시장 내 의료 수요를 측정하는 지름길이 된다고 할 수 있다.

세부적인 전략으로는 고객관계마케팅, 데이터베이스마케팅, 온라인 마케팅 등을 예로 들 수 있다.

우리나라는 컴퓨터와 초고속 통신망의 확대로 인터넷 강국으로 인식되고 있다. 특히, 모든 세대에 비교적 고르게 분포하는 인터넷 이용자들을 통한 온라인 마케팅이 활발하다. 온라인 마케팅이라는 것은 전통적인 여러 마케팅 기법과 다르게 시간적, 공간적 제약을 받지 않는다. 따라서 인터페이스라는 작은 공간을 통해서 시각적, 청각적인 효과를 발휘하면서 효과적으로 광고의 효과를 볼 수 있다. 특히, 오프라인으로 연결된 마케팅 기법으로 경품이나 여러 가지 혜택을 제공해 주면서 적극적으로 활용하고 있다. 특히 이메일의 경우, 인터넷에서 활용중인 여러 방법 중에서도 대표적이라 할 수 있는데, 이는 TV, 라디오, 신문, 잡지 등의 광고보다 훨씬 저렴하고 광범위한 효과를 볼 수 있는 장점이 있다. 하지만 최근에는 광고메일의 홍수로 인해 역효과를 가져오는 경우가 많아지고 있어 사용에 신중을 기울여야 하며, 의료법의 변화로 인해 광고의 범위와 정도가 달라지고 있으므로, 이러한 환경적인 변화도 고려해야 한다.

특히, 유튜브의 발달은 시각적인 효과를 극대화할 수 있는 방법이 되었으며, 많은 사람들이 유튜브 동영상을 보면서 정보를 획득하는 점을 의료서비스마케팅 담당자는 염두에 둬야 할 것이다.

03 의료서비스마케팅의 개념

1) 의료서비스마케팅의 정의

1980년대부터 전문서비스 분야에 있어서 마케팅 시대가 도래되었다(1991, 유동근). Kotler는 '마케팅을 교환을 충족시키기 위해 행해지는 일체의 활동'이라고 정의함으로써 비영리 조직의 거래행위까지도 마케팅의 범주에 포함되게 되었다.

정동선의 정의에 의하면 의료기관이 소재하고 있는 지역사회에서 필요로 하는 이들에게 의료기관의 자원을 최대로 이용하도록 행동의 변화를 통하여 의료를 필요로 하는 이들에게 양질의 의료를 제공함으로써 고객에 대한 서비스를 제공시킬 뿐만 아니라 의료기관장비의 활용도를 높여 의료기관의 기능과 역할을 최대한 효율화하는 활동을 일컬어 의료서비스마케팅이라 할 수 있다.

앞에서 논의된 마케팅의 정의 등을 종합하면 의료서비스마케팅이란 환자가 필요로 하는 의료서비스를 파악해 적절한 의료서비스를 제공함으로써 국민건강의 유지, 발전과 병원의 설립목표를 실현하고 경영활동을 합리적으로 수행하는 과정이라 할 수 있다.

그러나 의료기관이라는 곳은 '의료서비스'라는 당위성에는 모두 찬성을 하지만 의료기관의 '비영리성'이라는 인식 때문에 마케팅적인 활동이 엄격히 제한되어 왔다. 그러므로 의료기관은 엄연한 조직체로서 조직의 경영이라는 현실적인 문제를 해결해야 하며 의료시장이라는 급변하는 환경에 대처해야 한다는 과제를 안고 있다.

이러한 과제들은 의료기관으로 하여금 공익성이라는 안일한 울타리 속에서 나와야 한다는 자각을 일으켰고 의료기관 스스로 문제를 해결해 나가도록 방향을 제시하였는데, 그 경영 해법이 바로 마케팅인 것이다.

2) 의료서비스마케팅의 필요성

미국은 1970년대 후반 이후 병원 홍보부를 마케팅 부서로 바꾸어 운영하기 시작하였으나, 우리나라에서는 아직 마케팅 부서를 운영하고 있는 의료기관이 거의 없으며 일부 의료기관에서 홍보담당 부서를 운영하고 있을 뿐이지만 마케팅에 대한 인식은 전반적으로 높아진 실정이다. 의료기관을 둘러싼 환경의 변화는 의료기관에서도 기업에서 사용하고 있는 마케팅 활동이 유용함을 보여준다. 의료기관에서 마케팅 개념을 도입하여야 하는 필요성은 다음과 같다(조우현, 1999).

첫째, **의료에 대한 기대와 욕구의 증가.** 전반적인 소득수준의 향상에 따른 의료 이용자들의 의료에 대한 높은 기대와 고급화 성향, 의학지식의 보편화, 의료 이용자의 권리 의식의 향상에 따른 소비자의 능동적인 역할 변화는 의료서비스에 있어서도 고객의 욕구와 선택이 중요한 요소로 받아들여지고 있다. 고객들은 자신들이 이용하는 의료기관에서 자신들이 원하는 첨단 의료기술과 친절하고 쾌적한 의료서비스를 제공받기를 기대한다. 의료기관에서는 의료서비스에 대한 고객의 욕구를 파악하여 고객이 원하는 의료서비스를 제공하여야만 고객만족을 이룰 수 있게 되었다.

둘째, **의료시장의 경쟁의 심화.** 과거 의료공급이 부족했던 것과는 달리 의료 인력의 증가와 더불어 의료기관의 수적 증가, 대형 종합병원의 설립으로 인한 의료공급의 과잉현상은 고객들로 하여금 보다 양질의 의료서비스를 제공하는 의료기관을 찾아다니게 하고 있다. 이와 같이 더욱 치열해지는 경쟁 속에서 의료기관은 경쟁력을 가져야만 생존할 수 있게 되었다. 의료기관의 경쟁력은 고객만족을 통하여 형성된다. 고객이 원하는 그 이상의 의료서비스를 제공해야 고객만족과 경쟁적 우위를 차지할 수 있다. 고객만족과 경쟁력 확보를 위해서는 고객중심의 사고, 즉 마케팅 개념의 도입이 필연적이라고 할 수 있다.

셋째, **의료기관 경영수지의 악화.** 의료기관의 경영수지 악화의 요인으로는 크게 의료기관 경영의 외적인 요인과 내적인 요인으로 나누어 생각해 볼 수 있는데, 대표적인 외적 요인으로는 낮은 의료보험수가를 들 수 있다. 의료기관 내적 요인으로는 공급자 위주의 경영환경에 안주해온 의료기관 관리자들의 경영의식 부족을 들 수 있다.

3) 의료서비스마케팅의 특성

앞에서 의료기관의 특성을 설명하였다. 의료마케팅적 측면에서 다시 살펴보면, 최근 의료기관간 경쟁이 심화되고 경영수지가 악화됨에 따라 일반 기업에서 사용하는 마케팅 개념을 도입하고자 하는 의료기관이 증가하고 있다. 그러나 의료서비스가 가지는 특성으로 인하여 일반 기업에서 사용하는 마케팅 기법을 그대로 적용하기 어려우므로 의료기관에서는 마케팅 개념을 도입함에 있어 다음과 같은 의료기관의 특성을 고려해야 한다.

(1) 비영리 공공재적 의료서비스

의료기관(법인병원)은 법적으로 비영리이며 의료서비스는 공공재적인 성격이 부여되기 때문에 일반 기업보다 사회적인 관심과 규제의 대상이 되고 있다. 또한 국민건강보험(전국민 의료보험)의 도입으로 정부가 의료가격을 강하게 통제하고 있기 때문에 일반 기업과 같이 적극적인 마케팅 개념을 도입하는데 한계가 있다. 예를 들면 의료기관에서 광고의 제한, 의료보험수가의 통제 등과 같은 규제가 의료기관에서 마케팅 활동을 하는데 제한이 된다.

(2) 노동집약적 의료서비스

의료서비스는 고도로 노동집약적인 특성을 지니고 있다. 다양한 교육 배경을 가진 전문 인력으로 구성되어 있으며, 면허나 자격 보유인력이 중심이 되고 있다. 특히 전문직종이 핵심적인 역할을 담당하고 있는데, 전문직들의 경우 상대적으로 자율성에 대한 요구가 크고 조직 전체의 목표보다는 전문지식에 의거하여 행동하는 경향이 강하기 때문에 고객중심의 의료서비스를 제공하기 위한 업무조정이나 통합이 어렵다. 그러므로 의료기관에서 마케팅 활동을 원활히 수행하기 위해서는 구성원 특히 전문직에 대한 교육을 통하여 이들이 마케팅 적인 사고를 갖도록 하는 것이 필요하다.

(3) 다원적 목적수행의 의료기관

의료기관은 진료와 교육, 연구기능 등 다양한 사업목적을 지니고 있다. 또한 진료에 있어 양질의 의료서비스를 제공해야 하는 목적과 가능한 효율적으로 서비스를 산출해야 하는 서로 상충되는 목적을 가지고 있어 마케팅 활동에 제한 요인이 되고 있다. 그러므로 의료기관에서 마케팅 활동을 함에 있어 교육과 연구 활동에 대한 배려가 필요하며 또한 고객욕구를 충족시킬 수 있는 의료서비스를 제공하기 위하여 효율성과 가용자원에 대한 인식이 필요하다.

(4) 대인 서비스의 자동화

의료기관에서 제공되는 의료서비스는 대인 서비스로서 제품을 생산하는 일반 기업에서와 같이 대량생산이나 주문생산이 불가능하고, 저장을 하거나 기계화 또는 자동화하기가 어렵다. 그러므로 의료기관의 마케팅 활동을 제품보다는 서비스 마케팅 개념 하에 수행되어야 한다. 그러나 의료서비스는 특성상 업무수행 과정 중 신속한 판단과 즉각적인 처리를 요구하는 경우가 많으므로 일반적인 서비스 산업의 마케팅 개념을 그대로 도입하기에 제한이 있으며 의료서비스의 본질적인 특성이 고려되어야만 할 것이다.

4) 의료서비스마케팅을 구성하고 있는 핵심적인 개념

의료서비스마케팅을 구성하는 핵심요소에는 다섯 가지가 있다. 우선 마케팅을 구성하는 가장 기본적인 요소인 “인간의 욕구”가 있으며, 인간의 욕구를 충족시키기 위해서 시장에 제공되는 “제품(재화와 서비스)”이 두 번째 요소이고, “고객가치와 고객만족”이 세 번째 요소이다. 고객가치는 고객이 그 제품을 소유하고 사용하여 획득한 가치와 그 제품을 획득하는데 소요되는 비용간의 차이를 의미하며, 고객만족은 고객의 기대와 실제로 지각되는 서비스 수준에 의해 나타나는 결과이다. 네 번째의 요소는 바람직한 목적물을 획득하고 그 대신에 상대방에게 무엇인가를 제공하는 행위인 “교환”이 되며, 마지막 다섯 번째 요소는 제품이나 서비스의 실제 또는 잠재적 구매자들의 집합인 “시장”이 이에 해당한다. 시장이 형성되기 위해서는 제품이나 서비스가 있어야 하고, 제품이나 서비스에 대한 욕구가 있어야 하며 교환을 통해서 이러한 욕구를 충족시키고자 하는 고객이 있어야 가능하다는 입장으로 이해하면 쉬워진다.

이러한 핵심개념들을 종합하면, 마케팅이란 인간의 욕구를 충족시켜주기 위해 제품이나 서비스의 교환이 이루어지는 시장을 관리하는 것이다.

5) 의료서비스마케팅의 목표와 전략적 유형

병원산업에서는 무형의 서비스를 제공하므로 병원마케팅이 필요하다. 병원에서의 상품은 병원에서 이루어지는 서비스이다. 즉 치료, 예방, 교육 등의 서비스와 약품 등의 진료용품과 환자나 방문객에게 제공되는 식사와 편의시설도 포함된다.

마케팅 목표는 조직 전체의 목표 하에 이뤄지고 조직의 목적을 효율적으로 달성할 수 있는 하부관리 시스템으로 구축돼야 한다. 병원의 가장 큰 목표는 환자의 질병 치료와 예방이라고 할 수 있으며, 양질의 의료를 제공하면서 이들을 효과적으로 달성하기 위한 생산성 증가와 적정 이윤의 확보를 들 수 있다. 적정 이윤의 확보는 비용감소라는 활동과 진료 건수 증가라는 두 가지 측면에서 달성할 수 있는데 진료수익은 환자 수 증가와 환자 단위당 수익의 곱으로 계산된다.

이에 따라 마케팅 목표는 진료와 관련된 진료영역을 넓히는 것이 마케팅의 목표가 되고 이를 달성하기 위한 전력은 진료의 질을 향상시키는 것과 주민이나 환자의 병원에 대한 이미지를 개선하는 것이다. 결국 진료의 질 향상을 위해서는 우선 양질의 의료를 제공하는 것이며 진료수준 향상과 진료의 서비스 향상과 병행돼야 한다.

진료수준 향상은 다시 새로운 진료서비스 향상과 기존 서비스 향상으로 나눌 수 있다. 새로운 서비스 개발은 암센터, 심장센터, 건강증진센터 등의 개발을 의미하며, 기존 서비스 향상은 유능한 의사의 유치나 장비 도입, 진료진에 대한 교육이나 연수기회 제공 등으로 달성할 수 있다. 진료외 서비스 향상을 위해서는 대기시간의 감소 및 원무행정의 간소화, 진료시 충분한 설명 등을 들 수 있다. 병원 이미지 관리를 위해서는 병원 홍보업무에 대한 관심과 병원 디자인이나 편의시설 등에 보다 현대적이며, 체계적인 개념을 도입할 수 있도록 해야 할 것이다.

병원에서는 상품이나 약을 파는 것도 아니고 인술을 다루는데 마케팅이 과연 필요한 것인가? 이러한 질문을 스스로 하게 되는 병원경영자나 의료진들이 아직도 많을 것이다. 그러나 병원에서도 공급과잉, 의료기술과 서비스 경쟁의 치열함과 인터넷 기술의 급속한 보급으로 효율적인 경영전략을 추구하려면 병원마케팅 전략이 중요함은 분명한 사실이다. 병원 이용자들이 병원에서 무엇을 받을 것인가를 우선적으로 고려해야 한다. 이 경우 병원은 단순히 이용자들에게 치료서비스를 제공한다는 관점보다는 건강을 제공한다는 거시적인 관점으로 접근할 필요가 있다. 예를 들면, 금연이나 알콜중독증 관리, 당뇨스쿨이 그 예가 된다. 또한 잠재고객인 지역주민 전체를 대상으로 확대해야 한다는 것이다. 병원마케팅의 유형을 Kotler(1977)는 충분한 수요의 확보, 지속적인 성장, 수익성 유지의 목표를 달성하기 위해 전문적(Professional) 마케팅 전략, 최소화(Minimum) 마케팅 전략, 강매(Hard-Sell)의 마케팅 전략 3가지로 분류했다.

6) 병원마케팅 관리과정

성공적인 마케팅을 달성하기 위해서는 마케팅 방법에만 치중하여서는 목적하였던 바를 달성할 수가 없다. 마케팅이라는 것은 장기적인 시각을 가지고 이루어져야 하는 과정이므로 전략적인 마인드를 가지고 철저한 시장조사를 통해 목표를 달성할 수 있는 마케팅 계획을 수립하여야 한다. 마케팅 전략에 성공하기 위한 과정은 다음과 같다.

(1) 병원의 사명을 세운다.

사명이란 앞으로 추구할 방향으로 병원의 사명은 병원의 존재 가치이며 경영지침이 되는 마케팅 전략의 최우선 과정이라고 할 수 있다. 효과적으로 사명을 세우기 위해서는 첫째, 내용이 명확해야 한다. 서술형식으로 나열된 사명을 읽기에 쉬울 수는 있지만 기업의 여러 분야를 통합하여 하나의 이미지로 표현하는 데는 어려움이 있다. 예를 들어, 에버랜드(EVERLAND)리조트의 사명은 "항상 휴일과 같은 편안함과 즐거움이 있는 곳"으로 그 자체만으로도 에버랜드 전체가 추구하는 이상을 예상할 수가 있다. 둘째, 사명은 기업의 조직원들에게 행동의 지침이 될 수 있어야 한다. 안동병원의 직원들은 병원의 사명을 통해 의료계의 서비스 리더로서의 자부심을 가지고 다양한 실천을 생활화하고 있다. 셋째, 사명은 기업의 비전(vision)이 될 수 있어야 한다. 사명은 광범위한 조직의 방향을 올바르게 제시할 수 있어야 하며 변화하는 미래를 예측하고 변화할 수 있어야 한다.

(2) 병원의 명확한 목표를 설정한다.

마케팅 전략을 계획하기 전에 반드시 명확한 목표가 정해져야 한다. 마케팅 활동의 목표에 따라 대상이 결정되어야 하고 정해진 대상에게 마케팅 믹스를 효과적으로 실시하여 최상의 마케팅 계획이 수립되도록 노력해야 한다. 병원의 목표를 수립할 때 고려되어야 하는 사항은 첫째, 장기적인 안목을 가지고 수립하여야 한다. 짧은 시간에 달성할 수 있는 단기적인 수익의 증대보다는 장기적으로 반드시 필요한 병원의 브랜드 가치와 보이지 않게 긍정적 효과를 더해주는 '브랜딩' 활동이 더욱 효과적이라고 할 수 있다. 이러한 브랜딩 활동의 전제 하에 중단기계획이 세워질 수 있는 것이다. 둘째, 가능한 한 목표는 수치로 측정할 수 있어야 한다. '수익을 증가시킨다'라고 하는 것보다는 '내년 상반기까지 3%의 수익 증가를 이룰 것이다'라고 하는 것이 바람직한 방법이라고 할 수 있다. 셋째, 병원의 여러 목표들과 방향이 같아야 한다. 병원을 구성하는 하부 조직들은 각자 자신들의 내부적인 목표들을 가지고 있다. 그런데 대부분 그 목표들은 서로 방향이 틀리거나 병원의 목표와 부합되지 못하는 일관성의 부재를 보인다. 이러한 상이한 목표들은 결국 병원의 사업 방향에 혼란을 초래할 수 있으므로 내부적인 조정을 거쳐 수정하고 보완할 필요가 있다.

(3) 병원마케팅 관리과정

마케팅관리자의 고유한 마인드 셋(Mindset) 단계로 마케팅 관리과정을 설명하면, 시장조사(Research), 시장세분화(Segmentation), 표적시장(Targeting), 포지셔닝(Positioning), 마케팅 믹스(Marketing Mix 4P's : product, price, place, promotion), 실행(Implementation), 마케팅통제(Control)의 순으로 이루어진다(Kotler, 1999).

R → STP → MM 4P's : product, price, place, promotion → I → C

시장조사(R)는 마케팅의 출발점이며, 시장세분화(S)는 하나의 시장을 의료서비스에 대한 욕구나 의료 이용행위가 비슷한 동질적인 부분시장으로 나누는 것을 의미한다. 표적시장관리(T)는 세분화된 시장 중에서 의료기관의 주요대상 시장을 선정하는 과정이며, 포지셔닝(P)은 표적시장내에서 의료기관이나 특정한 의료서비스에 대한 경쟁적 위치를 설정하는 것이다. 마케팅 믹스(MM 4P's)는 제품, 가격, 접근경로 및 촉진의 조화를 의미하며, 실행(I) 후의 통제(C)는 마케팅관리과정으로부터 성취하려고 했던 목표(Goal)가 얼마나 이루어졌는지(Performance measurement), 왜 그러한 결과가 나타났는지(Performance diagnosis) 및 이와 관련하여 무엇을 해야 하는지(Correction action)의 과정으로 이루어진다.

04 의료서비스마케팅 전략

1) 전략적 마케팅

시장에서 경쟁 우위를 확보하기 위한 수단이 전략이며 이것을 이루기 위한 관리과정이 전략경영이다. 시장경쟁의 원천은 고객이다. 조직의 경영자와 구성원이 고객을 만족시키고 고객을 계속 창조하면 경쟁에서 이기는 것이다. 결국 고객이 원하는 것을 충족시키는 것이 경쟁우위를 위한 최선의 방법이며 고객을 만족시키기 위해 조직 내 자원을 배분하는 기능이 마케팅관리이다. 그러므로 마케팅관리는 전략경영의 핵심을 이루는 기능이라 할 수 있다.

성공적인 조직은 빠르게 변화하는 시장에 적응하기 위한 대응방법을 지속적으로 연구하고 터득하는 조직이다. 즉 이러한 조직은 시장 지향적 전략경영을 실행하고 있는 조직이라 할 수 있다. 시장 지향적 전략경영이란 변화하는 시장 기회에 적합하도록 조직의 목표와 기술 및 자원 등의 핵심역량을 유지하고 발전시키기 위한 관리-과정이다.

마케팅의 주요 요소인 시장과 서비스의 형태에 따라 전략이 달라지는 예로서 다음과 같이 제품/시장 확장 조합을 이용한 전략을 들 수 있다.

표 9-1 제품/시장 확장 조합을 이용한 시장기회의 발전

	기존 제품(서비스)	새로운 제품(서비스)
기존 시장	시장 침투 전략	제품(서비스)개발 전략
새로운 시장	시장 개발 전략	다각화 전략

출처 : 조우현 외, "의료서비스마케팅", 퇴설당, 1999, p.387에서 재인용

제품/시장 확장 조합은 경영자가 현재와 미래의 사업을 보고 이 사업들을 충족시킬 제품이나 서비스를 어떻게 개발하는 것이 성장기회를 가질 수 있는 지에 대해 분석하는 틀이다. 의료기관의 경우 기존의 의료서비스들이 현재 진료권 내에서 더 좋은 시장 점유율을 가질 수 있다고 판단되면 시장침투 전략이 효과적일 수 있다. 또한 기존 서비스들을 새로운 시장에 적용하는 것이 가능하고 이런 기회가 있다면 시장개척 또는 개발전략의 가능성을 추진해야 할 것이다.

종합건강진단 서비스를 확대하기 위해 대상조직이나 기관을 개척하거나 지역을 확장하여 진료권을 넓히는 것이 예이다. 반면에 기존 시장에 새로운 서비스를 제공하는 것이 의료기관의 경쟁우위를 높이는데 필요하다고 판단되면 서비스 개발전략에 집중해야 한다. 마지막으로 기존의 서비스나 시장과는 다르게 새로운 서비스를 새로운 시장에 공급함으로써 의료기관을 성공적으로 이끌기 위해서는 다각화 전략이 고려되어야 할 것이다.

의료기관 다각화는 전사적 전략의 핵심 전략이다. 의료기관이 다른 의료기관과 비교하여 경쟁적 우위를 차지하기 위해서는 경쟁력 있는 의료서비스에 집중하여 지속적으로 양질의 서비스를 제공함으로써 환자를 만족시켜야 한다. 그러므로 의료기관에 어떤 의료서비스에 집중할 것인가를 결정하는 것은 의료기관의 성패를 결정하는데 가장 중요한 영향을 미친다.

의료기관에서는 표적 시장을 특정 제품 또는 집중화된 서비스 종류로 위치 선정을 하는 것이 아니고 서비스의 질이나 가격으로 위치 선정을 해야 할 것이다. 그러나 우리나라와 같이 국가가 정하는 의료보험 수가를 적용하는 사회보험체계 하에서 차별화 접근이 현실적으로 어렵다는 문제점이 있다.

모든 종류의 의료서비스를 제공하면서 질과 가격으로 다른 의료기관과 비교하여 고유한 위치를 차지함으로써 차별화 하고자 하는 것은 그리 쉬운 전략이 아니다. 결국 우리나라 의료기관의 사업수준 전략은 새로운 서비스 개발에 치중하고 있으나 새로운 치료 기술의 개발보다는 장비 구입 등 이용한 진단기술 도입에 더 많은 관심을 가져왔으며 특히 비급여 부문의 서비스 개발에 집중해 왔던 것이 사실이다. 이것은 고객중심의, 고객만족을 통한 경쟁력 증진 전략이라기보다 공급자 중심의 수익을 올리기 위한 전략이라고 볼 수 있다.

또 환자(고객)는 의료기관으로 찾아 와야만 진료를 받을 수 있으므로 신속하게 제품을 고객에게 배달함으로 경쟁우위를 달성할 수 있는 수단으로 기업이 사용하는 효율적인 유통 구조와 같은 경쟁 우위전략을 적용하는 데도 제약이 있다. 따라서 기업의 사업수준 전략은 우리나라 의료기관에서는 적용이 쉽지 않으나 일반 사업과 다른 의료기관의 특성에 맞는 전략을 개발하고자 한다면 기업과는 다른 차원의 사업전략 개발도 가능할 것이다.

특히 의료기관의 핵심역량을 이용한 차별화 전략이 중요하게 활용될 수 있을 것이다. 의료기관의 핵심역량으로는 성실하고 최선을 다하는 의료기관의 문화, 명성, 한두 개의 월등한 의학기술 능력, 의료기관의 이미지 등을 들 수 있다.

기업과는 달리 의료기관의 경우 고객에게 믿음을 얼마나 주느냐 하는 주관적인 가치에 의해 차별화되기 때문에 고객을 위주로 생각하는 마음과 태도, 나아가 고객 지향적인 문화가 의료기관의 사업수준 전략 수립에서 가장 중요한 것이며 이것은 마케팅 관리 철학과도 같다. 그러므로 기업과 마찬가지로 사업수준 전략이 다른 수준의 전략에 비해 비교적 제한적인 의료기관에서도 마케팅 관리는 가장 중요한 요소이다.

2) 포지셔닝

(1) 포지셔닝(Positioning)이란?

포지셔닝(positioning)이란 마케팅 전략의 하나로 '위상정립'을 말하며, 해당의료기관과 경쟁의료기관 사이의 서비스, 이미지, 나아가 고객에게 비춰지는 모든 활동에서 차별성을 고객들의 머릿속에 인식시키는 것이라 할 수 있다. 즉 고객 마음 속의 경쟁의료기관과 차별화하는 공간을 차지하는 것이다.

포지셔닝은 시장표적(market target) 내 고객의 마음 속에 어떻게 자리 잡을 것인가를 의미하므로 그 포지셔닝의 수단이 되는 마케팅 믹스 전략의 방향을 제시하는 역할을 한다. 즉 기업이 수행하는 STP : Segmentation(세분화) → Targeting(표적화) → Positioning(위상정립)의 최종단계로서 이를 기초로 해 총마케팅 비용과 그 비용에 대한 배분을 정하고 실행 프로그램인 마케팅믹스 전략을 수립한다. STP 단계와 같이 시장전략에서 시장 세분화(고객 욕구의 세분화)에 이어 표적시장의 선정(비차별화 전략, 집중화 전략, 차별화 전략), 표적시장별 마케팅 목표의 정립, 포지셔닝 전략 순서의 체계를 기본으로 한다. 이는 시장세분화, 차별화, 포지셔닝 전략의 구분은 다소 유사하면서도 시장전략상 병원이 가장 유리하다고 판단되는 세분시장을 표적시장(marketing target)의 선정하는 결정 과정상 다르다는 의미이다. 포지셔닝의 과정은 다음의 4단계의 과정으로 이루어진다.

① 제1단계 : 포지셔닝 단위의 선정

이 단계에선 포지셔닝의 단위를 어떻게 할 것인가에 대한 선택과 의사결정을 한다. 집단병원의 경우에는 전체적인 차원에서 의료기관군 포지셔닝을 하는 방법이 있고, 특정 의료기관 차원의 의료기관 포지셔닝, 의료기관내 특정 서비스계열 포지셔닝 또는 과별 · 의사별로 하는 개별 서비스 포지셔닝의 방법이 있다.

② 제2단계 : 주요 속성의 규명

포지셔닝을 하는 주요 속성을 규명한다. 예를 들어 해당 의료기관의 교통 편의성, 전문성, 의료진의 실력, 병상규모, 현대적인 시설과 의료장비, 직원의 친절성, 고객들의 단골병원 유무 및 사회적 · 인간적 연계관계 등이 그 예에 해당한다.

③ 제3단계 : 인지도(Perceptual map)의 작성

고객들이 몇 가지 평가표준 또는 속성에 따라 의료기관이나 특정 의료서비스의 위치를 어떻게 인식하고 있는가를 나타내는 것으로 표적시장의 특성을 시각화하는 과정이다.

④ 제4단계 : 포지셔닝 대안의 선택

현재의 위치를 강화하며 유지하는 방안이나 현재의 위치를 버리고 새로운 포지션으로 이동하는 방안 혹은 시장의 틈새를 공략하는 방안 등을 모색하고 결정하는 과정이다.

(2) 서비스 포지셔닝 전략의 유의사항

포지셔닝 전략에서 서비스가 고객에게 명확하게 인식되지 않은 경우가 많아 고객의 참여를 통해 서비스 생산이 이뤄어진다는 점이다. 무형성의 특성이 있는 병원 서비스를 고객들의 머릿속에 성공적으로 각인하려면 실체적 특성들을 유용하게 활용해야 한다. 또한 고객참여라는 속성이 서비스 질 통제에 있어 문제를 일으키지 않도록 고객과의 접촉 정도가 높은 부문과 낮은 부문으로 나눠 관리하도록 제안되기도 한다.

Heskett(1987)는 서비스 부문에 대해 '전략적 서비스 비전(Strategic Service Vision)'의 마인드를 도입해 서비스 자체보다는 사람, 아이디어, 정보에 더 강조해 경쟁전략을 수립할 것을 제시했다. 즉 포지셔닝을 서비스 컨셉의 규정단계로 지적하면

서 일반적으로 서비스에서 문제시된 품질통제를 공유한 가치와 동기부여, 고객과의 친밀도를 통해 풀어 나갈 것을 제안하였고 제조업에서 추구한 '규모의 경제'란 개념이 서비스 부문에서는 유연성을 떨어뜨리는 리스크를 가질 수 있다고 지적하였다. 특히, 같은 장소에서 다양한 서비스를 제공하는 경우 서비스 이미지의 후광효과(hallow effect)가 창출되므로 한 서비스의 평판이 다른 서비스에도 파급될 수 있다. 그러나 다양한 서비스들의 포지셔닝 사이에 일관성이 없으면 오히려 역효과가 발생하여 처음 호감을 가졌던 서비스에 대한 태도가 악화될 수도 있다는 점이다. 포지셔닝의 방법으로는 첫째, 선점 전략. 둘째, 소비자에게 충분한 가치가 있는 새로운 포지션을 탐색하여 그것을 차지하는 것. 셋째, 1등의 범위를 넓혀 1등이 아닌 몇 개의 회사나 상품들을 동시에 포함시켜 1등 그룹으로 소비자에게 인식시키는 것 등을 들 수 있다.

사례

포지셔닝의 사례

1) M 안과 병원

40여 년의 역사를 자랑하는 안과 종합병원으로서 안과에만 20여 명의 전문의들이 세분화 진료와 협력진료로 국내 최고 수준의 의료서비스를 제공하고 있다. 또한 국내에서 가장 많은 안과 환자를 진료하고 전문의들은 많은 임상의 경험을 보유하고 산학협동의 측면인 대학도 1991년도에 설립하고 다음 연도에 부설대학교 병원도 개원하는 등 업무 다각화에 의한 진취적인 발전을 하고 있다. 규모에서도 동양 최대의 안과 전문병원으로서 2004년도에 외래환자 수가 무려 36만 명, 연간 수술 건수도 1만 5천 건에 이르고 다른 대학병원의 안과 환자보다 약 3~10배 많은 실적을 보이고 있다.

또한 '365일 연중무휴, 24시간 진료'라는 슬로건으로 40년 동안 이 원칙을 지켜와 전국적인 명성으로 확고하게 자리 매김을 하고 있다. 이에 따라 입원환자의 경우 지방 거주자가 약 50%에 이름이 이를 증명해 주고 있으며, 결국 일개 안과의원에서 일약 안과전문병원, 대학병원, 대학으로 업그레이드하여 '새로운 포지션 이동'의 좋은 사례가 되고 있다.

2) 아이맘(I-MOM)

아이맘은 소중한 아기와 엄마를 위해 임신 · 출산 · 육아 분야의 최고 가치를 회원과 아이맘 네트워크에 제공하고 있다. 2000년에 주요 서비스 운영을 개시하여 부가 서비스 운영, 사업 다각화, 사업 안정화 및 성장을 해 왔다. 아이맘은 전국 200개의 지정 협력병원과 차원 높은 서비스 지원을 통해 협력병원과 보령 아이맘만의 유기적인 관계를 형성하고 있으며, 상호간의 권익을 보호하고 깊은 유대관계를 갖고 있다.

제휴병원은 Sampling & Donation, 예비엄마 교실 공동진행, 병원 등급별 서비스 등의 오프라인 서비스와 아이맘 홈페이지 내 광고, 지역별 회원 대상 홍보, 병원 홍보 및 행사 별도 컨텐츠 제공, 지역별 전문가 상담 코너 등의 온라인 서비스를 제공하고 있다. 이와 같은 아이맘 병원 프로그램에 의해 제품에 대한 초기 접점을 구축하고 향후 제품에 대한 고객으로서 확보하는 전략을 구축하고 있으며, 병원과의 '윈-윈' 전략으로 신규회원 및 지속적인 전문 컨텐츠를 확보하고 있다.

3) 마케팅 믹스

마케팅 믹스(4P's Mix)는 1960년대 초부터 지금까지 마케팅의 핵심개념으로 전해지고 있다. 마케팅 믹스는 의료이용자들에게 어떤 내용을 가진 서비스를 어떤 제공과정을 거쳐 어떤 이미지로 전달할 것인가를 결정하는 과정이다. 흔히 제품(Product)은 고객 가치(Customer value)로, 가격(Price)은 고객측의 이용(Cost to the Customer)으로, 유통(Place)은 편리성(Convenience)으로, 그리고 촉진(Promotion)은 의사소통(Communication)으로 이해되기도 한다(Kotler, 1999). 한편, 서비스는 그 자체적으로 다음과 같은 특성을 가진다. 즉, 서비스는 그 특성상 생산과 소비가 동시에 발생하고(동시성), 생산되는 즉시 소비되므로 사용하고 나면 그 자체는 사라져 저장이 불가능하다(소멸성). 또한, 서비스는 그 자체가 형태가 없는 "무형성"을 띄고 있으며(무형성), 인간적인 요소가 포함되어 있어서 상품과 같이 표준화하기 어렵고, 실제 성과의 표준을 개발하기도 쉽지 않다(이질성). 이에, 하나의 상품으로서 공산품(product)과 서비스 상품(service product)은 여러 부분에서 근본적으로 다른 면이 있다고 하겠다. 즉, 서비스 상품은 공산품과는 달리 서비스가 생산되고 소비되는 과정에 소비자가 참여하게 된다는 큰 차이점을 지니고 있다. 이에 Boom(1981)이라는 연구자는 기존의 마케팅 믹스인 4P에 참가자(participants), 물적 증거(physical evidence), 서비스 조립의 과정(process of service assembly)인 3P를 추가한 7P's의 서비스 마케팅 믹스 개념을 제시하기도 하였다.

(1) 제품(Product)

마케팅 믹스 전략에서 가장 기본이 되는 요소로, 고객에게 팔려고 하는 상품을 말하는데, 고객의 욕구를 충족시킬 수 있는 유형, 무형의 모든 것이 다 해당된다. 의료서비스 제품은 크게 인력중심의 의료서비스와 장비중심의 의료서비스로 구분된다. 최근 병원은 인력중심 만큼이나 장비중심의 의료서비스도 중요한 제품으로 인식되고 있다. 대형의 첨단의료기관이 신설되고, 중소병원에서도 전문화된 영역의 첨단시설에 많은 투자를 하고 있어 장비중심의 의료서비스에 따라 고객의 반응이 달라지기 때문이다. 인력이든 장비이든 구분할 것 없이 의료서비스는 의료기관이 외부고객과 거래하는 최종산물로서 전체 의료기관의 수익성을 결정하며, 의료서비스를 생산하기 위해서는 인력과 장비에 대한 고가의 비용이 투입되어야 할 뿐만 아니라 한번 결정하면 쉽게 바꿀 수 없기 때문에 신중하고 합리적인 의사결정이 요구된다. 그리고 의료서비스는 의료기관의 이미지를 결정짓는 가장 핵심적인 요소로서 병원 전체의 신뢰도에도 큰 영향을 미친다.

새로운 서비스제품을 개발하는 것은 매우 중요한 과제이다. 최근 들어 블루오션(Blue ocean)이란 개념이 신 개념처럼 비추어지고 있지만, 이 개념은 마케팅에서 새로운 시장, 새로운 제품을 찾아가고자 하는 노력과 크게 다를 바가 없다. 적절한 시기에 새로운 의학기술을 도입하여 의료기관의 핵심역량을 강화하고 기존 서비스에 대한 이미지 상승효과의 창출과 더불어 의료기관의 위상제고에 강력한 영향력을 제공한다든가, 유능한 의사에 대한 이미지가 전체 의료기관의 이미지에 미치는 영향을 고려하여 명망 높은 의료진을 확보한다던가 아니면 기존 의료서비스 내용 중 핵심적인 편익을 유지하거나 일부를 변화시키면서 유형제품이나 확장제품의 내용을 변화시키는 것도 마케팅의 차원에서 보면 새로운 서비스제품의 개발에 해당된다.

(2) 가격(Price)

서비스 산업에서도 가격은 상품과 서비스의 효용 및 가치를 의미한다. 가격은 마케팅 믹스의 요소 중 유일하게 이익을 가져다주는 요소이다. 반면 의료서비스의 특성상 의료수가에 대한 정부의 통제로 인해 마케팅 믹스 전략을 수립하는데에 가장 제한적인 것이 가격이기도 하다. 때문에 통제된 수가외로 수가결정을 할 수 있는 의료서비스의 경우에도 신중해야 한다. 원가는 적지만 고객이 느끼는 가치가 크고 경쟁상 우위를 점하고 있을 때가 가장 바람직한 상황이 된다.

여러 종류의 의료서비스를 묶어서 각각의 합보다 낮은 가격으로 제공하는 묶음 수가전략이나, 의료수가와 관련된 의료이용자들의 의료이용 행태를 심리학적으로 분석하여 수가를 결정하는 단수수가결정(Odd pricing), 위신수가결정(Prestige pricing), 유도수가결정(Leader pricing) 방법도 응용할 수 있다.

(3) 접근경로(Place)

상품과 서비스가 생산자로부터 최종 소비자에게 전달되는 구조적인 과정을 의미하며 서비스 산업의 경우, 매장의 입지적인 측면으로 이해하면 된다. 의료분야에서 Place는 의료이용자들이 의료서비스를 원활하게 이용할 수 있도록 지원하는 활동을 가리킨다. 의료서비스 제공 장소로서의 물리적 시설을 병원의 이미지와 인지도 향상에 기여할 수 있도록 하는 방법이 있다. 이 물리적 시설은 서비스의 강력한 증거로서 고객의 인상과 기대에 큰 영향을 미칠 수 있으며, 타 병원과의 차별화를 추구하는 요소로도 작용한다. 병원 전체의 온도, 조명, 향기, 색상과 같은 환경적 요소는 물론 공간배치와 기능성, 사인물과 심볼 등이 고려될 수 있다. 그리고 의료서비스의 시간접근성으로서, 진료시간이나 대기시간 및 예약시간에 대한 관리 전략으로 접근경로를 관리할 수도 있으며, 의료서비스의 정보접근성 향상을 위해 의사에 대한 정보제공이나 건강상담서비스를 이용할 수도 있다. 이밖에 최근에 대형병원 중소형병원간에 이루어지고 있는 협력병원체계나 환자후송병원체계를 구축하면서 지역 개원의와 연계관계를 강화하는 것도 접근경로를 확보하는 전략이 된다.

(4) 촉진(Promotion)

고객들이 원하는 서비스를 개발하고 적절한 가격정책을 수립을 한다고 하더라도, 고객들에게 서비스를 알리고 이에 대해 호의적인 태도를 갖도록 설득하며, 최종적으로 서비스를 이용하도록 하는 마케팅적 노력이 촉진이다. 이는 기존 고객뿐만 아니라 잠재고객에게도 서비스를 알리고 설득하여 장차 자신의 의료기관을 이용할 수 있도록 하는 마케팅 활동으로서, 4P's 중 현실적으로 많은 병원들이 가장 손쉽게 접근하는 방법이다.

구전이나 병원이미지통일화(Hospital Identity Program)를 활용하여 촉진활동을 수행할 수도 있다. 촉진은 해당 의료기관의 특성 즉, 의료기관의 설립연도, 의료서비스의 특징, 의료서비스의 수명주기 및 고객들의 준비상태 등을 고려하여 촉진방법과 방향을 설정하는 것이 바람직하다.

촉진의 방법으로는 대인 판매(Personal Selling), 광고(Advertising), 홍보와 선전(Public Relation and Publicity), 판매 촉진(Sales Promotion) 등이 있다. 특히, 서비스 산업에서는 POP(Point of Purchase) 광고물이 유용하다. 이러한 POP는 새로운 상품의 소개에 효과적이고, 점포를 찾는 고객에게 브랜드를 알려 구매 잠재력을 키울 수 있으며, 상품의 판매 포인터를 구매 시점에서 설명하여 구매 의욕을 주기도 하고, 구매잠재의식을 구매시점에서 더욱 명확히 하여 구매 동기를 쉽게 유발시켜 구매 결정을 내리게 한다. 또한, 판매 촉진의 방법도 소비자의 구매를 촉진시키고 거래점의 유효성을 높이기 위한 마케팅 활동으로 효과적인데, 캠페인, 전단광고, 쿠폰, 시식권, 간판, 깃발, 풍선, 캐릭터 인형, 유명인 내점의 홍보 등 방법은 다양하다.

(5) Personnel(Participant, People : 참가자)

합리적인 인사관리와 교육을 통한 서비스 질의 확보와 고객 만족을 추구하는 마케팅 믹스의 요소로, 서비스 산업은 궁극적으로 서비스 활동에 참여하는 판매원인 매주 종업원이 중요하다는 반증이다. 여기서는 종업원을 최초의 고객으로 보고 그들에게 서비스 마인드나 고객지향적 사고를 심어주며, 더 좋은 성과를 낼 수 있도록 동기를 부여하는 활동을 전개하는 것이 핵심인데, 이러한 내부 고객인 종업원이 중요한 이유는 그들 자체가 서비스이기 때문이다. 또한, 그들은 고객의 눈에 비치는 조직 그 자체를 나타내며, 서비스 기업의 마케터로서의 역할을 수행한다는 것을 기억하자.

(6) Physical Facility(시설, 환경)

점포의 시설 이미지를 통해 고객에게 만족을 추구하는 마케팅 믹스의 요소로 Physical Evidence(서비스의 물리적 증거)라고 하기도 한다. 즉, 서비스의 물리적 증거는 서비스가 전달되어지고, 서비스 기업과 고객의 상호작용이 이루어지는 환경을 말한다. 이러한 물리적 환경에는 외부환경과 내부환경이 있는데, 먼저 외부환경은 신규고객 확보에 가장 큰 변수로 작용하는데, 시설의 외형, 간판 등의 안내표지판, 주차장, 주변환경 등이 이러한 예에 속한다. 다음으로, 내부환경은 내부장식과 표지판, 벽 색상, 가구, 시설물, 공기의 질/온도, 향기 등이 해당된다. 한편, 기타 서비스의 물리적 증거로서 유형적 요소는 종업원 유니폼, 광고 팜플렛, 메모지, 입장티켓, 영수증이 있다. 서비스에서 물리적 증거가 중요한 이유는 무형적인 서비스 상품이 어떤가를 고객이 결정하고 평가하는데 도움이 될 수 있는 유형적 단서가 되기 때문이다. 즉, 고객은 눈에 보이는 가시적인 것에 의해 서비스를 평가하고 만족하는 경향이 많다는 것을 명심하자.

(7) Process Management(작업진행관리)

지속적인 고객 서비스의 원활한 흐름을 위한 시스템의 개발과 활용을 통해 고객에게 만족을 주는 마케팅 믹스의 요소이다. 즉, 이것은 서비스 프로세스를 관리하는 것으로, 서비스가 전달되어지는 절차나 메커니즘 또는 활동들의 흐름을 의미한다. 대부분의 서비스는 일련의 과정(process)이며 흐름(flow)의 형태로 전달된다. 여기서 유의할 점은 서비스 프로세스의 단계와 서비스 제공자의 처리 능력은 고객의 눈에 가시적으로 보여진다. 따라서 서비스 생산 프로세스를 설계할 때에는 프로세스에 대해서 고객이 느끼는 점들에 대해 특별하게 주의해야 하고, 반드시 고객의 관점이 반영되어야 한다.

4) 감성마케팅

감성마케팅은 한 마디로 소비자들의 감성에 어울리고 자극이나 정보를 통해 제품이나 서비스에 대한 호의적인 감정 반응을 일으키고 이용 경험을 즐겁게 함으로써 사용자들을 감동시키는 것이 목표가 된다. 제품 고유의 기능 외에 디자인을 통한 차별화는 감성마케팅의 표본이 된다.

또한 감성마케팅에서 자주 언급되는 것이 오감(시각, 청각, 후각, 미각, 촉각)에 기초하여 정보를 요구하는 판촉활동이다. 소비자들의 구매심리를 자극하기 위해 백화점이나 할인점 등에서 많이 활용하는 음악마케팅(music · sound marketing), 소리나 시각적인 효과를 통해 순간장면을 극대화해 구매심리를 자극하는 시즐 마케팅(sizzle marketing), 자동차나 가전제품에서 색상이나 디자인의 다양화를 통해 차별화를 시도하는 컬러 · 디자인마케팅, 병원이나 향기 나는 옷 등에서 활용되는 향기마케팅(perfume marketing) 등이 그것이다.

(1) 브랜드 시대의 감성마케팅 분류

첫째, **감각(Sense)에 호소**. 시각, 청각, 촉각, 미각, 후각 등 오감에 호소하는 광고, 커뮤니케이션, 제품, 브랜드, 환경, 접점요원을 개발하는 것이다

둘째, **감성(Feel)에 호소**. 제공되는 제품이나 서비스와 관련된 고객에게 즐거움과 강한 자부심을 일으키는 전략을 구사하는 것이다.

셋째, **생각(Think)에 호소**. 놀라움이나 호기심, 흥미로움을 유도해 고객의 지적기능(지성)에 호소하는 것이다. 산업제품 디자인의 특수화, 소매업 인테리어의 차별화, 브랜드 캐릭터의 이미지화, 판매요원의 컨설턴트화 등이다.

넷째, **행동(Act)에 호소**. 고객의 육체적인 체험을 요구하는 것이다. 즉 육체적인 경험을 할 수 있도록 다양한 방법이나 라이프스타일을 보여 줌으로써 실제 행동으로 유도하는 것이다.

다섯째, **관계(Relate)에 호소**. 일정 집단이나 사회, 문화 등에 구성원의 경험을 만들어 가는 것으로 이상적 자아를 성취시켜 줌과 동시에 다른 사람에게 긍정적으로 인식

되고 싶은 욕구까지 자극하는 것이다. 더 넓은 사회적 관계 속에서 제품이나 서비스에 대한 공동체적 경험을 갖도록 하는 것이다.

(2) 감성인자와 서비스(상품)

감성적인 요소를 더 살펴보면 삶, 상품, 서비스에 따라 다르게 반응한다. 어떤 것은 사회적 동질성을 갖거나 개인적 감성에 따라 다르게 되는 것이 있다. 예를 들면, "대만에서 살다 전학 온 초등학생이 아파트까지의 대문을 모두 시뻘겋게 그리더라. 정신병이 있는 것이 아닌가?" "아랍 사람들과 장사를 할 때는 수도꼭지나 변기꼭지까지 '황금색'을 쓰는 것이 좋다." "병원은 세계 어느 지역에 있든 독특한 냄새로 인하여 맹인들도 쉽게 구분해 낼 수 있다." 이러한 사례들이 바로 모두 사회적으로 형성된 감성들이다. 사회적 감성은 민족이나 역사적 배경과 관계가 깊다.

이에 반해 개인적 감성은 개인이 갖고 있는 정서감이나 가치관, 오감에 영향을 주는 요소이다. 감성인자는 세련미, 친근감, 역동성, 신뢰감 등으로 구분되기도 한다. 화장품이나 여성 패션은 세련미가 가장 중요한 인자인 데 비해 병원의 경우 친근감 인자와 신뢰감 인자가 중요하다.

사례 **감성마케팅 적용 사례**

D안과는 고객들에게 오감만족을 위한 서비스가 잘 되어 있는 것으로 유명하다. 이 병원에 들어서자마자 잔잔한 클래식 음악과 아로마 향이 나고, 대기실에는 다양한 볼거리(책, 잡지, 인터넷, DVD)를 제공하고 음료수와 다과를 준비해 둔다. 특히 주 고객층이 20대~30대이므로 이들을 위한 서비스로 인터넷을 자유롭게 이용이 가능하도록 '인터넷 존'을 만들어 고객만족을 높이고 있다.

K치과는 지하층에 위치하고 있음에도 짜임새 있는 레이아웃, 소품과 액자도 아기자기하게 배치돼 있고 고즈넉한 실내 분위기를 연출하고 있다. 매시간 정서음악이 흐르고 있어 의료진이나 환자가 안정감을 갖도록 하고 각종 치과진료시 드릴소리와 같은 소음도 커버되는 효과도 있고 의사를 비롯한 간호사, 코디는 항상 밝은 표정으로 환자와 지속적이고 충분하게 진료내용이나 절차를 설명해준다. 또한 예약진료시스템을 잘 설정해 대기시간도 단축하도록 일정계획을 설계해 준다. 이러한 노력들이 커뮤니케이션 강화로 이어져 치료효과도 높일 수 있고 자연스럽게 임플란트 치료 등 치료실적도 좋아져 입소문에 의해 꾸준히 이용자 수가 증가하고 있는 모델형 치과의원으로 손꼽히고 있다.

(3) 감성마케팅 적용시 유의 사항

감성마케팅 적용시 유의해야 될 부분도 있다. 의료의 기술이나 서비스는 제쳐 놓고 오직 감성마케팅만 추구할 경우 오해의 소지가 있게 된다. 겉포장이 아닌 인간의 기본적 감성을 자극하여 친근하고 뭔가 효과가 있고 다시 찾고 싶은 곳이라는 감각을 부여하도록 하는 것이다. 요즘은 의료정보에 대해 많이 노출돼 있다. 의료정보의 홍수 속에 살고 있는데 인터넷이나 의료기관 이용고객들을 통해 병의원의 치료기술과 친절과 상세한 증상 설명 등을 이해하고 선택한다.

5) 병원 차별화 전략

병원 차별화 전략은 병원이 경쟁이 치열한 의료시장에서 고객을 확보하고, 지속 가능한 성장을 이끌어 내기 위한 중요한 전략이다. 차별화 전략을 통해 병원은 고객에게 독특한 가치를 제공하고, 경쟁 병원들과 차별화된 이미지를 구축할 수 있다. 병원 차별화 전략을 구축하는 데에는 다양한 요소가 필요하며, 다음은 이를 구성하는 주요 요소들이다.

(1) 서비스 품질 차별화

병원이 차별화를 이루는 가장 중요한 요소 중 하나는 서비스 품질이다. 의료서비스의 질을 높이는 것은 환자 만족도를 높이고, 병원의 신뢰성을 강화하는 데 중요한 역할을 한다.

① **전문성과 경험** : 각 의료 분야에서 뛰어난 전문성을 가진 의료진을 확보하고, 지속적인 교육과 훈련을 통해 최신 의료 기술과 치료 방법을 적용한다. 이를 통해 병원은 환자에게 더 나은 치료 결과를 제공한다.

② **맞춤형 진료** : 환자 개개인의 특성에 맞춘 맞춤형 진료와 치료 서비스를 제공한다. 환자 중심의 접근 방식을 채택해 개인적인 관심과 치료를 제공함으로써 차별화된 이미지를 구축할 수 있다.

③ **고객 서비스** : 병원 내에서의 서비스 품질을 향상시키기 위해, 친절하고 전문적인 상담, 빠르고 정확한 진료 프로세스, 쾌적한 환경 등을 제공한다.

(2) 최신 기술과 장비 도입

병원은 최신 기술과 장비를 활용하여 경쟁력을 갖출 수 있다. 의료 기술의 발전은 치료의 정확성과 효율성을 높여주기 때문에, 이를 적극적으로 도입하면 차별화된 서비스를 제공할 수 있다.

① **첨단 의료 장비** : 최신 MRI, CT, 로봇 수술 장비 등 첨단 의료 장비를 활용하여 진단과 치료의 정확도를 높이고, 환자들의 안전을 강화한다.

② **디지털 의료 시스템** : 전자의무기록(EMR), 원격 진료 시스템 등 디지털화된 의료 시스템을 도입하여 병원 운영의 효율성을 높이고, 환자들에게 더 나은 경험을 제공한다.

③ **AI와 빅데이터 활용** : AI를 활용한 진단 보조 시스템, 빅데이터 분석을 통한 치료 예측 등은 병원의 치료 성과를 개선하고, 병원 차별화에 큰 도움이 된다.

(3) 환자 중심의 의료 환경

환자 경험을 중요시하는 병원은 차별화된 이미지를 구축할 수 있다. 병원은 단순히 치료만을 제공하는 곳이 아니라, 환자가 느끼는 전반적인 경험을 향상시키는 공간이어야 한다.

① **고객 만족도 향상** : 병원은 환자와 가족이 편안하게 느낄 수 있는 공간을 제공한다. 이를 위해 병원 환경을 쾌적하게 디자인하고, 환자들의 의견을 적극적으로 반영한다.

② **대기시간 단축** : 환자가 대기하는 시간을 최소화하기 위한 시스템을 도입한다. 예약 시스템, 스마트폰 앱 등을 통해 대기시간을 단축하고 환자들에게 더 나은 경험을 제공한다.

③ **심리적 지원** : 환자들이 치료 과정에서 겪을 수 있는 스트레스나 불안을 최소화할 수 있도록 심리적 지원 프로그램을 마련한다. 상담 서비스나 마음 치유 프로그램 등을 통해 환자들에게 보다 친근한 병원 이미지를 제공할 수 있다.

결론적으로 병원의 차별화 전략은 서비스 품질, 기술적 우위, 환자 중심의 환경 등 여러 측면에서 다각적으로 접근해야 한다. 병원은 이러한 전략을 통해 경쟁이 치열한 의료시장에서 독특한 입지를 구축하고, 환자들에게 선택받을 수 있는 강점을 갖출 수 있다. 이를 위해 병원 차별화 전략은 꾸준히 모니터링하고 개선해 나가야 하며, 변화하는 시장 환경에 맞춰 전략을 유연하게 조정하는 것이 중요하다.

Kotler의 방식에 따라 병원의 차별화 마케팅 전략의 3단계 방법을 제시하고자 한다.

▲ **1단계** : 전반적인 의료시장 환경을 분석하여 자사와 경쟁사의 SWOT(강점, 약점, 기회, 위협요인)를 고려하여 고객의 현재 욕구상황을 파악하는 것이다.

▲ **2단계** : 병원의 강점을 극대화할 수 있는 환자 그룹에 초점을 맞춰 자원을 집중하는 것이다. 예를 들어, 전략적 타겟팅으로 고급 의료 서비스 제공 병원, 지역 기반 커뮤니티 병원, 특수 질환 전문 병원, 글로벌 환자 유치 병원으로 타겟을 선정 할 수 있다.

▲ **3단계** : 병원의 이미지와 경쟁사와의 차별성을 명확히 정의하는 포지셔닝 전략을 수행하는 것이다. 예로는 전문성 기반 포지셔닝으로 "최고의 암 치료 전문 병원" 또는 "심장 수술 성공률 1위 병원"과 같은 명확한 메시지 전달하거나 서비스 중심 포지셔닝처럼 "환자를 가족처럼 대하는 병원" 또는 "대기 없는 원스톱 서비스 병원"이 있다.

한편 환자유치전략으로서 의료서비스에 대한 텔레마케팅(TM)을 시도해 보는 것이다. 즉 인터넷, PC통신, 홈페이지 등 정보통신기술을 활용해 고객의 욕구를 충족시키고 새로운 고객을 발굴하는 마케팅기법이다.

텔레마케팅의 유형으로 두 가지가 있는데, 첫째, 인바운드 텔레마케팅으로 기존 고객의 불만사항 등을 통신수단을 통해 접수, 상담해주는 것이다. 둘째, 고객에게 유무형 상품을 적극적으로 권유하는 것으로 아웃바운드 텔레마케팅이 있다. 병원은 의료라는 상품을 적극적으로 권유하기 어려운 특성이 있으므로 인바운드를 주로 하되 아웃바운드의 묘를 살릴 필요가 있다. 예를 들면, 당뇨, 고혈압, 심장병, 신장병 등 만성병 질환자를 전문으로 하는 병원이나 정기적으로 건강을 체크해야 하는 건강검진 전문병원, 고액진료를 전문병원화하는 병원을 추구하는 것이다.

(4) 병원 차별화 실천전략 7가지

① **집중** : 강력한 차별화 아이디어 한 가지에 초점을 둔다.

② **최신** : 실행 가능한 아이디어와 새로운 기술로 최신의 의료서비스를 제공한다.
③ **속성** : 경쟁병원과 다른 특수한 강점 하나를 찾아내고 거기에 초점을 맞춘다.
④ **선두** : 일단 선두가 되고 그 사실을 알린다.
⑤ **전통** : 역사성과 전통을 전면에 내세운다.
⑥ **입소문** : 화제와 붐을 일으키고 제3자의 입을 활용한다.
⑦ **유지** : 처음의 차별성을 기억하고 유지하여 일관성을 가진다.

(5) 차별화 전략의 병원 적용방안

첫째, Hospital Image를 창조한다.
둘째, 조직 구성원의 서비스 수준 향상이다.
셋째, 효과적인 인적자원 관리가 중요하다.
넷째, 진료과목의 차별화이다.

(6) e-Health 차별화 전략

인터넷의 급속한 발전은 의료분야에서도 e-health를 통한 의료정보 제공과 업그레이드된 전자통신기술에 의한 의료정보를 제공하는 원격의료(telemedicine)가 가능하게 됐다. 국내 인터넷 이용자 수는 세계 6위로 사이버 주식거래는 세계 1위를 달리고 있다. 특히 최근에는 이동통신망을 기반으로 하는 무선인터넷이 급속히 발전하면서 가입자가 1,300만 명을 넘어서고 있다. 인터넷 이용자가 주로 접속하는 사이트로는 건강, 의학이 9.0%로 이 분야의 가능성을 보여주고 있다.

인터넷에 의한 의료환경의 변화는 전자소비와 온라인 상담 및 치료, 온라인상의 환자와 의사와의 관계형성, 전자상거래 등을 꼽을 수 있다. 특히 앞으로 수년 내에 오프라인으로 하던 행위 중 대부분이 온라인으로 전환할 것이다. 인터넷 의료사이트의 경우 상대적으로 고소득이고 고학력자가 유료사이트 이용률이 높을 것이며 이메일을 통한 상담 및 토론 참여가 높을 것으로 전망된다.

의료사이트 이용자는 흥미가 있거나 최신 정보를 찾는 사람이 50%를 차지하며 건강에 관심이 많아 실제 건강관리에 도움이 되는 정보를 추구하는 부류, 질병 또는 질병위험성을 진단받은 사람, 만성질환자 등이다. 또 능동적인 건강관리와 치료지침, 임상실험 등에 대한 정보접근, 의사의 질에 대한 검증정보 추구 등도 중요한 이용 동기다. 특히 의사의 지시를 일방적으로 따르던 풍토에서 의사와 의견교환을 시도하는 것이 가장 큰 변화로 볼 수 있다.

미래의 의료는 사이버 의사(cyber doctor)의 출현으로 환자의 의료정보 수준이 향상돼 소비자 중심의 의료 환경이 조성될 것으로 예측되고, 의료기기의 발전으로 가정진단 및 치료가 가능해질 것이다. 즉 주로 인터넷 상의 온라인 건강상담 및 치료가 될 것이다. 이는 결국 보건의료와 IT의 결합이 하나의 혁명을 가져온다는 의미가 된다.

① 병원경영 정보화 시스템의 구축 필요성

첫째, 고객의 임상정보에 대한 접근이 증가했다.
둘째, 고객은 다른 사람의 의료정보에 대한 접근을 증가시킨다.
셋째, 고객은 의사와 병원의 업무에 대한 정보의 접근을 증가시키고 있다.

② 의료정보화 시스템의 종류

- 처방전달시스템(OCS, Order Communicating System)
- 의무기록전산화(EMR, Electronic Medical Record)
- 의료영상저장전송시스템(PACS, Picture Archiving Communication System)
- 청구 전자문서교환(EDI, Electronic Data Interchange)
- 임상병리 자동화시스템(TLA, Total Laboratory Automation System)
- 전사적 자원관리(ERP, Enterprise Resource Planning)

③ 정보화 추진과정에서의 어려운 점

- 경제적 부담
- 요양기관간 정보화에 대한 편차
- 컴퓨터 장애 및 AS문제
- 환자 데이터 소실 우려
- 환자, 의사 개인정보 보호
- 의료정보 표준화 미비, 건강보험제도의 수시 변경

④ 병원 web-site의 효율적 운영방안

현재 대부분의 병원은 인터넷 상에 사이트를 마케팅전략 측면에서 개설 · 운영하고 있다. 그러나 홈페이지를 구축하고 다양한 고객들의 욕구를 충분히 만족시킬 정도로 사이트를 잘 운영하고 있지 못하고 있다. web-site의 브랜드 이미지 강화와 홍보를 위해 투자 및 기획할 때 고려해야 할 특징은 다음과 같다.

첫째, 새 사이트를 브랜드화 한다.

둘째, 상호작용과 교육기능을 살려야 한다.

셋째, 홈페이지 구축과 콘텐츠 개발에 최선을 다한다.

넷째, 다른 웹과 연계해 신속한 대응을 해야 한다.

⑤ e-Health가 병원경영에 미치는 영향

첫째, 의료정보화는 병원 진료시스템의 다양한 변화를 가져오게 한다.

둘째, 환자의 병원 접근성(accessibility)을 크게 높이게 할 것이다.

셋째, 전자상거래의 도입으로 유통과정이 단순화돼 물품 구입가격을 인하할 수 있으며 업무처리의 정확성과 효율성을 제고할 수 있을 것이다.

넷째, 사회경제적으로 국민 의료비 절감과 지역간 의료자원의 불균형을 해소할 수 있다.

⑥ e-Health 도입 전략

첫째, 홈페이지의 고객 위주로 재편성이 필요하다. 원내 모든 정보를 DB화해 질환별, 증상별 정보검색 조회 및 의료진에 대한 정보와 진료실적 등 다양한 기능을 갖춰야 한다. 재진환자에 대한 편의성 제고, 편리하게 이용할 수 있는 접근성 제고와 같은 기능도 중요하다.

둘째, 병원은 특성상 무형성의 서비스를 제공하므로 적절한 형태로 정보가 생성, 저장되고 처리되도록 하기 위해서 운영의 기반인 HIS(Hospital Information System)가 구축돼야 한다.

셋째, 인터넷 마케팅의 활성화가 중요하다. 인터넷 사이트를 통해 e-Health를 제공하고 있는 사이버 의사들은 인터넷을 통한 처방은 제한적으로 이뤄지며, 실제 처방되는 약들도 안전성이 충분히 확보된 약의 처방으로 e-Health의 한계를 극복할 수 있을 것이다. 이와 같은 의료법상 일부 규제를 따르면서도 시간과 장소에 따른 고객의 병원 이용의 장애요인을 최소화하는 사이버상 진료와 상담기능을 증진시킬 필요가 있다.

넷째, 미래에는 e-Health에서 '종이 없는 병원'으로서 u-Health, 즉 언제 어디서나 건강상담이나 진료가 가능한 시대가 될 것이므로 병원계에서도 관심과 투자가 따라야 한다는 의미다.

6) 마케팅 성공 요인

의료시장에서 성공하기 위해서는 어떤 형태로든 환자인 고객과 잠재고객의 Needs와 Wants 중심의 사고와 실천이 핵심요인이다. 이때 유념하거나 관심의 깊이와 범위를 깊고 넓게 가져야 한다.

첫째, 마케팅적 사고와 실천이 세분화된 시장을 중심으로 이루어질수록 더욱 바람직하다. 환자의 욕구가 다원화되고 의료시장에는 동일한 성격의 시장이 많은 것 같지만, 상세히 들여다보면 각기 다른 시장으로 이루어져 있기 때문이다.

둘째, 어떤 의료서비스와 제품을 만들어 제공하겠는가 하는 측면보다 우리 의료기관의 서비스를 무엇으로 어떻게 보이게 하겠는가의 관점에서 사고하고 실천하는 것이 필요하다. 아무리 기술적인 차이가 있다고 하더라도 의료소비자의 입장에서 그 차이를 식별하여 선택하는 데에는 어려움이 있다.

셋째, 대중적인 서비스나 제품을 중심으로 하는 대중화 마케팅전략은 더 이상 의료기관의 수익창출의 핵심요인이 되지 못한다. 이에 의료기관에서도 개별서비스에 대한 브랜드가치 상승을 꾀하는 마케팅적 사고와 실천이 필요하다.

넷째, 시대적인 흐름을 고려한 마케팅접근이어야 한다. 현대를 대표할 수 있는 여러 가지의 흐름이 있지만, 웰빙(Well-being)문화와 인터넷의 문화가 이시대의 일면을 나타내는 대표적인 흐름이다.

다섯째, 의료기관 마케팅에서 소비자에게 중요한 것은 비용(Cost), 접근성(Access) 및 질(Quality)이라는 것을 잊어서는 안된다.

05 의료환경 변화와 사회적 마케팅

코틀러는 '마케팅을 교환을 충족시키기 위해 행해지는 일체의 활동'이라고 정의함으로써 비영리 조직의 거래행위까지도 마케팅의 범주에 포함되게 되었다. 병원의 마케팅은 특성상 사회적 마케팅(social marketing)에 속한다. 이 경우 마케팅은 대상시장(target market) 또는 지역주민의 필요한 요구를 이해하는 과정이다.

좋은 정보든 나쁜 정보든 환자 각자가 마케팅의 원천으로서 소문은 한 순간에 바이러스처럼 폭발적으로 확산된다. 이에 따라 고객접점 채널마다 다양하고 차별화된 이미지를 부각시킬 필요가 있다. 즉 환자들이 내원 접수단계에서부터 안내, 간호, 진찰, 투약에 이르기까지 조직구성원들의 접점 활동은 바로 병원 이미지와 직결된다. 의학기술은 발전되지만 환자로부터 명확하게 더 우수하다는 인식을 심어주기는 어려운 것이 사실이다. 그러나 접점 활동의 질적 차이에 따라 전반적인 평가는 다르게 나타나는 경우가 많다.

결국 의료서비스에 대한 고객의 만족여부에 따라 병원 수익성을 결정짓는 중요한 변수가 된다. 만약 고객으로부터 만족을 얻게 되면 그 병원은 계속적인 진료가 이루어지고 좋은 소문이나 평판을 얻게 되고 환자의 만족과 새로운 환자의 창출로 이어져 수익이 증가하는 효과를 기대할 수 있을 것이다.

그러나 고객을 불만족 시키게 되면 반대로 진료수요 감소, 환자 상실로 수익이 감소하게 될 것이다. 따라서 결정적 순간에 고객이 우리 병원을 선택하도록 하기 위해 일선 근무자들은 고객들을 대할 때 다음과 같은 마음으로 의식개혁의 측면에서 임할 필요가 있다.

첫째, 사명감을 가지고, 둘째, 항상 고객의 입장에서 생각하고, 셋째, 원만한 성격을 가지고 항상 긍정적으로 바라보며, 넷째, 고객의 마음에 들도록 행동한다.

1) 공유가치창출(CSV)의 등장배경과 개념

봉건사회 이후 고전 자본주의라고 할 수 있는 자본주의 1.0은 최선의 성과를 가져오기 위해서는 시장이 한정된 자원을 효율적으로 배분해야 한다는 패러다임이다. 자유로운 시장을 통해 정부의 개입이 불필요하다고 생각하였지만 극심한 인플레이션과 대규모 실업 등에 기인한 미국의 대공황과 같은 위기에 직면하면서 정부의 역할이 중요시되는 자본주의 2.0으로 대체되었다. 수정 자본주의라 불리는 자본주의 2.0 시대에는 정부가 적극적인 통제를 하였지만 물가상승으로 인한 스태그 플레이션과 같은 위기를 맞게 되고 그 결과 1970년대 막을 내린다. 자본주의 3.0시대부터는 또다시 정부의 개입을 줄이고 시장의 역할을 복원하고 기업의 다양한 활동과 성과 및 책임에 대하여 사회가 평가하는 새로운 패러다임으로 전환된다. 이러한 현상 속에서 보웬은 기업의 사회적 책임(CSR)이라는 개념을 처음으로 발표하며, 기업의 존재와 의미에 대한 새로운 의미를 부여하였다.

그 이후 아나톨 알레츠키가 주장한 자본주의 4.0은 이론적인 토대가 빈약하여 금세 사라지고 마이클 포터(Michael E. Porter)를 중심으로 자본주의 5.0이라 일컫는 현재의 자본주의 패러다임이 시작되었다.

하버드 비즈니스 스쿨의 마이클 포터(Michael E. Porter)와 FSG의 공동창업자 마크 크레이머(Mark R. Kramer)가 제시한 공유가치창출(CSV)의 개념은 2006년 1월 하버드 비즈니스 리뷰에서 발표한 '전략과 사회: 경쟁우위와 기업의 사회적 책임(CSR)의 연결'에서 처음 등장하였다. 그 후 2011년 1월 발표한 '공유가치창출: 자본주의를 재창조하는 방법과 혁신 및 성장의 흐름을 창출하는 방법'에서 공유가치창출 개념이 확장되었다.

2) 공유가치 개념

공유가치창출(CSV)은 기업의 사회적 책임(CSR)과 자선활동, 지속가능성에 대한 기존 관념에서 벗어나 기업의 성공을 사회적 발전과 연계함으로써 효율성을 획득하고, 시장을 확대하며 타 기업과 차별화하고, 새로운 가치를 시장에 제공하는 새로운 방식의 자본주의이다(Porter and Kramer, 2011). 공유가치창출(CSV)은 경제적 이익 창출과 사회 발전 간의 상관성을 파악하고 이러한 상관관계를 확장하는데 초점을 맞춘다. 공유가치창출(CSV)은 단순히 기업이 창출한 이익을 재분배를 통해 함께 나누자는 개념이 아니라 기업과 사회가 경제적 가치의 총량을 확대하자 것이다. 따라서 공유가치창출(CSV)의 목적은 '박애'나 '자선'이 아니며 사회적 가치를 창출함으로써 경쟁적이고 경제적인 가치를 창출하려는 자기 본위적인 전략이다(Porter and Kramer, 2011).

결론적으로 공유가치창출(CSV)은 사회문제 해결을 통해 경제 가치와 사회 가치를 모두 창출하는 의미의 경영방식이며(Porter and Kramer, 2011), 한 기업이 사업을 운영하는 지역사회 안에서 경제 그리고 사회 조건들을 함께 개발시키며, 회사의 경쟁력을 향상시키는 정책과 운영행위라고 정의할 수 있다(박흥수 외, 2014).

3) 기업의 사회적 책임(Corporate Social Responsibility)의 개념

공유가치창출이란 개념은 사실 새로운 것은 아니지만 지금 다시 공유가치창출이 주목받는 가장 큰 이유 중의 하나는 글로벌 경제위기를 계기로 새로운 가치창출의 원천이 어디에 있는지에 문제가 제기되고 특히 기업들의 성장 동력이 한계에 부딪히면서 사회와 공유할 수 있는 가치를 생산하는 기업이 새로운 경쟁우위를 차지할 수 있다는 주장이 설득력을 얻고 있는 것으로 보인다. 반면에 이렇게 공유가치창출이라는 개념이 주목을 받기 시작하면서 기업의 사회적 책임(CSR, corporate social responsibility), 기업윤리(CE, corporate ethics), 기업지속가능성(CS, corporate sustainability) 등 기존에 이미 사용하고 있던 유사 용어들과의 차별성에 대한 논란도 있다. 이러한 용어들 중 가장 보편적으로 혼용되고 있는 기업의 사회적 책임(CSR)이란 개념에 대해 살펴보면, 기업의 사회적 책임에 대한 논의는 1953년 Bowen이 기업인의 사회적 책임(social responsibility of the businessman)을 주장하면서 본격적인 논의가 시작되었다. Bowen은 기업인의 의무를 우리 사회의 목표나 가치의 관점에서 바람직한 정책을 추구하고 그러한 의사결정을 하거나 행동하는 것으로 정의하였다. 이후 1980년대까지 사회에 대한 경제적, 법적 의무뿐 아니라 전체 사회에 대한 의무까지를 포함하는 것, 사회적 의무를 넘어 보편적인 사회규범, 가치, 그리고 기대된 행동과 일치하는 수준까지 끌어올리는 것, 개인, 조직, 사회 제도들 간의 상호의존성을 인식하고 그러한 인식을 도덕적, 윤리적, 경제적 가치의 틀 내에서 행동으로 옮기는 것 등으로 정의되어 시대적 변화에 따라 그 범주가 변화되었다. 그러나 CSR은 그 내용과 범위가 모호하고 광범위하다는 지적이 지속되었다. 1990년대에 들어서는 기업의 사회적 책임 활동을 경제적 책임, 법률적 책임, 윤리적 책임, 사회 공헌적 책임으로 구분하고, 경제적 책임이 가장 하위에, 사회 공헌적 책임이 가장 상위에 위치한 위계적 개념으로 보면서, 그 범위와 내용이 더욱 구체화되었다. 이후 Decker(2004)는 노동자들을 공정하고 공평하게 대우하는 것, 도덕적이고 정직하게 기업을 운영하는 것, 기본적 인권을 존중하는 것, 미래의 세대들을 위하여 환경을 지속가능하게 하는 것, 자신의 커뮤니티에서 남을 돌볼 줄 아는 이웃이 되는 것 등으로 보다 구체화시켰으며, 기업이 자신의 경영활동과 내부 자원의 기부를 통해 지역사회의 복지를 향상시키는 활동에 참여하는 것으로 정의되기도 하였다(Kotler & Nancy, 2005). 공유가치창출이란 개념을 처음 사용한 Porter와 Kramer(2011)는 기업의 사회적 책임과 공유가치창출

개념의 차이를 [표 9-2]와 같이 제시하였다. 이와 같은 정의를 종합해보면, 기업의 사회적 책임(CSR)과 공유가치창출(CSV)의 가장 큰 차이점은 시간적 차이와 비즈니스와의 연계 여부에 있다고 볼 수 있다. CSV는 처음부터 경제적 가치와 사회적 가치를 동시에 창출하는 방법을 고민하지만, CSR은 기업이 이미 만들어낸 이익의 일부를 환원하는 방식이다. 또한 CSR은 비용으로 인식되지만, CSV는 사회경제적 효용을 증가시킨다는 점에서 기업의 경쟁력 향상을 위한 기회로 인식된다고 볼 수 있다. 이에 따라 CSR을 위한 예산은 한정적이기 때문에 활동이 제한적인 반면, CSV를 위해서는 기업 전략을 재창조하면서 기업 전체의 조직과 예산이 투입된다는 점이 두 개념간의 중요한 차이로 부각된다. 따라서 CSV는 사회경제적 여건을 개선시키면서 동시에 사업의 핵심경쟁력을 강화하는 일련의 기업 정책 및 경영활동이며, 이를 위해 기업은 기업의 경쟁력과 사회공동체의 번영이 상호의존적이라는 인식을 공유해야 하며, 소비자는 개인의 사적 이익을 추구하는 경제적 가치 차원에서 나아가 사회적 가치 차원의 의식을 함양하여 사적 소비가 초래하는 공적 결과를 염두에 두는 사회적 차원의 소비자역할과 참여가 동시에 필요하다는 것이다.

표 9-2 공유가치창출과 기업의 사회적 책임의 차이

구 분	공유가치창출	기업의 사회적 책임
가치	투입비용대비 경제 사회 가치	선행
핵심개념	기업과 공동체의 공동가치 창출	시민정신, 자선활동, 지속가능성
동기	경쟁에 통합	외부압력에 대응적 또는 자의적
사회공헌에 대한 인식	이익극대화에 통합	이익극대화와 무관
활동내용	기업상황과 내부요인에 따라 활동 내용이 달라짐	외부요구나 개인적 취향에 따라 활동 내용이 달라짐
예산	전체 기업예산에 맞추어 조정	기업영향과 기업의 사회 책임예산에 이해 제한
사례	조달 시스템 자체의 혁신을 통한 품질 개선 및 생산량 증대	공정거래구매

출처 : Porter와 Kramer(2011), p. 16.

|연|습|문|제|

❶ 시장 지향적 전략경영을 위한 병원의 현재 상황을 가정하시오(표 9–1 참조).

❷ ❶번의 가정하에 병원의 포지셔닝 전략을 수립하시오.

③ ①번의 가정하에 신상품을 개발하고자 한다. 그에 맞는 마케팅 믹스를 실행하시오.

1 제1부
2 제2부
3 제3부
4 제4부

4 의료서비스마케팅 특성으로 옳지 않은 것은?

① 영리 공공재적 의료서비스
② 다양한 전문 인력 중심
③ 노동집약적 의료서비스
④ 진료, 교육, 연구기능 등 다양한 사업 목적
⑤ 대량서비스 불가

5 다음 내용에 해당하는 마케팅 믹스 방법은 무엇인가?

의료기관의 위치, 대기시간, 예약시간, 대형병원 및 중소병원 간 협력병원체계

① 제품(Product)
② 가격(Price)
③ 접근경로(Place)
④ 촉진(Promotion)
⑤ 사람(People)

정답 4. ① 5. ③

제10장

내외부 고객만족관리

고객만족도(Customer Satisfaction Index ; CSI)는 생산, 판매되고 있는 서비스 품질에 대해 서비스를 받아 본 고객이 직접 평가한 만족 수준의 정도를 계량화한 지표를 의미한다. 이러한 고객만족 지표가 개발되고 상용화된 이유는 바로 기존 고객에 대한 적절한 관계 유지가 의료서비스 기관의 실질적인 환자수와 이미지 메이킹에 긍정적인 역할을 하고 있기 때문이다. 따라서 신규고객을 획득하는 공격적 전략(Offensive Strategy)보다 기존 고객을 유지하려는 방어적 전략(Defensive Strategy)이 더 중요해지는 이유는 여기에 있다.

고객만족도가 이렇게 중요한 의미를 가지고 있지만, 매번 다른 서비스를 제공하게 되는 의료기관에서 관리하기란 그다지 만만한 일은 아니다. 고객만족을 위한 첫출발은 정확한 고객만족도, 즉 환자의 병원 서비스에 대한 만족도 측정으로부터 비롯될 수 있다.

10 내외부 고객만족관리

학습목표

1. 고객만족경영을 실천할 수 있다.
2. 진실의 순간(MOT)과 고객관계관리(CRM)를 이해할 수 있다.
3. 병원조직을 이해한다.
4. 내부고객관리를 실행할 수 있다.

01 고객만족경영

1) 고객만족경영의 개념

고객만족경영이란 병원의 최종 목적을 고객만족에 두고 고객의 입장에 서서 고객(환자)을 우선으로 생각하고 고객만족의 향상을 위해 지속적으로 추진하는 것이다. 그리고 궁극적으로는 고객(환자)에게 기쁨과 만족을 주고 고객지향 최우선 경영형태로 전환하여 한번 우리병원의 고객이 되면 평생 내원 고객이 될 수 있도록 신뢰관계를 이루어 가는 것을 뜻한다. 따라서 고객만족경영이 실질적으로 이루어지기 위해서는 먼저 고객지향 사고가 무엇을 의미하며, 왜 고객지향으로 사고를 전환하지 않으면 안되는 지 그리고 고객지향 사고를 실천했을 때 어떻게 달라지는지에 대한 조직 구성원들의 정확한 이해가 있어야 할 것이다. 고객지향 사고란 목표 고객의 욕구와 필요를 찾아서 이것을 충족시켜 줄 수 있는 제품과 서비스를 제공함으로써 고객의 만족을 극대화 하고 그 결과 조직 운영의 목표인 이익 극대화를 달성하려는 경영이념을 말한다.

고객중심의 경영전략은 전 과정에 이르기까지 철저히 고객을 생각하여 만들고 고객에게 공급한다는 전략이다. 따라서 병원경영의 출발점과 그 과정 그리고 끝맺음이 모두 고객중심이 되는 셈인데 고객중심의 경영을 추구하는 병원은 철저히 최고 경영자 중심이나 종업원 중심의 경영을 탈피하려는 것이다. 이러한 사고의 일대 전환이 이루어졌을 때 고객중심의 의료상품이 창조되고 이용 또한 원활히 이루어져 고객은 감동하는 것이다. 고객감동은 보통 만족단계를 뛰어넘어 감탄사를 연발하는 단계로 동적이고 적극적, 장기적 개념이라면, 고객만족은 정기적이고 소극적, 일시적 개념이라고 정리할 수 있다. 고객감동 개념을 보다 구체적으로 표현해 보면 의료상품의 하드(Hard) 가치와 소프트(Soft) 가치에 이르기까지 모든 가치에게 고객의 마음을 움직여 장기적이고 지속적인 인상을 주어 감동으로 유도하는 것을 의미한다. 그러므로 고객지향 경영 또는 고객만족, 고객감동을 창출하기 위한 경영을 고객을 위해서라기보다는 병원의 생존을 위해 필연적으로 요구되는 경영전략이라고 할 수 있다.

2) 의료기관에서 고객만족경영

(1) 고객의 개념

의료기관의 무한경쟁과 빠르게 변화하는 병원환경에서 조직의 생존을 위한 전략개발에 전력을 다하지 않을 수 없게 되었다. 최근에는 의료기관 조직의 생존전략 중에는 그동안 상대적으로 등한시 하였던 고객에 대한 관심을 많이 갖고 있는 것이 사실이다. 고객이란 누구를 말하는 것이며, 고객이 병원조직에 어떠한 중요성을 가지고 있는 것인가 라는 개념을 이해하여야 고객만족경영기법을 이해할 수 있다.

고객이란 사전적 정의는 '상점 따위에 물건을 사러 오는 사람' 이라고 한다. 이는 고객을 단순히 영업의 대상이 되는 사람으로 또는 생산의 결과를 소유하는 사람으로 결론을 내리기에는 너무나 부족함이 많은 표현으로 생각된다. 이제는 고객의 개념이 단순히 소비의 주체가 아니라 생산의 시작과 과정에 참여하고 결과에 대해 평가하며 개선을 요구하는 동반자적 자리를 차지하고 있다.

일반적으로 고객은 손님이라는 용어로 표현되고 있으며, 많은 실무자들은 학자들과는 달리 개념정의에 있어 은유적인 표현을 사용하면서 가치개입적인 정의를 시도하는 경향이 많다. 예를 들면 고객을 황제, 아내라고 하기도 하며, 일본의 소니사(社)의 경우에는 고객을 신(神)으로 비유하기도 한다. 이러한 표현에 영향을 받은 피터 드러커는 고객을 왕으로 정의하는데 주저하지 않고 있다. 이와 같은 정의에서 고객은 조직에서 도구적인 가치를 갖는 것이 아니라 목적으로서의 가치를 갖고 있다고 할 수 있다.

의료기관에서도 기존에는 환자의 개념에서 병원환경과 경영의 변화로 인하여 기업

경영의 장점들이 접근되면서 환자의 개념도 진료의 대상에서 진료를 제공할 수 있도록 기회를 제공해 주는 고객으로 개념이 변해가고 있다.

진료를 받기 위해 병원을 찾는 사람은 물론, 이와 관련된 보호자 그리고 병원과 거래하는 모든 거래처, 병원을 방문하는 사람, 나아가 그들에게 진료 및 서비스를 제공하는 직원들 까지도 고객으로 인식하고 있다. 즉 의료기관에서 고객이란 병원에서 제공하는 진료와 서비스를 이용하는 사람과 앞으로 이용할 수 있는 사람이라고 말할 수 있다.

(2) 고객의 욕구에 대한 이해

고객들의 욕구는 그들이 접하는 다양한 환경에 따라 변하게 된다. 사실 환경변화에 대한 지각은 어렵기 때문에 고객 욕구의 변화를 살펴봄으로써 환경변화가 있었다는 것을 간접적으로 감지할 수 있게 된다. 병원고객만족경영의 새로운 아이디어도 고객 욕구의 변화과정을 파악함으로써 하나의 세분 시장을 대상으로 하여 창출된다고 할 수 있다.

욕구란 간단히 말하면 필요로 하는 것이다. 이러한 고객의 욕구는 무엇을 받기 원할 때와 주는 것(시간, 노력, 비용)을 원하지 않을 때 발생한다. 즉, 고객의 욕구란 구체적으로 혜택과 비용 두 가지 측면에서 발생한다고 할 수 있다.

02 고객접점과 MOT(Moment of Truth)

병원 고객만족경영에 관련된 교육에서 항상 등장하는 것이 '고객접점'이라는 단어이다. 고객접점이란 고객과 접하는 순간을 말하며, 진실의 순간 또는 MOT(Moment of Truth)라고도 부른다. MOT[Moments Of Truth ; 진실(眞實)의 순간(瞬間)]란 원래 스페인의 투우(鬪牛)에서 나온 말이라 한다. 투우사가 소의 급소를 찌르는 순간을 말하는 것으로 '피하려 해도 피할 수 없는 순간' 또는 '실패가 허용되지 않는 매우 중요한 순간'을 의미한다. 이를 고객의 접점(接點)이라고도 하는데 고객을 만나는 시간은 단 한번밖에 허용되지 않는 절체절명의 순간인 것이다. MOT는 고객만족경영의 원조라 할 수 있는 스칸디나비아항공사의 안 칼슨 회장이 고객과 접하는 최초 15초

이내에 고객을 만족시켜야 한다고 주장한 데에서 유명해지기 시작하였다. 고객접점은 고객과 접하는 모든 순간들을 의미한다. 고객과의 상담뿐만 아니라, 고객으로부터 전화를 받는 순간, 고객을 응대하는 순간, 고객이 원하는 상품을 받아보는 순간, 대금 청구서를 받아보는 순간, 등등 모든 고객과 접촉하는 순간들을 고객의 접점 또는 MOT라고 한다.

고객은 병원이 제공하는 서비스를 접할 때, 제공받은 서비스에 대한 어떤 주관적인 '느낌'이 발생하게 되며 이 느낌이 '만족'인 상태로 나타날 때에는 계속 그 서비스를 받고 싶어 하게 되며, 불만족할 때에는 그 서비스를 받지 않으려고 하게 되는 것이다. 즉, 만족한 고객은 충성고객으로 계속 남는다는 것이며, 불만족한 고객은 다시는 그 병원의 서비스를 받지 않으려 하기 때문에 병원의 입장에서는 힘들게 만든 고객을 한 순간에 잃어버리게 된다. 예를 들어, 병원의 현관문을 열고 들어갈 때 처음으로 만나게 되는 사람은 병원의 데스크에 있는 리셉션 코디네이터나 원무행정 직원이며, 원무행정 직원과의 고객접점은 6번 발생하며, 6번 고객과의 접점 중 어느 하나라도 불만족이 발생한 경우에는 전체 서비스에 대해 불만족 형태로 나타난다는 것이다.

고객접점은 단순히 병원 접수 데스크에만 있는 것이 아니라 병원 측이 제공하는 서비스의 전 과정 속에서 나타나게 된다. 즉, 병원을 방문한 고객은 병원 접수 데스크뿐만 아니라 진료실, 검사실, 주사실 등 많은 고객접점을 접하게 되며, 고객 불만 제기 시 처리 과정 까지도 고객의 만족과 불만족은 나타나게 되는 것이다.

결국 고객접점 하나하나의 고객만족이 합쳐져 전체적인 병원고객만족의 성과로 나타나게 되는 것이라 할 수 있으므로, 고객만족경영이란 고객접점에 대한 이해 없이는 시작할 수도 없고, 병원 측의 원하는 목표를 달성할 수도 없다고 할 수 있다. 그러나 고객만족경영을 추진하고 있는 여러 병원들의 실제 상황을 들여다보면, 고객접점의 중요성에 대해서는 어느 정도 인식을 하고 있으면서도, 고객접점을 분석하고 이를 관리하기 위한 노력은 매우 미흡하다고 볼 수 있다.

대부분의 병원들이 고객접점을 분석하고 고객접점별로 어떻게 서비스를 하는 것이 바람직할 것이냐에 대한 연구를 하고 병원의 서비스품질기준으로 만드는 작업은 등한시한 채, 고객접점에서의 서비스방법에 대한 기준을 제정할 권한도 없는 고객접점 직원들에게 고객접점 분석 기법에 대한 교육에만 치중되어 있는 현실을 볼 때, 단순한 교육과 구호가 아닌 실천으로 이어지는 고객만족경영의 기본 그림이 필요한 시점이라고 본다.

MOT분석이라고 하는 것은 단순히 고객과 접하는 순간을 시간의 흐름에 따라 정리해 놓은 것이므로, 이 MOT자체 만으로는 서비스품질을 관리하는 데에 어떤 도움도 주지 못하며, 고객접점별로 고객접점 직원의 역할과 행동 기준을 설정하기 위해서 선행되어야 하는 작업 밖에 되지 못할 것이다.

사례

MOT 사례

MOT의 개념을 경영에 처음 도입한 사람은 스칸디나비아항공(SAS)의 사장이었던 얀 칼슨(Jan Carlzon)이다. 1987년 「Moments of Truth」란 책을 펴낸 이후 MOT란 말이 급속히 보급되었다. 1986년 SAS에서는 대략 1,000만명의 고객이 각각 5명의 직원들과 접촉했으며, 1회 응대시간은 평균 15초였음을 조사 결과 알게 되었다. 즉 1년에 5,000만 번 고객의 마음속에 회사의 인상을 새겨넣는 순간들이 있었다는 것이다. 칼슨은 이 15초 동안의 짧은 순간 순간이 결국 SAS의 전체 이미지, 나아가 사업의 성공을 좌우한다고 이야기하면서, 이 순간들이야말로 SAS가 최선의 선택이었다는 것을 고객들에게 입증해야만 하는 때라고 강조하였다. 1970년대 말 석유파동으로 인해 세계 항공업계는 큰 시련을 맞을 때다. 17년간 연속해서 흑자를 기록하였던 스칸디나비아항공(SAS)에서도 1979년과 1980년 사이의 2년 동안에 3,000만 달러의 적자가 누적되었다. 이러한 위기 가운데 39세의 얀 칼슨이 이 항공사의 사장으로 취임하였다. 고객이 직원들과 접하는 처음 약 15초 동안의 짧은 순간이 회사의 이미지, 나아가 사업의 성공을 좌우한다고 강조한 칼슨 사장은 1년 만에 적자를 흑자로 바꾸었다. 뿐만 아니라 스칸디나비아항공은 1983년도 '최우수 항공사'로, 1986년에는 '고객서비스 최우수 항공사'로 선정되었다. 스칸디나비아항공이 단숨에 위기를 극복하고 최우수항공사로 도약한 비결은 무엇일까? 스칸디나비아항공(Scandinavian Airlines, SAS)은 스웨덴, 덴마크, 노르웨이 3개국의 민간과 정부가 공동으로 소유하고 있는 항공사다. 39세의 젊은 나이에 사장으로 취임한 얀 칼슨(Jan Carlzon)은 MOT라는 새로운 개념을 도입하여 위기에 빠진 회사를 구하고 서비스 품질경영의 전설적 신화를 창조한다. 칼슨은 MOT(Moments of Truth)의 개념을 소개하기 위해 불결한 트레이(접시 또는 쟁반)를 자주 예로 들곤 한다. 만약 승객들이 기내에서 제공되는 자신의 음식 트레이가 지저분하다는 것을 발견하게 되면, 그들은 그 순간에 자신이 탑승하고 있는 비행기가 불결하다고 느끼게 된다고 말한다. 이처럼 MOT는 서비스 제공자가 고객들에게 서비스의 질(質)을 보여줄 수 있는 극히 짧은 시간이지만, 고객의 인상을 좌우하는 극히 중요한 순간이다. 일반적으로 항공사 직원들은 항공기, 정비시설, 사무실, 업무수행 절차 등의 집합이 회사라고 생각하지만, 고객들은 항공사로부터 어떤 경험을 하였는가를 말한다. 칼슨은 서비스기업의 본질은 물적 자산의 집합이 아니라 일선 직원들이 개별 고객에게 제공하는 서비스의 품질이라고 강조한다.

03 고객관계관리

1) 고객관계관리(CRM)란 무엇인가?

고객관계관리(Customer Relationship Management : CRM)란 한사람의 '고객수요'를 중심으로 생각한 마케팅 기법이다. 일부에서는 고객관계마케팅(Customer Relation Marketing)이라고 주장하는 경우도 있으나 전자가 지배적이다. 고객관계관리(CRM)에 대한 정의를 살펴보면, 칼슨 마케팅 그룹(Carlson Marketing Group)에서는 개별 임직원과 마케팅 종사자, 그리고 고객에게 조직에 대한 긍정적 선호도를 형성함으로써, 고객보유율과 경영성과 모두를 향상시키는 경영전략으로 CRM을 보며, 마켓비전(Market Vision)사 부사장은 고객에게 가치를 부여함으로써 수익성 높은 성장을 이끌 수 있는 고객 중심적 전략으로 보고 있다. 또한 가트너(Gattner)그룹은 신규고객 획득, 기존고객 유지 및 고객 수익성을 증대시키기 위하여, 지속적인 커뮤니케이션을 통해 고객 행동을 이해하고, 영향을 주기 위한 광범위한 접근으로, 이것은 고객에 대한 학습단계와 학습된 기반을 갖고 고객을 대응하는 단계로 나누어진다. 즉, 고객과의 관계관리를 위하여 고객을 학습하여야 하고 학습된 기반을 갖고 대응을 하며, 고객에 대응된 결과는 다시 학습에 중요한 정보로 활용되는 학습과 대응의 반복적인 것이라고 보고 있다. CRM은 고객과의 보다 인간적인 신뢰관계를 전제로 하되, 고객의 진정한 니즈(Needs)를 발견하여 그것을 충족시키고 감동을 불러일으킬 수 있는 전략적인 대안과 경영기법을 발굴하는데 큰 의의가 있다.

CRM은 회사 체제를 철저한 고객지향으로 바꾸는 적극적인 新경영기법으로서 어느 기업(조직)이든 예외 없이 도입해야 할 절대적인 명제이다. 특히 요즘과 같은 디지털 경제 · 경영하에서는 '고객주권'이 매우 중요하다. 즉, 고객은 단순한 수요자가 아니라 막강한 경제력의 중심에서 권한과 의사결정권을 행사하는 주도자로서, 공급자를 바꿀 수 있는 권한과 힘을 동시에 지니고 있는 것이다.

이런 관점에서 볼 때 CRM은 '고객과의 네트워크'를 강화함으로써 경영의 안정과 고객을 통한 안정적 · 장기적인 수익구조를 실현할 수 있는 최선의 방법이라 할 수 있다.

또한, CRM이란 '고객에 대한 정확한 이해와 분석을 바탕으로 고객이 원하는 제품과 서비스를 원 투 원(One-to One)으로 제공함으로써 지속적으로 고객과의 관계를 유지시키고 고객가치를 극대화하는 경영행위를 의미한다. 즉, 고객들과 만족스러운 관계를 오랫동안 유지할 때 고객 1인당 구매액은 증가하고 이들의 구매빈도도 높아지게 된다. 또한 기업제품에 대한 충성도가 높아져 다른 기업과 가격경쟁을 벌여야 하는 부담도 줄일 수 있으며 고객들이 구전을 통해 입에서 입으로 제품을 선전하고 소개함에 따라 신규고객을 쉽게 확보할 수 있다. 이렇게 되면 기업의 수익성이 높아지는 것은 당연한 일이다. 컴퓨터 전문가가 말하는 CRM은 '고객전략을 정의하고(Strategy), 경영자원의 분배를 최적화하며(Adminstration), 고객과 관련된 모든 부분에서 최상의 서비스를 제공하기 위해(Service), 고객의 욕구와 행동 그리고 고객의 수익성을 규명해 가는(Profitability), 지속적이고 자동화된 프로세스(Automation)'라고 할 수 있다.

이러한 정의를 바탕으로 CRM의 정의를 내려보면 'CRM이란 고객관리에 필수적인 요소들(기술 인프라, 시스템 기능, 사업전략, 영업 프로세스, 조직의 경영능력, 고객과 시장에 관련된 영업 정보 등)을 고객중심으로 정리 · 통합하여 고객활동(customer interaction)을 개선함으로써, 고객과의 장기적인 관계를 구축하고 기업의 경영성과를 개선하기 위한 새로운 경영 방식이다.' 라고 할 수 있다.

CRM은 고객의 병원이용패턴, 연령, 성별, 취미 등의 개인 정보를 수집하여 그 정보를 기초로 병원이 취해야 할 행동을 결정하는 마케팅 기법이므로 CRM의 기본은 고객을 아는데서 시작된다. 병원의 숫자가 홍수를 이루고 있는 오늘날의 병원 내원 패턴은 엄청나게 다양화되어지고 이러한 상황에서는 병원 내원 고객을 남녀별, 연령별, 주거지별 등의 커다란 범주로 분류하는 것은 더 이상의 의미가 없다. 좀 더 정밀하게 내원 고객의 행동을 관찰하고, 환자 개개인에게 맞는 마케팅 방법을 생각하지 않고서는 의료시장에서 살아남기가 어렵게 되었다. 문제는 접수 시 기록되어진 소중한 내원 고객정보를 경쟁병원보다 얼마나 더 효율적으로 잘 활용하느냐에 달려있다.

2) 병원고객관계관리의 단계

개인 간의 개인적인 관계도 시간이 흐름에 따라 깊어지고 관계의 내용에 따라 달라진다. 병원조직과 개인 간의 관계인 내원 고객 관계도 마찬가지이다. CRM을 성공적으로 수행하여 내원 고객의 충성도를 높이기 위해서는 다음의 세 단계들을 거쳐야 한다.

고객 관계의 획득, 고객 관계의 발전, 고객 관계의 유지이다. 이것을 자세히 설명하자면 다음과 같다.

(1) 고객 관계의 획득

처음 내원 고객 관계를 맺는 것은 어떤 면에서는 서로간의 편안한 상태를 단시간에 만들어야 한다는 압박감에 다소 어색하고 서로 불편할 수도 있다. 이런 상황에서 고객의 어색함을 풀어주고 고객이 이런 관계가 바람직하다는 것을 인식시켜 주어야 할 의무는 병원 조직 구성원들에게 있는 것이다. 예를 들어, 쌍꺼풀 수술을 전문으로 하는 어떤 성형외과병원에 관심을 가지게 된 환자가 해당병원 홈페이지로 들어와서 쌍꺼풀 수술에 대한 질문을 올리고 이메일 주소를 올려놓았을 때, 그 환자는 우리병원 외에도 여러 병원을 인터넷으로 검색하고 있을지도 모른다. 올라온 질문에 즉각적으로 응대하면서 성의 있게 쌍꺼풀 수술에 대한 여러 가지 최신 의학정보를 올려놓는다면 다른 병원의 홈페이지를 모두 둘러보고 다시 한번 우리병원의 홈페이지를 들어와 봤을 때 빠른 답변과 성의 있는 글의 내용을 보고 우리병원에 매우 빠른 속도로 깊은 호감을 가지게 될 것이다. 이러한 병원(기업)조직의 즉각적인 대응은 고객의 불만해소에만 효과적으로 작용하는 것이 아니라 고객이 우리병원(기업)에게 관심을 보일 때에도 마찬가지로 효과가 있다는 연구결과가 있다. 신규고객을 확보하는 비용이 기존고객을 유지하는 비용에 비해 6배나 크다는 것을 고려하면 이러한 신속한 대응은 신규고객 유치를 위해 매우 효과적인 방법이 될 것이다.

(2) 고객 관계의 발전

일단 고객 관계가 시작되면 고객의 정보를 획득하고 분석하여 고객 관계를 향상시키는 데에 노력을 집중하여야 한다. 고객과의 관계가 활성화되면서부터는 고객의 내원 형태나 고객의 기본 성향(성격), 미용을 목적으로 하는 진료일 경우, 관심 진료 분야 등의 정보도 획득할 수 있다. 또한 가족차트로 묶어서 관리할 경우, 더 많은 고객정보를 한꺼번에 공유할 수 있어서 편리하다. 이러한 정보가 획득될 경우, 환자에게 기존진료와 관련된 보완진료를 보다 심층적으로 상담할 수 있고, 만족한 고객은 고객소개로 이어져 새로운 신환 창출을 이룩할 수 있다.

(3) 고객 관계의 유지

고객 관계를 평생 유지하고자 하는 것으로 이는 단순히 모든 고객을 동등하게 평생 대응하자는 것은 아니며 때에 따라서는 우수 내원고객에게는 보다 나은 가치를 제공하고 도움이 안 되는 내원고객을 멀리하는 디 마케팅(de-marketing)전략도 구사할 수 있다. 예를 들어, 모 치과병원은 진료비 자체를 고가로 책정하여 그만한 진료비를 마련하기 어려운 환자들이 자연스럽게 드나들지 못하도록 만든 대표적인 사례라고 할 수 있다. 또한, 우수한 고객을 우대하는 마케팅의 대표적인 사례로는 보험회사를 들 수 있다.

미국의 스테이트 팜 회사는 이러한 우수고객과의 평생 고객 관계를 유지하려는 전략으로 유명하다. 즉, 자동차 보험의 경우 사고를 내지 않는 고객에게는 파격적인 우대정책을 행하며 사고를 자주 내는 고객과는 거래관계를 맺지 않으려고 한다. 이러한 예는 다소 극단적인 예로 전통적인 제조업이나 일반 서비스업과는 맞지 않을 수도 있다.

그러나 병원이 우수한 내원고객과 그렇지 못한 내원고객 등 고객 군을 다양하게 구분할 수 있는 능력을 갖추지 못한다면, 그 병원은 체계적으로 고객관계관리를 하고 있다고 보기 어렵다.

3) 업무흐름에 따른 고객관리

병원코디네이터 역할을 충분히 소화할 수 있기 위해서는 병원의 원무업무를 정확하게 이해하고 있어야 한다. 환자가 많이 문의하는 질문들은 대부분 원무관련 문의가 많기 때문이다. 다음의 그림은 병원의 원무과에서 이루어지는 진료관련 업무들이며 그 흐름이다. 병원들의 원무업무는 많이 다르지 않기 때문에 그림을 보고 병원코디네이터로서 우리 병원에 대해 잘 알지 못하는 부분은 충분히 숙지하고, 환자에게 쉽게 설명할 수 있어야 한다.

(1) 예약 고객관리

진료예약제도라는 것은 병원과 환자간의 신뢰 구축을 의미한다. 특히, 환자의 경우와 다르게 병원은 그 예약시간과 일정, 장소를 지키지 못할 경우 치명적인 이미지의 손상을 입게 된다. 한번 손상된 그 병원의 이미지는 다시 회복되는데 오랜 시간이 걸

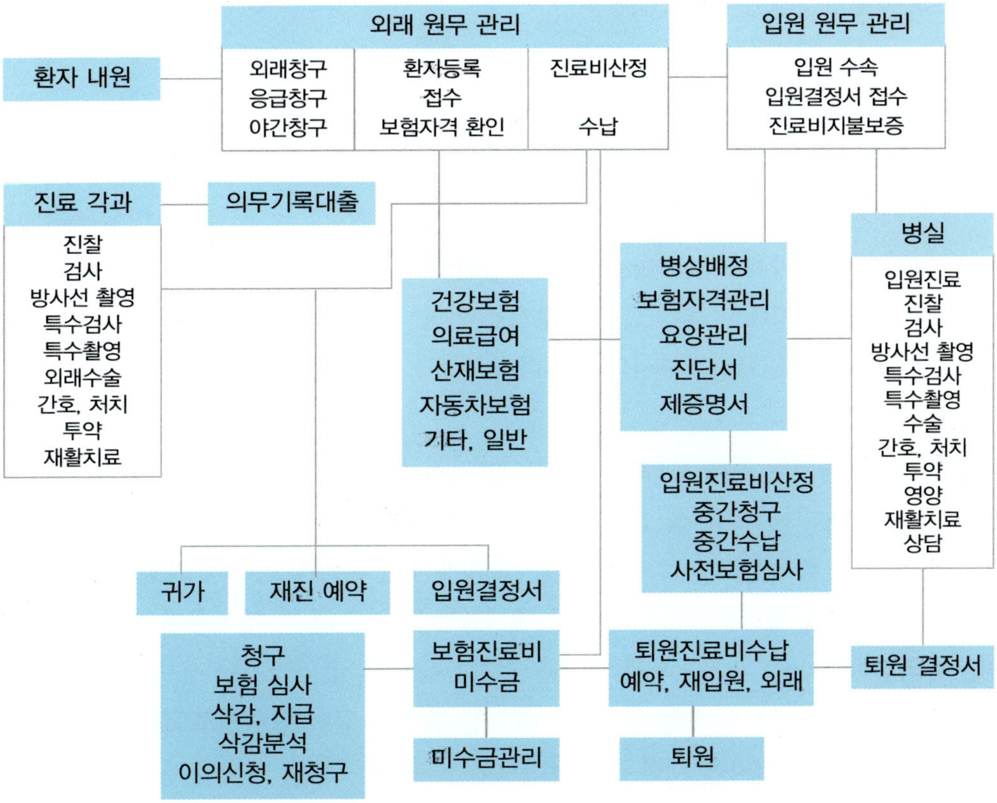

[그림 10-1] 원무 관리 업무

린다.

예를 들어 설명하면, 사람에게 건강과 생명이 가장 중요한 삶의 목표이다. 따라서 홈쇼핑에서 구매한 가전제품과는 전혀 다른 중압감을 가지게 되는데, 무엇보다 소중한 자신의 건강을 병원에서 별로 중요치 않아서 혹은 실수로 약속을 어기게 되었다는 생각을 하게 되면 그 환자의 마음은 벌써 그 병원에서 떠난다는 사실이다.

따라서, 현대를 살아가는 많은 사람들에게 유용한 예약 제도를 얼마나 효과적으로 수용하고 활용할 수 있느냐를 결정짓는 업무가 바로 『예약 고객관리』 업무이다. 다음은 병원코디네이터가 병원의 예약 고객관리 업무에서 수행해야 하는 업무를 정리한 것이다.

① 전체 환자 중 예약 환자의 비율 및 추세 분석

② 예약의 종류별 환자비율 추세분석

③ 예약 환자의 만족도 조사
④ 예약 환자와의 직접 면담
⑤ 예약 시간, 장소, 일정에 대한 약속이행여부 조사
⑥ 예약제도의 효율성 증대를 위한 방안 제시
⑦ 예약 환자의 불평불만 수용 및 사후 방안 강구
⑧ 효과적인 예약제도를 위한 관련부서 직원 교육
⑨ 예약제도 실시에 따른 의료진의 문제점 파악
⑩ 진료부서 및 진료지원부서의 아이디어 수용

병원코디네이터의 업무 중에서 중요한 한 가지는 병원을 찾는 환자 즉, 고객을 분석하는 일이다. 특히 고객을 분석하는 일은 병원이 앞으로 장기적인 전략과 방침을 세우는데 아주 중요한 정보로 사용된다. 고객에 대한 지역적 특성과 연령대, 주요 질병군과 환자들의 성향, 문화적 수준과 종사하는 직업군 등의 정보들이 바로 그것인데, 이러한 정보들은 의무기록과 보험 인적사항을 통해서 얻어지는 정보가 있는가 하면, 환자의 만족도 조사 혹은 상담이나 대화를 통해서 얻어지는 정보도 많다. 따라서 병원코디네이터는 환자에 대한 계량적인 정보를 얻는 것뿐만 아니라 우리 병원에 내원하는 환자 자체를 이해할 필요가 있는 것이다.

(2) 내원 고객관리

> 이익이란 것은 구하지 않아야 저절로 이롭게 되는 것이요,
> 이익을 구하면 얻지도 못하고 오히려 해를 보게 된다. – 공자

이 공자의 말은 의료라는 특수성을 갖고 있는 의료기관에서 귀담아 들을 필요가 있는 말이다. 병원의 전반적인 운영에서도 그러하겠지만, 특히 환자를 직접 대면하는 의료진과 병원코디네이터는 더욱 그러하다.

사례

사례 1.

○○병원에서 있었던 일이다. 내시경 검사실에 많은 환자들이 의자에 앉아 검사를 기다리고 있었다. 내시경 검사라는 것이 X-ray 촬영처럼 검사시간이 짧지 않기 때문에 밖에서 기다리는 환자와 보호자들의 얼굴은 그리 밝지 않았다. 그런데, 한참을 기다리던 한 노인이 간호사에게 순서가 바뀌었다며 언성을 높이면서 이야기를 했다. 순간 많은 사람들의 주위를 모으기 시작했다. 하지만 확인해 보니 순서는 바뀐 것이 아니었다. 간호사는 그때부터 당당하게 큰소리를 치기 시작했다. 물론 존칭을 사용하면서 이야기를 했지만, 결코 좋아 보이지 않았다. 물론 간호사는 자신의 실수가 아님을 밖에서 대기하고 기다리던 많은 환자들에게 증명한 것이지만, 그 노인은 자신의 얼굴이 달아오름을 느끼며 자리를 피했다.

사례 2.

미국 서부 지역에서 성장한 노드스트롬(Nordstrom) 백화점은 전설적인 고객서비스로 유명한 곳이었다. 1970년대 어느 날, 한 고객이 백화점에 타이어를 들고 찾아와서 환불을 요구했다. 창구를 담당한 직원은 아무 질문 없이 타이어 값을 환불해 주었다. 겉으로는 간단한 이야기이지만 속을 들여다보면 놀라운 사실이 숨어있다. 그 백화점은 타이어를 팔지 않는다는 것이다. 고객서비스라는 것이 이러한 것이다.

우리는 이 두 이야기에서 어떻게 이해하고 있는가? 첫 번째는 고객을 심리적으로 몰아붙이지 않는다는 것이다. 바꾸어 말하면, 고객이 편안하고 아무런 부담 없이 구매를 하도록 환경을 조성해야 한다는 것이다. 노인의 경우, 창피해서 내시경 검사도 제대로 받지 못했을 것이다. 둘째는 고객을 대하는 병원코디네이터의 마음가짐이다. 내가 실수하지 않았더라도, 환자의 실수를 나의 실수처럼 인정한다면, 고객(환자)의 마음이 오히려 정성과 고마움으로 가득찰 것이다.

마케팅의 원칙 중에는 이러한 말이 있다. "고객으로부터 출발하라." 병원코디네이터가 내원한 환자를 대면할 때는 항상 환자가 원하는 것이 무엇인지, 환자에게 필요한 것이 무엇인지를 파악하는 것이 중요하다. 이 말은 코디네이터가 대면한 환자뿐만 아니라 병원에 내원한 모든 고객(환자를 포함)에게 해당되는 원칙으로써 예약 고객관리에서 말한 것처럼, 내원한 환자의 특성을 이해하는 것이 중요하다. 특히 병원의 환자는 크게 외래 환자와 입원 환자로 나누어 볼 수 있다.

외래 환자의 경우, 짧은 시간 안에 원하는 진료서비스를 받고, 그에 합당한 만족감을 얻어 돌아가도록 하는 것이 가장 중요한 업무이다. 입원 환자의 경우는, 진료서비스에 대한 충분한 설명과 생활에 대한 불편함을 해소하는 것이 가장 중요한 업무이다. 내 집이 아닌 곳에서 의식주를 모두 해결하면서 동시에 진료를 받기 때문에 쉽게 적응이 않되며, 환자뿐만 아니라 보호자와 가족에게도 많은 어려움이 생기는 것이다.

(3) 퇴원 고객관리

병원에 내원하는 환자들은 다양한 형태의 문제들을 안고 있다. 동일한 질병을 가지고 있는 환자라 하더라도 사용하는 약품의 종류와 양이 다르고 투약결과와 처치 결과도 다양하게 나온다. 이는 인체가 가지고 있는 건강의 상태와 생활해온 환경의 차이가 영향을 미치기 때문일 것이며, 가능한 다양한 추측은 수없이 많이 할 수 있다.

결과적으로 모든 환자를 세분화하여 구분하는 일은 쉽지 않다는 것이다. 구매자마다 원하는 서비스의 수준과 양이 다르고 결과도 다르기 때문에 퇴원한 고객을 관리하는 것은 매우 어렵다.

과거에 퇴원한 환자는 더 이상의 관리를 필요로 하지 않았다. 하지만 최근에는 오히려 더 부각되고 있는 것이 이렇게 신경쓰지 않았던 부분들이다. 다행스럽게도 보건정보관리분야가 많이 발전하면서 특히, 환자의 데이터베이스가 대부분의 병원에서 구축되고 있기 때문에 업무상으로는 수월해졌다고 할 수 있다. 환자의 정보, 그리고 환자 가족에 대한 정보가 시간이 지날수록 쌓여가면서 이제는 퇴원 환자에 대한 관리가 가능해졌으며, 이러한 개념을 이용한 것이 CRM(customer relationship management)이며 DBM(database management)이라고 이해할 수 있다.

따라서 병원에서 제공하는 여러 가지 건강교실의 정보나 새로운 질병 프로그램의 정보를 기존의 환자에게 제공하고, 유용하게 사용한다면 환자는 고객으로서 병원에 대한 새로운 의식을 가지게 될 것이다. 이러한 역할도 병원코디네이터의 중요한 업무라고 할 수 있다. 다음은 의료기관의 데이터베이스 마케팅 시스템에 대한 개념도이다. 병원코디네이터가 혼자 업무를 수행하기는 어렵지만, 병원의 전산부서 혹은 QA팀과 같이 협력한다면, 여러 가지 프로그램이 다양하게 개발될 수 있을 것이다.

4) 병원고객관계관리 방안

병원에 내원하기 전 고객은 홈페이지를 둘러보거나 병원에 전화를 하여 여러 가지 궁금한 사항에 대해 질문할 것이다. 그럴 때 고객에게 최선을 다하여 즉각적인 응대를 하는 것이 고객관계관리의 시작이 될 것이다. 이것을 병원 이용 사전 관계관리라고 한다면, 사후 병원 고객관계관리 방안은 내원예정 고객들에게 문자서비스로 내원날짜와 진료예약시간을 알려드리는 방법과, 진료를 받고 돌아가신 환자분들에게 직접 전화를 걸어 병원이용 시 불편한 사항은 없으셨는지, 현재 증상은 괜찮으신지에 대한 안부를 묻는 방법도 좋은 방법이다. 그리고 소아과의 경우, 예방접종 후 다음 예방접종에 대한 안내를 적어서 우편엽서를 정기적으로 보내주는 방법도 고객관계관리의 하나의 방안이 될 것이다. 그리고 정기적인 임상교육과 월별 이벤트실시(예를 들면 4월 – 꽃피는 봄 장미축제를 위하여 병원 대기실 전체를 장미꽃(조화나 생화)으로 환경미화를 하고 진료 후 수납을 하시는 환자분들에게 장미꽃 씨앗을 선물하는 방안)도 고객과의 좋은 관계관리가 될 것이다.

04 병원 조직의 특성

1) 서비스 중심 조직으로 변화

최근 병원들은 서비스 중심의 고객 지향적 접근방법을 크게 강조하고 있다. 요즘 병원을 내원하는 고객들의 대다수가 그것을 기대하고 있고 당연시 여긴다. 병원의 입장에서도 치열한 경쟁상황 속에서 확고한 우위를 확보하기 위해서는 서비스 중심의 조직이 꼭 필요한 것이기도 하다. 병원의 내부 직원들 중 직접 환자를 대하는 직종이 아닌 구성원들은 서비스의 중요성을 실감하기 어려울 수도 있다. 이러한 가운데에 간혹 내부 직원들은 조직의 변화에 저항하기도 한다. 하지만 최근 병원이 보여주는 모든 활동이나 마케팅에서 '고객중심'이라는 말에는 병원이 내원 고객에게 전달하고자 하는 것이 단지 '진료 그 자체'만은 아니라는 것을 알 수 있다. 예를 들어, 대전 모 병원 자체 내에서 위 내시경을 끝낸 환자들에게 '떡 제공 서비스제도(떡 종류 선택가능)'를 실시하고 위 내시경 후 드시고 싶은 떡에 스티커를 붙이도록 하여 특정 떡 선호도 조사를 지속적으로 실시하는 모습만 보더라도 병원이 고객 서비스를 중심으로 조직화되어 있다는 것을 강조하고 이를 위해서 노력하고 있음을 보여주는 것이다.

2) 서비스 중심 조직화의 필요성

서비스를 조직의 모든 부문에 핵심으로 적용시키기 위해서는 단지 지침만으로는 불가능하다. 서비스가 조직에 넓게 침투하기 위해서는 명확하면서도 반복적으로 규정되어야 할 필요성이 있는 것이다. 조직 문화가 업무를 수행함에 있어서 신념이나 신조로써 실제적 행동으로 나타날 때 의미가 있듯이 조직에서 서비스 역시 실제적인 행동으로 나타날 수 있도록 조직이 구성되어야 그 의미가 있는 것이다. 조직원 모두가 서비스와 밀접한 관계를 형성하고 서비스에 대하여 관심을 가지고 본인이 서비스와 관련하여 어떤 일을 해야 하는지 이해해야 된다. 즉, 서비스를 효과적으로 제공하기 위해서는 그것을 제도화해야 하는 것이다. 물론 조직화에 있어서 직원들이 수긍하고 받아들여져 조직 및 본인의 성장에 중요하다는 것을 이해시켜야 한다.

서비스는 수많은 프로그램 중 하나로만 존재해서는 안된다. 반복적이든 일시적이든 서비스가 지나가는 프로그램으로 존재하여 당시에만 중요성이 부각된다면 서비스는 모든 업무에 적용될 수가 없다. 병원을 서비스 중심으로 조직하는 것은 서비스가 단순한 프로그램으로 존재하는 것이 아니라 기업의 목표나 규범으로 존재할 때 모든 직원의 업무에 적용될 수 있는 것이다.

서비스는 고객에게 제공될 때 가치를 발휘하게 된다. 즉, 고객의 욕구에 맞추어 제공되어야 한다. 하지만 고객의 욕구는 늘 변화한다. 제품에 대한 욕구뿐만 아니라 그와 관련된 서비스, 또는 서비스 자체에 대한 고객의 기대는 늘 변화하고 있다. 이에 병원들은 병원고객만족도 조사를 정기적으로 내부에서 실시하거나 외부에 의뢰를 하기도 한다. 하지만 이러한 조사를 통해 다양한 고객 개개인의 욕구를 정확하게 파악하는 것은 어렵고 비용과 시간도 많이 든다. 그러나 병원을 서비스 중심으로 조직화하면 병원조직은 끊임없이 내원 고객들과 접촉하면서 고객들의 목소리에 귀를 기울이게 됨에 따라 계속적으로 병원경영의 혁신방향을 인식하게 되며 장기적인 발전을 도모할 수 있게 해준다.

05 병원에서의 갈등관리

1) 갈등의 개념

갈등은 상호 목적 달성을 방해하는 고의적인 행동으로 감정적으로 적대감을 갖는 가치 또는 목표 사이에 존재하는 목적의 비양립적 조건이라고 정의한다. 즉, 갈등이 성립하려면 갈등의 주체자, 즉, 개인이나 집단 혹은 조직이 존재해야 한다. 둘째, 갈등은 목표가 양립할 수 없는 상황에서 발생하는 것이다. 마지막으로 갈등은 상호작용이 있을 때에 발생하는 것이다.

특정인이 모든 일을 독점할 수 없기 때문에 갈등은 제한된 포상이나 승진, 휴가를 위해 경쟁할 때나 회사인수와 감량 경영 및 예산감축이나 감원하려고 할 때 발생한다. 갈등의 원천은 ① 개인적 차이와 성격차이, ② 목표의 차이, ③ 공동목적 달성의 상이한 방법, ④ 불분명한 직무할당, ⑤ 성적희롱, ⑥ 경영층의 과잉통제, ⑦ 조직과 가정생활의 불균형 등을 들 수 있다.

갈등의 수준과 조직의 성과를 살펴보면 [표 10-1]과 같다.

표 10-1 갈등의 수준과 성과

상황	갈등수준	갈등의 속성	조직의 내부적 특성	조직성과
1	전혀 없거나 낮다	역기능적	무감동성, 정체적, 무반응, 아이디어 없다.	낮다
2	적정하다	기능적	생동적, 자기비판적, 창조적	높다
3	높다	역기능적	무질서, 파괴, 방해	낮다

갈등의 유형에는 크게 개인적 갈등, 집단적 갈등, 조직적 갈등이 있다.

첫째, **개인적 갈등**. 이 갈등의 출발점은 모든 개인은 여러 욕구와 서로 다른 성격, 가치체계를 지니고 있으며, 그 실행방법에 있어서도 각기 다른 규범을 형성하고 있고 동기과정과도 밀접한 관계를 맺고 있다고 인식한다. 이와 같은 개인적 속성들은 결국 인간 행동을 규제하는 내적인 요인으로 작용하고 결국 조직에서 개인이 겪는 갈등요인이 된다.

둘째, **집단적 갈등**. 조직이 규모가 커지는 기능이 다양해질수록 집단의 관계는 더욱 복잡하게 되며, 갈등의 가능성도 높아진다. 구조적 특징이 무엇이든지 간에 각각의 집단들은 상호 의존적이다. 조직의 목표를 달성하기 위해서는 상호 협력해야 한다. 이러한 의존적, 협력적 관계에는 항상 갈등이 존재한다.

셋째, **조직적 갈등**. 둘이상의 조직간에 발생하는 갈등으로 그 원인과 진행 과정은 한 조직내의 경쟁적인 집단간의 그것과 유사하다. 조직적 갈등의 형태에는 구조적 갈등과 업무적 갈등으로 구분된다. 조직들에 의해 제기되는 기본적인 주체성과 공식적인 이미지에 관한 의견충돌이 구조적 갈등이고 수행절차의 통합과 조정에 관하여 야기되는 갈등은 업무적 갈등이다.

2) 갈등의 해결방안

갈등을 해결하는데는 다양한 방법이 있겠지만 다음과 같은 유형을 다음과 같이 나눌 수 있다. 첫째, 배려형으로 다른 사람의 필요나 관심을 자신의 것보다 중요시함으로써 조화로운 관계를 유지하는 것이다. 둘째, 협력형은 긍정적으로 자신과 상대방 모두에게 이득되는 방향으로 협력한다. 셋째, 회피형은 단지 갈등으로부터 물러서거나 참을 경우 가장 효과적인 방법이다. 넷째, 지배형은 다른 사람의 희생을 통해 자신의 필요를 충족시켜야 한다. 다섯째, 타협형으로 문제를 함께 해결하기 위한 노력이다.

06 내부고객과의 의사소통

"고객을 위한 가치 창조" "고객 만족" "고객 감동"이라는 카피를 이제는 낯익게 구경할 수 있는 시대가 되었다. 그만큼 고객을 중요시하는 시대가 온 것이다. 서비스의 제공은 기본적으로 고객과 서비스 공급자간의 상호작용을 필요로 한다. 결과적으로 진료서비스를 공급하는 병원의 근무자들은 자신의 직무에서 느낀 것들을 그대로 고객에게 전달하게 된다. 즉, 병원에 내원하는 환자, 보호자, 방문자들을 만족시키는 처음이자 마지막은 병원의 직원들이므로 병원을 찾는 고객의 만족을 위해서는 의료기관 스스로가 내부고객인 종업원의 만족이 필수적이라는 것을 이해해야 한다는 것이 여기서 이야기하려는 기본적인 개념이다.

우리는 일반적으로 고객만족의 개념에서 고객을 정의할 때, 내부고객(Internal Customer)과 외부고객(External Customer)으로 분류한다. 내부고객은 다름 아닌 제품을 생산하거나 서비스를 제공하는 회사 직원을 말한다. 즉, 병원이라는 의료기관에서 본다면, 병원의 근로자들이라 하겠고, 외부고객은 제품을 구매하거나 서비스를 제공받는 소비자를 지칭함으로 당연히 환자, 보호자, 가족, 방문자 등을 말한다고 할 수 있다.

어떤 병원을 찾았을 때였다. 어둡고 컴컴한 로비에 사람들은 적었으며, 원무과 직원들은 전혀 근무시간 같지가 않았다. "저 원장님 좀 뵈러왔습니다. 원장님 계시지요?" 아무도 날 쳐다보지 않았다. 한참 후에 여직원이 "2층으로 올라가세요." 쳐다보지도 않고, 누구인지도 확인도 안하고, 어떻게 그렇게 행동하고 있는가. 과연 그 병원은 직원 서비스 교육을 시키지 않았을까? 병원 직원들은 자신들의 병원에서 어떤 만족감을 가지고 생활할까 하는 궁금증이 머리를 떠나지 않았다.

이런 병원 직원에게서는 아무런 고객 만족도 기대할 수 없다. 다른 병원도 마찬가지이다. 서비스를 제공하는 기업이나 공공기관, 의료기관 등은 모두 내부의 고객을 만족시키는 것이 곧 외부고객의 만족과 연결된다는 것을 기억해야 한다.

이러한 업무는 병원코디네이터의 역할을 필요로 한다. 병원코디네이터라는 것은 마케팅적 요소를 많이 가지고 있으며, 특히 고객을 상대로 하는 전문직종이기 때문에 내부고객 또한 업무의 연속이라고 할 수 있다. 물론 이정도 업무를 무리 없이 진행하기 위해서는 다른 부서와의 협력이 꼭 필요하다.

07 내부고객만족

1) 내부고객만족

"불만이 있는 직원은 테러리스트들이다"라는 말이 있다. 그들은 서비스의 질을 송두리째 파괴할 수 있기 때문이다. 열 명의 직원이 잘해도 한 명의 종업원이 잘못하게 되면 고객만족은 없다. 대접받는 직원만이 고객을 공손히 대할 것이기 때문이다. 직원은 고객과 똑같이 소중하며 또한 소중하게 다루어야 한다. 왜냐하면 그것이 조직의 이익으로 이어지기 때문에 직원에게 아무리 뛰어난 고객서비스를 기대해도 직원에 대한 대우가 나쁘면 무리인 것이다. 1990년에 미국의 서비스 기업으로는 처음으로 말콤 볼드리지 상을 수상한 Federal Express 사의 경우 직원 만족을 고객만족의 전제조건으로 생각하면서 고객만족을 추진하고 있다. 이 회사는 직원이 9만 4천 여명이며 1990년대의 수익이 70억 달러나 되는 거대한 항공운송 회사로써 "무조건, 확실하게, 하룻밤사이(Absolutely, Positively, Overnight)"에 배달한다는 경영이념을 종업원들에게 행동준칙으로 명확하게 제시하고 있다. "종업원은 고객을 만족시키는 서비스를 낳고, 고객을 만족시키는 서비스는 이익을 낳는다(People, Service, Profit)."는 확고한 고객만족경영을 실천하고 있는 우수기업이다. 종업원이 바로 고객이라는 생각은 이 회사 스미스 회장의 "종업원이 최우선이다. 고객만족은 종업원 만족에서 시작한다. 서비스의 품질은 종업원의 손에 달려있다"는 말에 잘 나타나 있다.

이러한 특정한 산업에서 담당직원이 바뀔 때의 비용을 생각해보면 종업원들에게 좀 더 잘 대해야 하는 이유가 명확해진다. 업무에 숙련되지 못한 새로운 담당자로 대체될 경우 노동력은 떨어지게 마련이며, 이에 따른 비용도 급격하게 증가한다. 결론적으로 고객만족의 성공은 내부직원의 역할과 중요성을 인식하는 것에서 시작된다. 병원 내부의 최고 경영자에서부터 실무자에 이르기까지 전 직원이 행복하지 못하면 고객만족은 이루어 질 수 없다는 사실을 인식하는 것이 중요하다. 그러면 직원 만족을 위해서는 무엇을 해야만 하는가? 직원들에게 일에 대한 만족, 직장에 대한 만족, 근로조건에 대한 만족, 병원에 대한 만족을 제공하여야 한다. 이른바 "내게 무슨 도움이 되는가?" 라는 질문에 내부 직원들이 이해하고 받아들여야 하며 자발적인 참여를 통해 내부고객만족이 가능하다.

2) 병원내부고객(직원)의 동기부여 조건

병원 업무의 방침이나 목표를 명확하게 세워 제도의 개선을 도모하는 것이 중요하다. 설정된 목표를 향해 내부직원과 경영자가 함께 노력할 때 성취감을 향한 동기부여는 더욱 높아질 수밖에 없다. 경영자는 바람직한 조직문화의 창조에 이바지해야 하며, 조직 내의 커뮤니케이션이 원활하도록 소집단의 활동을 지원해주어야 한다.

또한 조직 구성원들의 적성에 맞는 업무배치를 하는 것 또한 개인의 능력개발에 도움을 준다(애초에 채용을 할 때 고려사항이기도 하다). 조직 내의 공식적인 조직보다는 비공식적인 조직을 형성할 수 있도록 자연스런 분위기를 만들어주는 것도 내부직원의 동기유발에 영향을 준다. 직원이 많은 병원은 휴일마다 조기축구회를 결성한다던지 일과 후에 재즈댄스나 살사댄스 등의 동호회에 같이 가입하여 시간을 보낸다든지에 대한 방법들은 아주 바람직한 것으로 내부 직원들의 직무스트레스를 해소할 수 있는 방법이 되기도 하며, 무엇보다도 중요한 것은 내부 직원들이 이러한 비공식적인 모임을 통해 직원간의 갈등을 해소하고 결속을 다지는 역할도 하기 때문에 그들의 생산성에도 결정적인 영향을 미치게 된다.

사례

병원내부고객만족 사례

연세모아병원(대표 양승오)은 연세대학교 출신 8명의 의사가 공동 개원한 산부인과 전문병원으로 분당 차병원, 전북대병원, 강북 삼성병원, 미즈메디병원, 동아대병원 등 국내 굴지의 대규모 병원과 함께 서비스품질 우수기업에 선정되는 영광을 안았다.

이 병원은 CRM도입, 맞춤분만, Phone call service, 산모전용 미용실, 국제공인 수유 전문 간호사 배출 등 차별화된 서비스와 고객중심의 경영비전을 내세워 병원서비스의 새로운 방향을 제시했다는 평가를 받고 있다.

환자와 직원이 모두 만족하는 경영철학

이 병원 창업자들은 환자와 직원이 모두 만족하는 인간중심의 의료서비스를 목표로 개원했다. 여기에는 병원을 단순히 출산장소가 아닌 엄마와 아기를 위한 특별한 공간으로서 올바르고 새로운 출산문화를 선도한다는 경영철학이 담겨져 있다.

이 병원의 차별화된 고객만족서비스는 중소병원이 아직 도입 초기인 CRM(고객관계관리)를 도입한 것을 보면 알 수 있다. CRM을 통해 다양한 고객군 데이터를 바탕으로 새로운 의학정보와 개개인에게 맞는 메일링 서비스를 제공해 고객접점 서비스 수준을 높였다. 또한 다양한 공개강좌를 운영해 주민들의 의학지식 함양에 기여하고 이 병원에서 태어나는 아기 수에 따라 매달 일정액을 유니세프 후원기금으로 지원해 지역사회에 기여하는 기업으로 자리매김했다.

새로운 출산문화에 앞장서다

이 병원에서 출산한 산모 가운데 95%가 모유 수유에 성공한 이유는 국제 모유 수유 전문 간호사가 모유 수유에 대한 교육과 퇴원 후 지속적인 모유 수유 상담을 실시하고 있기 때문이다. 또한 모유 수유를 위해 특별히 디자인된 전용 산모복을 제공하고 유방마사지를 시행하는 등 모유 수유 활성화에 기여하고 있다. 이 밖에 이 병원은 가족분만, 소프롤로지분만, 르봐이예분만, 무통분만, 아로마향분만, 공분만, 경락분만 등 맞춤 분만을 실시해 새로운 출산문화 조성에 앞장서고 있다.

서비스 경쟁상대는 호텔이다

연세모아병원의 경쟁상대는 호텔이다. 고객에게 호텔같이 쾌적하고 내 집처럼 편안한 의료환경을 제공하기 위해 출산한 산모와 아기의 건강과 편의 증진에 가장 효과적인 시설과 서비스를 갖췄다. 별도의 산모 휴게실, 출산한 아내의 머리를 감겨줄 수 있는 산모전용 미용실은 물론 전자동 물침대가 설치된 수 치료실, 옥외정원, 무료순환버스, 24시간 분만실 등을 갖추고 있으며 퇴원 시 거동이 불편하거나 차량이 필요한 산모와 가족에게 무료 앰뷸런스를 지원해 준다. 이 병원의 양승오 대표는 "고객 우선 마인드로 신뢰감을 먼저 쌓는데 중점을 두고 병원을 운영해 지금의 결과를 낳았다"며 앞으로도 차별화된 서비스, 정직한 진료, 쾌적한 의료환경으로 늘 환자 가까이 다가가는 의료의 장이 되도록 노력하겠다"고 말한다.

3) 내부고객관리

(1) 상급자와의 팀웍

병원코디네이터는 병원의 중간 관리자로 위로는 상급자, 옆으로는 동료, 아래로는 하급 직원의 틈에 끼어 있다 해도 과언이 아니며, 근무를 처음 시작하고 얼마간은 코디네이터를 향한 동료하급자의 호기심과 관심을 한 몸에 받게 된다.

병원코디네이터의 환자 응대가 다른 직원들을 변화시킬 수 있듯이 상급자에 대한 응대 역시 전 직원에게 영향을 미칠 수 있다.

상급자를 바로 모시기 위한 몇 가지 방안을 제시해보면 다음과 같다.

① **상급자는 나 보다 어른(사회는 직급으로 서열 결정)이다.** – 상급자의 요구나 지시를 무시하는 것을 신시대식 자존심이라 하여 단순히 맡겨진 일만 잘 처리하면 된다는 식으로 상급자의 지시를 선택적으로 수용하는 자세는 옳지 않다. 상급자가 가진 경험은 또 다른 나의 재산이 될 수 있다. 일상 경험에서 얻은 지식보다 더 소중한 것은 없음을 잊지 말라.

② **상급자는 자주 외롭다.** – 식사시간이나 업무 중 잠시 휴식을 할 때에 상급자와 개인 면담을 하거나 업무 경험담을 듣는 것은 상급자의 소외감을 없애 주며 업무의 원만한 진행을 위하여도 꼭 필요한 일이다. 상급자의 성향을 파악하지 못하고 어찌 바른 보좌를 할 수 있는가.

③ **화가 난 상급자의 말을 되받아 치지 말라.** – 상급자가 화가 난 경우 책임을 회피하는 듯한 발언이나 대답으로 상급자의 화를 더 돋우게 하는 경우를 종종 볼 수 있다. 상급자가 화가 나 있는 상태에서 길게 이야기를 늘어놓는 것은 현명치 못하

다. 상급자의 화가 가라앉고 난 후 공손히 말씀드리면 그 어떤 불같은 상급자라도 감동하며 상급자로 하여 같은 실수를 되풀이 하지 않겠다는 마음을 갖게 한다.

④ **상급자의 자존심을 건드리지 말라.** – 상급자가 가진 열등의식을 자극하는 발언이나 행동을 삼가라. 상급자가 편해야 나의 하루가 편하다.

⑤ **동료와 잡담하며 상급자를 쳐다보지 말라.** – 업무 중 동료와 잡담하며 상급자를 힐끗 힐끗 쳐다보는 직원들을 많이 볼 수 있다. 상급자의 오해를 불러일으킬 만한 언행은 삼가는 것이 예의다.

(2) 동료와 하급자와의 팀웍이 중요한 이유

직장에도 직장문화라는 것이 있다. 같은 일을 하는 사람들끼리 갖는 문화적 공감대를 이르는 말이다. 한 병원의 서비스 질에 대한 평가는 한 사람 한 사람의 환자(고객) 응대 매너로 점수가 매겨진다. "뭐, 이런 병원이 다 있어.", "다시는 이 병원에 안 온다."하는 경우에서 알 수 있듯이 환자는 한 사람의 서비스로 그 병원 전체를 결정짓는 것이 보통이다.

'나' 한사람으로 내가 소속된 병원의 이미지가 결정된다. 서비스에도 호흡이 필요한 이유가 바로 이 점이다.

"제가 그렇게 한 것이 아니에요.", "저한테 그러실 게 아니라.......","저는 시키는 대로 할 뿐인데요.", "저는 몰라요." 병원에서 종종 들을 수 있는 말들이다. 환자 앞에서 책임을 서로 전가하는 모습을 보일 때 환자는 그 병원의 치료, 처치까지 신뢰하지 않게 된다.

또 환자 앞에서 직원들이 서로 이름을 부르거나 "○○언니", "○○야"하는 등 전문가답지 못한 모습을 보일 때 환자의 신뢰를 얻어내기 어렵다. 옛말에 "집에서 새는 바가지 나간다고 안 새나"하는 말이 있다. 직장 동료와의 우애와 하나되는 마음으로 한 목표를 향해 전진하는 자세가 훌륭한 한 팀을 만들고 즐거운 직장 문화를 만드는 것이다.

상급자를 모시기에도 필요한 (T.P.O) time, place, occasion 때와 장소와 상황에 따라 상급자에 대한 매너도 달라져야 한다.

|연|습|문|제|

❶ 고객만족 실행을 위한 고객접점(MOT)별로 간단한 매뉴얼을 만들어 보자.

A.

B.

C.

D.

❷ 내부고객 만족을 높이기 위한 매니저코디네이터의 역할에 대해서 논의해 보자.

❸ 다음에 설명하는 용어는 무엇인가?

> • 투우사가 소의 급소를 찌르는 순간을 의미
> • 피하려해도 피할 수 없는 순간
> • 실패가 허용되지 않는 매우 중요한 순간
> • 고객과 접하는 순간

① CRM
② MOT
③ CSV
④ VOC
⑤ monitoring

❹ 내부고객만족 방법으로 옳지 않은 것은?

① 외부고객 만족도가 높으면 내부고객 만족도는 중요하지 않다.
② 내부고객의 동기부여를 위한 지원을 해주어야 한다.
③ 내부고객의 만족도가 높으면 환자의 만족도가 높아진다.
④ 비공식적인 조직은 내부직원의 동기유발에 영향을 준다.
⑤ 내부고객의 적정한 갈등은 조직성과에 긍정적인 영향을 준다.

정답 3. ② 4. ①

제11장

병원서비스모니터링 및 표준화

고객의 재방문 의도를 높이기 위해서는 높은 병원서비스 질을 유지하는 것이 중요하다. 이를 위해서 지속적인 병원서비스모니터링과 병원을 찾는 고객들의 만족요소와 불만족 요소들을 잘 파악하여 반영해야 한다. 병원서비스모니터링(Service Monitoring)은 고객과 서비스 제공자간의 상호작용에 있어 제공되는 서비스의 품질을 평가하는 것을 말한다. 또한 병원 내 서비스의 표준화를 통해 고객 서비스 개선 및 진료의 생산성 향상이 필요하다.

11 병원서비스모니터링 및 표준화

학습목표

1. 서비스모니터링 개념을 이해할 수 있다.
2. 성공적인 서비스모니터링 절차와 조건을 습득한다.
3. 고객의 소리를 듣기 위한 전략을 이해한다.
4. 병원서비스 프로세스를 표준화 할 수 있다.

01 서비스모니터링의 이해

서비스모니터링(Service Monitoring)은 병원(기업)이 고객의 소리를 현장에서 듣기 위해 실시하는 고객만족 경영활동의 일부이다. 즉, 서비스모니터링이란 고객과 서비스제공자 간의 상호작용에 있어 제공되는 서비스의 품질을 평가하는 활동이며, 그러한 활동을 수행하는 이들이 서비스모니터 요원이다. 서비스모니터링을 통해 병원 고객만족을 극대화함으로써 단 한사람의 병원 내원 고객이라도 우리병원의 단골로 만들고자 하는 취지에서 비롯되었다.

일반적으로 고객으로 가장하여 병원을 방문하여 직접 진료를 받으면서 병원 직원의 친절도, 용모관리, 의료상담스킬, 병원 내 분위기, 병원 시설 등을 보고 경험한 뒤 전체적인 부분을 평가하여 개선점을 제안하는 일을 미스터리 쇼핑이라고 하고, 그러한 일을 하는 사람을 미스터리 쇼퍼(Mystery Shopper)라고 부른다. 의료서비스의 질에 대한 내원 고객의 평가에 따라 병원의 환자 내원율 및 진료총액에 큰 영향을 받게 되면서 생겨난 새로운 직업 가운데 하나이며, 이들의 업무와 역할은 서비스모니터링과 큰 차이가 없다. 대신 서비스모니터링이 접점 서비스의 품질만을 평가하는 데 반해 미스터리 쇼핑은 병원의 분위기를 비롯하여 하드웨어 측면의 요소도 함께 평가한다는 점과 여러 문제들로 인해 직접적으로 병원 내원 고객의 평가를 파악하기가 어려운 병원을 대신하여 내원 고객의 반응을 제3자의 입장에서 평가한다는 점에서 차이가 있다.

1) 고객(환자)의 의료서비스에 대한 기대

환자의 기대감을 충분히 이해하기 위해서는 다음 3가지로 나눌 수 있다.

(1) 환자가 병원에 가기 전의 기대

① 건강상태나 질병이 정확하게 진단될 수 있을 것인가
② 건강상태나 질병을 적절하게 표현할 수 있을 것인가
③ 감추어진 위험상태가 진료과정에서 설명될 수 있을 것인가
④ 진료비는 안전하게 설명될 수 있을 것인가
⑤ 주어지는 정보를 완전하게 신뢰할 수 있을 것인가

(2) 환자가 병원에 머무르는 동안의 기대

① 진료과정은 안전한 전문 의사나 전문 간호사 등에 의한 협동에 의해서 실행될 것이다.
② 진료과정은 예견되고 약속된 장소에서 진료를 받을 수 있을 것이다.
③ 의사나 종업원들이 입원 중에 치료하는데 정성과 깊은 동정을 보여줄 것이다.
④ 병의 회복이 예견된 약속대로 잘 진행될 것이다.
⑤ 병원 측에서 완전한 병의 회복을 위하여 가능한 한 모든 것을 실행할 것이다.
⑥ 병원의 청결과 위생상태는 허용범위 수준에서 직원들에 의해서 잘 보살펴줄 것이다.
⑦ 식사는 정시에 적당한 영양소로 정당한 식사량이 따뜻한 상태로 공급될 것이다.
⑧ 호출 시에는 직원들이 신속하게 응답해 줄 것이다.
⑨ 보다 더 좋은 치료가 되도록 최선을 다해 줄 것이다.
⑩ 재활이나 투약은 깨끗하고 완전하며 정확할 것이다.

(3) 환자가 병원을 떠난 후의 기대

① 같은 질병을 치료하기 위하여 병원을 다시 방문하지 않을 것이다.
② 병원의 치료비에 대한 영수증은 정확하고 정당하게 계산된 것이다.
③ 다시 병이 재발하면 종업원들이 신속하게 치료해 줄 것이다.
④ 병의 회복은 설명한 대로 될 것이다.

표 11-1 병원서비스모니터링 대상

요소		세부 접점평가요소
병원시설 (Hard ware)	병원의 실내외 환경 및 청결상태, 의료장비, 편의시설, 집기, 비품관리상태, 조명, 환기상태	간판 식별성, 진료시간 안내문, 잡지 정리정돈/다양성, 고객의 소리, 엽서 비치, 화장실 위치표시, 고객대기의자 청결상태, 바닥청결/관리상태, 음료비치상태, 병원 내 조명 및 음량크기, 진료실 안내표시 등
운영시스템 (Soft ware)	진료업무처리 프로세스, 환자관리 및 홍보시스템	업무처리의 신속성, 업무처리의 정확성, 업무처리의 적극성, 예약제도 상태, 환자관리 시스템, 업무프로세스의 효율적인 구성 등
인적시스템 (Human ware)	의사, 간호사, 스텝의 업무지식정도, 상담안내능력, 고객에 대한 인사, 표정 화법 등	직원의 첫 인사, 고객의 말 경청태도, 직원의 표정, 직원의 용모, 고객 대기시 설명, 종료인사 태도, 종료인사 여부, 추가문의사항 답변

2) 모니터링 요원의 구분 및 모니터링 시점

모니터링 요원은 병원 내부 모니터요원(직원들 중 고객 서비스 담당 직원)과 외부 모니터요원(고객모니터요원과 전문모니터요원)으로 나누어진다. 모니터링 방법은 온라인 모니터링(홈페이지방문 및 전화모니터링)과 오프라인 모니터링(병원 직접방문)으로 나누어진다.

병원 모니터링 시점은 정기 모니터링과 비정기 모니터링 방법으로 나누어지는데, 정기 모니터링은 병원시설(Hardware)을 점검할 때 주로 이용되고, 비정기 모니터링은 운영시스템(Software)과 인적시스템(Humanware)을 점검할 때 주로 이용되는데, 특히 인적시스템모니터링은 인적자원 서비스의 질 향상을 위하여 기습적으로 이루어지는 경우가 많다. 시점은 평일/주말, 방학/환절기, 횟수/시간대별로 나누어서 진행이 되고 있으며, 특히 방학과 환절기 부분은 진료과별로 환자 내원율이 다르기 때문에 잘 구분하여 정확한 결과를 내는 데에 참고해야 할 부분이다. 그리고 누가 하느냐, 언제 하느냐(요일, 시간, 날씨, 근무자, 서비스 수요 고려), 어디서 하는가(ON-Offline/직간접), 어떤 방법으로 하는가(1:1대면, 현장방문, 전화, 홈페이지방문), 왜 하느냐 등을 정확하게 파악하여 실시해야 한다.

3) 병원서비스모니터링의 절차

(1) 사전 FGI조사를 통한 병원모니터링 진단지 구성 (Before Focus Group Interview)

사전 집단 심층토의법 (FGI : Focus Group Interview)을 통하여 모니터링 대상병원의 의료서비스 질 향상에 대해 현재 병원 내부의 상황에 대한 정보를 추출하기 위해 동질성이 높은 관련 전문가들이 모여 병원서비스의 질 향상 방향에 자유롭게 토론하고 의견을 수집 분석하는 방식

- **조사목적** : [조사를 수행하려는 이유]
- **조사내용** : [조사를 통해 얻으려는 내용]
- **기타** : [시기 및 대상과 비용 등 고려해야 할 사항] 등에 대한 회의와 진단지 구성

(2) On / Off-line 모니터링 실시

병원에 방문하기 전, 전화로 병원직원들의 전화응대방식을 체크하고, 홈페이지나 모니터링 대상병원에 관련 카페나 포털사이트에 대상병원에 관련된 홍보내용이나, 환자들의 병원에 대한 의견을 수집하고, 병원에 직접 내원하여 모든 과정을 경험하며 현장 모니터링 실시

(3) 모니터링 점수 환산 및 사후 FGI회의를 통한 조직의 장점과 문제점 도출 (After Focus Group Interview)

사후 집단 심층토의법(FGI : Focus Group Interview)을 통하여 병원모니터링 후 같은 상황을 경험한 동질성이 높은 관련 전문가들이 모여 자신들이 경험한 의료서비스에 대해 사실과 의견을 공유하고 평균점수를 도출하면서 병원조직의 장점과 문제점을 도출

(4) 병원서비스 수준 향상에 필요한 시스템 구축 및 적용

병원서비스 질 향상에 필요한 여러 가지 방안에 대한 내용을 시스템화하여 OJT (On the job training) 후 업무에 적용

(5) Feedback(1개월/3개월/6개월 단위 체크)

- **1개월 후 체크** – 직원들이 의식적으로 시스템을 지키고 있는지에 대한 체크
- **3개월 후 체크** – 직원들이 무의식적으로도 시스템을 잘 지켜나가고 있는지에 대한 체크
- **6개월 후 체크** – 현재 시스템에 문제는 없는지, 더욱 새로운 서비스시스템 개발이 필요한 시점인지에 대한 체크

4) 모니터링 보고서의 구성요소

(1) 표지

(2) 목차

(3) 모니터링 개요

표 11-2 병원서비스모니터링 개요의 예

목 적	직원들의 전화 응대수준 점검
장 소	푸우 비만 클리닉
기 간	2019년 4월 10일 ~ 15일
방 법	체크리스트를 이용한 전화 모니터링(전 업무시간대에 걸쳐 실시함)
횟 수	총 3회
모니터링 요원	2명(김정은, 박신양)

(4) 총평

[병원서비스모니터링 총평 작성방법]

- 모니터링 결과를 1페이지에 요약하여 고객이 한눈에 이해할 수 있도록 한다.
- 보고서이므로, 문장이 지나치게 길어지지 않도록 한다.
- 현재와 미래의 상태를 연결한다.
- 당근과 채찍을 동시에 사용한다(장점 먼저 언급 후, 개선점을 언급할 것).
- 고객 만족도 향상을 위한 제안을 반드시 해준다.

(5) 부분별 모니터링 결과 및 평가(Hard ware/Soft ware/Human ware)
(6) 세부 모니터링 내용
(7) 연계된 향상방안 제안(구체적인 내용으로 기술할 것)
(8) 기타 자료 첨부(고객만족도 조사의 주관적, 객관적 인터뷰내용, 병원 내 사진 등)

모니터링(monitoring)은 병원의 내부 혹은 전문모니터 요원이 척도법에 따른 체크리스트를 통해 병원을 직접 환자처럼 방문하여 병원내의 모든 서비스를 이용한 후, 체크리스트에 세부사항별로 체크를 하여 점수를 내는 방법이다.

척도는 보통은 5점 척도를 이용하나, 더 많은 세분화를 위한 7점 척도법과 예, 아니오로 대답하는 2점 척도법도 사용되어지고 있다. 보통은 Before모니터링은 5점 척도법을, After모니터링은 2점 척도법을 이용하고 있다.

병원에 직접 모니터링을 실시할 경우, 두 가지 방법을 모두 채택하여 실시를 할 경우, 고객관점과 모니터요원 관점 모두에게서 평가를 얻을 수 있기 때문에 보다 정확한 모니터링 평가를 얻을 수 있다. 그리고 로컬급 병원 같은 경우, 전문 진료과마다 프로세스가 다르므로 진료과의 특성에 맞게 문항수를 개발, 보완하는 것이 중요하다.

5) 성공적인 서비스모니터링을 위한 조건

성공적인 서비스모니터링을 위해 갖추어야 할 조건에는 크게 대표성, 객관성, 신뢰성, 타당성 등 4가지가 있다. 먼저 대표성(representative)은 실시한 서비스모니터링이 평가대상 서비스의 품질을 전반적으로 추정할 수 있어야 함을 의미한다. 이어 객관성(objectivity)은 서비스 모니터가 표준화된 평가지표를 사용하고, 평가자 자신의 주관이 배제된 평가를 내려야 함을 뜻한다. 다음으로 신뢰성(reliability)은 동일한 서비스 접점 대상을 평가하는 경우 평가 시점에 따라 그 결과가 차이가 나지 않아 믿을 수 있음을 말한다. 마지막으로 타당성(validity)은 평가하고자 하는 서비스 대상과 품질을 제대로 평가하였는가를 의미한다. 다시 말하면 대표성은 몇 회의 서비스모니터링 결과가 고객이 경험하는 전반적인 서비스를 대표할 수 있느냐 하는 것이고, 객관성은 미리 검증된 평가지를 통해 객관적으로 평가하였느냐의 문제이다. 신뢰성은 서비스모니터링 결과를 있는 그대로 믿을 수 있느냐 하는 것으로 대표성과 유사하다. 그리고 타당성은 평가대상을 제대로 평가했느냐의 문제이다(자료 출처: 서비스경영, 연세대학교 출판부).

02 고객의 소리

고객의 소리(VOC : Voice of customer)란 병원 내의 환자(고객)들이 병원 측에게 들려주는 소리이며, '고객감동의 소리'와 '고객실망의 소리'로 나누어 질 수 있다. 병원에서는 다양한 방법을 통해 고객의 소리를 들을 수 있다.

병원코디네이터는 병원홈페이지의 자유게시판이나, 고객 의견함, 이메일이나 기타 병원에 관련된 카페의 게시판이나 네이버와 같은 포털사이트의 병원에 대한 글들도 눈여겨 살펴보고, 불만사항을 즉각 해결해 줄 수 있어야 한다. 또한 이러한 정보들을 잘 정리하고, 불만사항들을 종류별로 잘 분류하여 병원의 서비스 질을 개선하는 데에 중요한 정보로 활용할 수 있어야 한다. 이를 위해서는 고객의 소리를 들을 수 있는 방법들을 최대한 다양화하는 것이 중요하며, 이러한 자료들을 담당 직원이 모아서 정리하여 전 직원에게 공유하고, 대응할 수 있는 방안을 마련하여 병원서비스 메뉴얼로 만들어 모든 직원에게 환자응대의 표준화 지침으로 재교육하여 실행할 수 있도록 지도한다. 고객의 소리는 병원의 서비스의 질을 업그레이드하는 데에 중요한 기본 자료로 활용할 수 있는 기초자료가 된다.

병원은 고객의 소리를 다양한 방법으로 찾을 수 있어야 하며, 고객의 소리를 귀로 듣는 것이 아니라 마음으로 들을 수 있는 자세를 취해야 할 것이다.

1) VOC의 종류

(1) The VOC : 고객이 공식적으로 말하는 요구사항

(2) Under the VOC : 고객이 당연하다고 생각하거나 귀찮거나 불리하다고 생각해서 직접적으로 말하지 않는 요구사항

(3) Over the VOC : 고객이 미처 생각하지 못한 개선 사항

2) 유형별 고객의 소리를 듣기 위한 전략이 필요

고객만족이 결정되는 순간은 여러 접점부서가 있는데, 이러한 접점부서의 문제점을 파악하기 위하여 가장 일반적으로 이용하고 있는 것이 고객만족도 조사이다. 이는 구조, 과정, 결과의 3개 영역으로 구분한다. 구조와 과정은 진료, 인적 요인, 시스템, 시설 등 4개 항목으로 세분화 할 수 있다. 이러한 4개 항목에 의하여 결과가 결정되는데, 그 결과에 따라 환자가 병원을 재이용할 것인지, 주변 사람들에게 이용을 권유할 것인지 결정된다. 이와 같은 여러 과정을 통하여 병원의 전반적인 만족수준이 결정되어 고객충성도가 어느 정도인지 형성된다. 그리고 고객만족 정도에 따라서 환자들은 병원을 선택하게 된다. 서울과 경기지역에 있는 4개 대학병원에서 병원을 선택한 동기에 대하여 1,524명을 조사한 결과는 다음과 같다. 환자들의 병원 선정 동기는 외래와 입원의 경우 약간 차이가 있지만 친절하고 서비스가 좋은 병원을 선택(외래 27%, 입원 23%)하는 경우가 가장 많았으며, 두 번째가 유명한 의사, 세 번째가 각종 신문, 인터넷, 잡지기사를 보고(외래 17%, 입원 20%) 병원을 선택하였다고 응답하였다. 고객의 소리는 환자가 병원을 방문하여 경험한 사항에 대한 불만을 모아 놓은 것으로 병원의 현실을 알 수 있는 가장 중요한 정보라 할 수 있다.

미국의 설문조사 기관인 TARP에 의하면 “고객 불만은 모든 업무의 안전밸브이다.”, “고객 불만은 아주 귀중한 조기경보 시스템이다.”, “고객은 불만을 우리에게 말하지 않는다. 다른 사람, 다른 고객, 다른 잠재 고객에게 말한다.”라고 말하고 있다.

불만족한 고객이 만족한 고객보다 다른 사람에게 기분 나빴던 경험을 이야기할 가능성이 20배나 더 높다. 병원을 방문한 고객 중 60~70% 고객이 문제를 파악하였는데, 그 고객의 50%는 그것을 병원에 전혀 알리지도 않으며, 45%의 고객은 고객 상담실에 알렸다. 즉, 관리자가 고객의 불만을 파악할 기회는 5%에 지나지 않음을 이 조사에서 알 수 있다. 이처럼 고객은 불만이 있어도 쉽게 말하지 않으며, 병원에서는 이러한 불만을 파악할 기회는 더욱 더 적다. 고객의 불만은 병원에서 고객들로부터 직접 들을 수 있는 가장 중요한 정보이기도 하다. 좋은 병원을 만들기 위해서는 다양한 채널로 접수되는 고객 불만을 종합하여 병원의 개선 전략으로서 활용하는 것이 필요할 것이다. 그러므로 고객의 소리를 세분화하여 각 부문별로 무엇이 문제인지 살펴보자.

고객의 소리 접수 채널은 방문을 비롯하여 우편, 소리함, 설문, 전화, 인터넷 등 다양한 창구를 통하여 접수되고 있으며 이러한 정보들을 종합하여 병원의 현실을 인식하고 개선하는데 중요한 자료로 활용된다. 접수내용을 보면 감사하다(65%), 불만스럽다(35%)로 대별된다. 불만내용 중에서 진료관련 내용이 49%로 제일 많았고, 인적요인(23%), 시스템(19%), 시설(9%) 순으로 접수되었다.

(1) 진료관련 불만

설명 부족이 51%로 가장 많았으며, 수술관련(18%), 의사 불친절(12%), 진료대기(5%) 순이었다. 환자들이 가장 중요시하는 것은 의료진이 질병 또는 진료 관련해 얼마나 성심껏 설명하고, 친절하느냐에 따라 만족에 가장 큰 영향을 미친다는 것을 알 수 있다.

(2) 인적 요인

불친절관련 사항이 50%였으며, 환자안내 미흡(28%), 업무안내 착오(15%) 순이었다. 이를 접점부서 별로 보면 수납직원(29%), 병동간호사(17%), 외래간호사(11%), 외래 조무사(11%) 순이었다. 입원의 경우에는 불만이 있더라도 시간이 흐름에 따라 불만이 해소되어 사라지는데 반하여, 짧게 환자와 접하는 접점부서인 원무, 외래의 경우 1~2분 간 환자와의 접촉에 의하여 만족도에 큰 영향을 미친다는 것을 잘 알 수 있었다. 이러한 상황은 환자에게 사용되는 언어, 행동에 의하여 많은 영향을 미친다는 것을 알 수 있다.

(3) 시스템

진료비(19%), 식사(11%), 병실배정(11%), 외부에서 전화를 할 경우 통화의 어려움(10%), 검사대기(9%) 순으로 불만이 많았다. 이는 현행 건강보험제도 하에서 정책 개선에 의하여야 할 사안도 있지만, 병원에서 자체적으로 시스템을 분석하여 원인을 찾고, 해결책을 강구한다면 개선의 여지가 있을 것으로 생각한다.

(4) 시설

편의시설(37%), 청소 불량(11%), 환자 대기실(11%), 의료기기(9%), 환기(4%), 주차시설(4%) 순이었다.

전체적으로 고객의 소리 접수 내용을 보면 진료에서는 의사의 충실한 설명과 불친절을 주로 호소하였고, 인적 요인에서는 불친절 및 안내 미숙을, 시스템에서는 진료비, 환자식, 병실배정 등의 불만을, 그리고 시설부문에서는 편의시설 및 청소 등 주변의 환경에 대해 많은 불만을 표시하였다.

고객은 우리의 제품 또는 서비스를 이용하는 사용자(user)라고 정의할 수 있다. 이 사용자들 중에서는 우리의 서비스에 호의적인 사람도 있고, 부정적인 사람도 있다. 그리고 우리의 궁극적인 목적은 우리병원이 제공하는 의료서비스에 열광하는 사용자(passionate user)를 양산하는 것이다.

Kathy Sierra는 사용자(User)에 대한 매우 노련한 분류를 수행했다. 고객을 내부고객(직원)/외부고객(환자)으로 나누었으며, 기업에서 사용되어지는 내용이지만 병원에서도 활용하면 매우 유용할 것이다.

03 병원서비스 표준화

고객서비스를 차별화된 병원 경쟁력으로 상승시키기 위해서 주요 MOT별로 고객프로세스표준을 설정하고 전 직원이 일사불란하게 고객서비스 제공을 실천함으로써 고객의 재내원을 돕거나, 고객 만족도를 높여 최종적으로는 병원의 브랜드 인지도 및 충성도를 높여나가기 위한 프로세스를 구성하는 일련의 인적, 물적 활동을 서비스 표준화라고 한다.

이는 서비스제공 조직이 서비스 생산 활동을 수행하는데 있어 조직 내 표준을 만들어 고객에게 합리적인 서비스 제공활동을 전개하도록 하여, 고품질의 서비스를 고객에게 공급하는 과정으로 정의된다. 이러한 원내 표준화 활동은 하나의 조직 내에서 실시하는 표준화 활동들로 조직 내 모든 부문과 계층에서 실시해야 하며, 고객접점에서 서비스를 전달하는 관계자들의 합의를 얻은 다음에 실시하는 활동들로 정해진 원내 표준은 의무적으로 지켜야 함을 원칙으로 하기도 한다.

이러한 서비스 표준화를 통해 병원조직은 고객서비스 제공에 소요되는 인적, 물적 자원의 양과 종류를 감소시킬 수 있으며 이를 통해 다양화를 이룰 수 있다. 또한 서비스 표준화를 통해 얻어지는 기준화에 의해 시스템의 정형화가 실현되어 인력의 전문화, 숙련화를 통해 고객서비스 품질의 안정, 비용절감, 각 부문 간의 의사전달이 원활해지는 등의 효과를 얻을 수 있다. 하지만 획일화된 서비스로 인한 부작용의 발생이 가능하므로, 이러한 서비스 표준화 활동이 병원 조직 내,외의 환경에 적응할 수 있도록 끊임없이 관리해야 하며, 이를 위해서는 서비스 표준의 설정, 실시상황의 확인, 최신 서비스 트렌드와의 적절성 여부, 개정과 같은 서비스 표준화에 대한 지속적인 관리를 필요로 한다.

|연|습|문|제|

❶ 병원을 선정하여, 서비스모니터링 보고서를 작성해보자.

1) 병원서비스모니터링 계획 수립 – 조사대상병원 – 조사할 내용 – 조사대상자 – 조사방법 – 조사기간
2) 조사내용

3) 조사결과에 대한 총평 작성
4) 향후 조사할 때 추가해야 할 사항

2 환자의 의료서비스에 대한 기대가 옳지 않은 것은?

① 환자가 병원에 가기전의 기대 – 건강상태나 질병이 정확하게 진단될 수 있을 것이다.
② 환자가 병원에 머무르는 동안의 기대 – 진료과정은 예견되고 약속된 장소에서 진료를 받을 수 있을 것이다.
③ 환자가 병원을 떠난 후의 기대 – 병의 회복은 설명한 대로 될 것이다.
④ 환자가 병원에 가기전의 기대 – 다시 병이 재발하면 의료진들이 신속하게 치료해 줄 것이다.
⑤ 환자가 병원을 떠난 후의 기대 – 병원의 치료비는 정확하게 계산된 것이다.

3 고객의 만족도에 영향을 주는 것을 모두 고르시오.

가. 진료에 대한 설명 나. 직원의 친절도 다. 입원 시 식사 라. 병원 시스템 마. 편의시설

① 가
② 가, 나
③ 가, 나, 다
④ 가, 나, 다, 라,
⑤ 가, 나, 다, 라, 마

정답 2. ④ 3. ⑤

제12장

환자경험관리 및 의료서비스 디자인

전세계적으로 환자중심 의료서비스가 강조되고 있다. 선진국에서는 보건의료체계에서 환자경험을 필수영역으로 다루고 있으며 한국에서는 2018년 상급종합병원을 대상으로 환자경험 평가가 시작되었고 이는 기존의 환자만족도평가를 넘어서 의료서비스를 받은 후 느낀 경험을 객관화하여 평가하는 접근 방식이다.
환자경험은 의료 제공자와 환자간의 상호작용을 중심으로 고려되며 의료서비스의 개선과 환자 중심적 의료문화를 조성하기 위함이다.

12 환자경험관리 및 의료서비스 디자인

학습목표

1. 병원의 환자 및 질환에 대해 존중하고 예의를 갖춰 대하는 환자경험관리 능력을 향상시킨다.
2. 고객(환자)에 소리를 경청하는 의료서비스관리 능력을 향상시킬 수 있다.
3. 병원의 특성에 맞는 의료서비스를 발굴하여 고객(환자)에게 좋은 경험을 제공할 수 있다.

01 환자만족과 환자경험 개념

환자만족이란 환자가 의료기관에서 의료서비스를 받은 후에 만족하는 정도를 나타낸다.

환자경험이란 환자가 병원 방문 전부터 퇴원후까지 모든과정이 포함된 직 · 간접 상호작용과 총제적인 경험을 의미한다.

미국 종합병원 리더 200명을 대상으로 진행한 환자경험 설문조사 결과 환자경험이 얼마나 중요한가 라는 질문에 CEO의 34%가 경영지표의 최우선이라 답할 정도로 환자경험이 환자의 치료 결과와 재무성과에 큰 영향을 미치는 것으로 나타났고 환자가 병원을 선택하는 영향이 크며 의료 과실에 대한 소송건수도 줄여주는 것으로 나타났다.

앞으로 환자경험은 미래병원의 핵심 경쟁력이 될 것이며 환자경험은 병원의 특성에 맞게 서비스디자인을 해야 할 것이다.

국내 많은 의료기관에서도 환자경험관리는 선택이 아닌 필수로 바뀌고 있으며 건강보험심사평가원이 "환자경험"을 토대로 2018년 적정성 평가를 추진하기 시작하였다.

의료서비스 전체영역(진료 + 진료 외)

예약(탐색) → 병원도착 → 진료과접수 → 진료대기 → 진료 재진설명 → 수납

진료: 긍정적 영역 2~3분

부정적 영역(진료 외)

- 소통 : 어려운 안내, 결과지, 짧은 상담
- 서비스 : 바쁜 접수창구, 복잡한 동선
- 환경 : 삭막한, 복잡한 대기공간

- 세계최초
- 최고의 진료

* 의료서비스에서 환자 경험은 매우 중요한 지표로 자리잡고 있다.
* 경제협력개발기구(OECD)는 의료의 질이 높다는 것은 "효과적이고, 안전하며, 환자의 요구에 부응하면서 환자 중심적인 의료서비스가 제공되는 것"이라 정의함

1) 환자경험평가

환자경험평가란 환자를 존중하고 개인의 필요와 선호, 가치에 상응하는 진료를 제공하는지를 확인하기 위한 평가로 환자가 직접 경험하고 보고한 입원 경험내용을 바탕으로 의료 질 수준을 평가하는 것을 말한다.

환자경험평가를 정의하자면 병원과 환자가 함께 "더 좋은 의료문화"를 만들어 나가기 위해 의료진과 이야기할 기회가 충분했는지? 의료진의 설명이 이해하기 쉬웠는지? 치료에 환자가 참여할 기회가 있었는지 등 입원 당시에 경험을 평가하는 것이라 할 수 있다.

(1) 환자경험평가 배경

2000년대 이후 환자 중심성은 보건의료체계 수준의 문제로 인식하게 되었고 보건의료체계평가를 위해 여러 국가에서 환자경험을 측정하고 보고하고 있으며, 환자경험의 향상이 임상적 효과성 및 환자안전에 기여하는 근거들이 다수 보고되었다. 이에 2012년 OECD 의료질 보고서 및 감사원, 국회 정기감사 등 환자 중심성을 포괄하는

평가 영역 균형적 확대에 대한 사회적 요구가 증대되었다.

환자경험평가는 2017년도 국내에 처음 도입되어 제1회 2017년 7월부터 11월까지 상급종합병원 및 500병상 이상 95개 종합병원에서 입원 경험이 있는 환자를 대상으로 실시하였다.

2019년 2차 평가는 상급종합병원 및 300병상 이상의 154개 종합병원으로 평가가 확대되었고 2021년 3차 평가에서는 100병상 이상의 요양기관까지 평가 대상 기관으로 확대되며 의료의 질과 적정성 평가를 세분화 했다.

2018년 8월(1차), 2019년 7월(2차), 2021년 5월(3차) 평가 진행하였고 2차 평가 결과를 보면 의료진의 존중과 예의, 경청 등 대인적 측면의 문항점수는 비교적 높은 반면 "불만 제기의 용이성" 의사와 만나 이야기할 기회 점수는 낮은 수준으로 환자 중심성 의료 질 향상을 위한 노력이 필요한 것으로 확인되었다.

(2) 환자경험평가 목적

환자(의료소비자) 관점의 의료 질 향상을 유도하여 환자 중심 의료문화 정착에 기여하고 좋은 보건의료 질 지표가 되도록 한다.

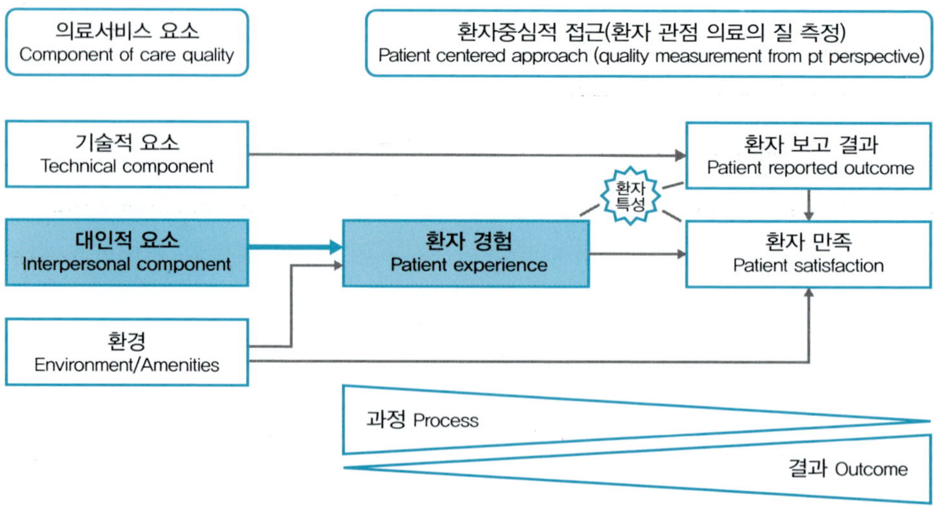

[그림 12-1] 의료의 질 평가에서 환자경험의 위치와 성격

출처 : 도영경 등, 환자중심성 평가모형 개발 연구, 서울대학교, 2016

(3) 우리나라 환자경험평가 결과

	환자경험평가 실시 내용
2017년 1차	1. 환자로부터 실제 보고된 내용을 바탕으로 의료 질 수준을 측정함으로써 의료소비자 관점의 의료 질 향상을 유도하고 환자중심 의료문화 조성에 기여하고자 함 2. 요양급여 적정성 평가항목이 이전 36개 항목에서 2017년부터 "환자경험"이 포함된 37개 항목으로 확대됨
2019년 2차	1. 2017년 처음 실시한 환자경험평가에서 의료진의 환자를 대하는 태도는 높게 나타났으나 의료진과 환자 간 의사소통 개선이 필요함을 알 수 있었으며 우리나라 의료환경에서 전체적으로 대인적 측면에 대한 의료 질 향상이 필요한 것으로 확인됨 2. 이에 환자경험평가를 지속적으로 수행하여 의료서비스영역에서 환자의 가치가 존중되고 의료소비자 관점의 의료 질 향상을 유도하여 국민건강증진 및 환자중심 의료문화 정착에 기여하고자 함
2021년 3차	1. 2차 평가결과 의료진의 존중과 예의(87.81점), 경청(87.44점) 등 대인적 측면의 문항 점수는 비교적 높은 반면, 불만 제기 용이성(71.58점), 의사와 만나 이야기 할 기회(74.37점) 점수는 낮은 수준으로 환자중심성 의료 질 향상을 위한 노력이 필요함을 확인 2. 이에 3차 환자경험평가의 확대 시행을 통해 의료소비자 관점에서 의료 질 향상을 유도함으로써 환자중심 의료문화 확산 및 국민건강증진에 기여하고자 함

2) 환자경험평가 기준과 평가방법(2024년 3차 기준)

(1) 환자 평가배경 및 목적

환자경험(Patient Experience)은 국내외적으로 환자중심 의료체계의 성과를 평가하는 필수영역으로 특히 의료의 질 핵심 구성요소인 환자중심성[1]을 평가하는 주요한 도구로 사용되고 있다.

경제협력개발기구(OECD)는 환자보고 질 지표를 개발(PROMs, PRIMs, PREMs)[2] 하고 있으며 환자경험평가(PREMs, Patient-Reported Experience Measures)는 미국, 영국 및 OECD 여러 나라에서 많이 활용되고 있다.

1) 환자를 존중하고 환자 개인의 선호, 필요 및 가치에 상응하는 치료의 제공 그리고 모든 임상적 결정에 환자의 가치보장(IOM : Institute Of Medicine, 미국의학원 2001)

2) PROMs(환자보고결과지표, Patient-Reported Outcome Measures), PRIMs(환자보고안전사고지표, Patient-Reported Incident Measure), PREMs(환자보고경험지표, Patient-Reported Experience Measures)

(2) 평가대상

① **평가대상자** : 만 19세 이상 성인으로 1일 이상 의과입원환자 본인

- 조사시점 퇴원 이후 8주(2~56일) 이내인 환자
- 제외대상 : 낮병동, 완화병동, 소아청소년과, 정신건강의학과 환자

② **대상기관** : 상급종합병원 및 종합병원

(3) 조사기간

① **조사기간** : '23년 8월부터 11월까지 약 4개월

② **평가대상자 선정시점** : '23년 8월 이후 청구자료 기반으로 선정

* 퇴원 이후 8주 이내의 입원경험 조사를 위해 청구자료 활용

(4) 기관별 환자 수

① **기관별 표본 수** : 요양기관 병상규모에 따라 차등 적용

* (100~299병상) 100명, (300~499병상) 150명, (500~999병상) 200명, (1,000병상 이상) 300명

② **표본추출** : 기관별로 성별, 연령, 진료분야에 따른 환자구성 반영

– 단순확률추출법(Simple Random Sampling) 적용

* '23년 1/4분기 청구자료 활용

표 12–1 병상규모별 평가대상기관 및 수집목표 (단위: 개소 · 명 기준: '22.12월 말 현황)

구 분		요양기관 현황			소 계 (수집목표)
병상 규모	기관별 표본 수	상급종합	종합	소 계	
소 계		45	326	371	52,150
100~299병상	100명	–	204	204	20,400
300~499병상	150명	–	67	67	10,050
500~999병상	200명	29	54	83	16,600
1,000병상~	300명	16	1	17	5,100

주) 평가대상기관 및 수집목표는 '23년 4월 말 허가(신고) 병상 기준으로 선정예정임

(5) 평가도구(설문지)

입원경험 6개 영역 및 개인특성, 24개 설문문항

표 12-2 4차 환자경험 평가영역 및 문항내용

구분	평가영역	문항 내용	
입원 경험	1. 간호사 영역	① 존중/예의 ③ 병원생활 설명	② 경청 ④ 도움 요구 관련 처리 노력
	2. 의사 영역	⑤ 존중/예의 ⑦ 의사와 만나 이야기할 기회	⑥ 경청 ⑧ 회진시간 관련 정보 제공
	3. 투약 및 치료과정	⑨ 투약/검사/처치 관련 이유 설명 ⑪ 통증 조절 노력 ⑬ 퇴원 후 주의사항 및 치료 계획 정보 제공	⑩ 투약/검사/처치 관련 부작용 설명 ⑫ 질환에 대한 위로와 공감
	4. 병원 환경	⑭ 깨끗한 환경	⑮ 안전한 환경
	5. 환자권리보장	⑯ 공평한 대우 ⑱ 치료 결정 과정 참여 기회	⑰ 불만 제기의 용이성 ⑲ 신체 노출 등 수치감 관련 배려
	6. 전반적 평가	⑳ 입원 경험 종합평가	㉑ 타인 추천 여부
개인 특성		① 입원경로(응급실 경유 여부) ③ 교육수준	② 주관적 건강수준

주) 〈붙임 1〉 환자경험 평가도구(설문지) 참조

(6) 평가방법

① 조사방법

㉠ 평가대상자의 전화번호 수집을 위해 청구자료 기반으로 대상자 선정

㉡ 입원서비스를 경험한 국민에게 구조화된 설문지를 이용하여 전문조사업체 위탁을 통한 모바일웹 조사 실시

② 평가방법

전체(조사대상자) 평가결과

㉠ 문항별 점수는 선형화 방식 적용

심 평 원	청구자료를 기반으로 환자경험 평가대상자를 추출하여 요양기관에 대상자 명단 제공
요양기관	평가대상자 **전화번호를 심평원에 제출**[3]
심 평 원	요양기관에서 제공받은 전화번호를 전문조사업체에 전달
전문조사업체	심평원에서 전달받은 전화번호로 설문지를 활용하여 **모바일웹 조사 시행**
심 평 원	전문조사업체에서 시행한 설문조사 결과분석

[그림 12-2] 평가자료 수집방법 및 절차

㉡ 문항별 · 영역별 점수 및 종별/지역별 등 평가결과 분석

표 12-3 문항별 점수부여 방식(선형화)

척도	점수부여 방식
4점 척도(18개 문항)	① 전혀 그렇지 않았다 ② 그렇지 않았다 ③ 그랬다 ④ 항상 그랬다 ☞ 0점, 33점, 67점, 100점 부여
2점 척도(1개 문항)	① 예 ② 아니오 ☞ 100점, 0점 부여
11점 척도(2개 문항)	0~100점까지 10점 단위 점수 부여

(7) 평가결과 활용

① **요양기관** : 평가결과 제공
- 해당기관별 평가결과 및 전체/종별/지역별 평균 등 비교정보 제공
- 개별기관 평가결과 통보 및 e-평가시스템 게시

② **국민** : 우리원 홈페이지 통한 평가결과 대국민 공개

③ **정부** : 정부 정책의 기초자료 활용을 위한 평가결과 자료 제공

---

3) 전화번호 수집·이용
① 「개인정보보호법」 제18조(개인정보의 목적 외 이용·제공 제한) 제2항 제2호에 따라 다른 법률에 특별한 규정이 있는 경우 개인정보를 목적 외의 용도로 이용하거나 제3자에게 제공할 수 있음
② 「의료법」 제21조(기록 열람 등) 제3항 제4호에 따라 요양급여의 적정성 평가를 위해 건강보험심사평가원에 환자에 관한 기록을 열람하게 하거나 그 사본을 교부할 수 있음
③ 「국민건강보험법」 제96조(자료의제공) 제4항은 동조 제2항에 따라 요양기관에 자료를 요청할 경우, 요양기관은 성실히 이에 따라야 한다고 정하고 있음

〈붙임 1〉 환자경험 평가도구(설문지)

Ⅰ. 입원 중 간호사 영역	Ⅱ. 입원 중 의사 영역
문 1) 담당 간호사는 귀하를 존중하고 예의를 갖추어 대하였습니까? 1. 전혀 그렇지 않았다 2. 그렇지 않았다 3. 그랬다 4. 항상 그랬다	문 5) 담당 의사는 귀하를 존중하고 예의를 갖추어 대하였습니까? 1. 전혀 그렇지 않았다 2. 그렇지 않았다 3. 그랬다 4. 항상 그랬다
문 2) 담당 간호사는 귀하의 이야기를 주의 깊게 들어 주었습니까? 1. 전혀 그렇지 않았다 2. 그렇지 않았다 3. 그랬다 4. 항상 그랬다	문 6) 담당 의사는 귀하의 이야기를 주의 깊게 들어 주었습니까? 1. 전혀 그렇지 않았다 2. 그렇지 않았다 3. 그랬다 4. 항상 그랬다
문 3) 담당 간호사는 병원생활에 대해 알기 쉽게 설명해 주었습니까? 1. 전혀 그렇지 않았다 2. 그렇지 않았다 3. 그랬다 4. 항상 그랬다	문 7) 귀하나 보호자가 담당 의사를 만나 이야기 할 기회가 자주 있었습니까? 1. 전혀 그렇지 않았다 2. 그렇지 않았다 3. 그랬다 4. 항상 그랬다
문 4) 담당 간호사는 귀하가 도움을 필요로 할 때, 귀하의 요구를 처리하기 위하여 노력하였습니까? 1. 전혀 그렇지 않았다 2. 그렇지 않았다 3. 그랬다 4. 항상 그랬다	문 8) 귀하는 담당 의사의 회진시간 또는 회진시간 변경에 대한 정보를 제공 받으셨습니까? 1. 전혀 그렇지 않았다 2. 그렇지 않았다 3. 그랬다 4. 항상 그랬다

Ⅲ. 투약 및 치료과정

※ 투약 · 검사 · 처치 등 투약 및 치료과정에 관련된 모든 병원 직원(의사, 간호사, 약사, 방사선사, 임상병리사 등)에 대한 설문내용입니다.

문 9) 투약이나 검사, 처치 전에 그에 대한 이유를 알기 쉽게 설명해 주었습니까?
1. 전혀 그렇지 않았다
2. 그렇지 않았다
3. 그랬다
4. 항상 그랬다

문 10) 투약이나 검사, 처치 후에 생길 수 있는 부작용에 대해 알기 쉽게 설명해 주었습니까?
1. 전혀 그렇지 않았다
2. 그렇지 않았다
3. 그랬다
4. 항상 그랬다

문 11) 귀하의 통증을 줄이기 위하여 적절한 조치를 취하였습니까?
0. 통증이 없었다 (해당 없음)
1. 전혀 그렇지 않았다
2. 그렇지 않았다
3. 그랬다
4. 항상 그랬다

문 12) 귀하의 질환에 대하여 위로와 공감을 받았습니까?
1. 전혀 그렇지 않았다
2. 그렇지 않았다
3. 그랬다
4. 항상 그랬다

문 13) 퇴원 후 주의사항과 치료계획에 대한 정보를 제공받았습니까?
1. 예
2. 아니오

Ⅳ. 병원 환경

문 14) 병원은 전반적으로 깨끗하였습니까?
1. 전혀 그렇지 않았다
2. 그렇지 않았다
3. 그랬다
4. 항상 그랬다

문 15) 병원 환경은 안전하였습니까?
1. 전혀 그렇지 않았다
2. 그렇지 않았다
3. 그랬다
4. 항상 그랬다

Ⅴ. 환자권리보장

문 16) 입원 기간 동안 다른 환자와 비교했을 때, 공평한 대우를 받았습니까?
1. 전혀 그렇지 않았다
2. 그렇지 않았다
3. 그랬다
4. 항상 그랬다

문 17) 입원 기간 동안 불만이 있는 경우 말하기 쉬웠습니까?
0. 불만이 없었다 (해당 없음)
1. 전혀 그렇지 않았다
2. 그렇지 않았다
3. 그랬다
4. 항상 그랬다

문 18) 검사나 치료 결정 과정에서 귀하가 참여할 수 있는 기회를 주었습니까?
1. 전혀 그렇지 않았다
2. 그렇지 않았다
3. 그랬다
4. 항상 그랬다

문 19) 검사나 치료 과정에서 신체노출 등 수치감을 느끼지 않도록 배려 받았습니까?
0. 신체노출 등의 상황이 없었다 (해당 없음)
1. 전혀 그렇지 않았다
2. 그렇지 않았다
3. 그랬다
4. 항상 그랬다

Ⅵ. 전반적 평가

문 20) 이 병원에서의 입원 경험을 0점에서 10점 사이의 점수로 평가한다면 몇 점을 주시겠습니까? (0점은 '가장 나쁜 경우'이고, 10점은 '가장 좋은 경우'입니다.)

문 21) 만약 가족이나 친구 중에 입원할 일이 생긴다면, 이 병원을 이용하도록 추천하시겠습니까? (0점은 '절대로 추천 안함'이고, 10점은 '매우 추천하는 경우'입니다.)

Ⅶ. 개인 특성

문 22) 귀하는 응급실을 통해 입원하셨습니까?

1. 예
2. 아니오

문 23) 현재 귀하의 건강은 어떻다고 생각하십니까?

1. 매우 좋다
2. 좋다
3. 보통이다
4. 나쁘다
5. 매우 나쁘다

문 24) 귀하의 최종 학력은 어떻게 되십니까?

1. 중졸 이하
2. 고졸
3. 대학 재학
4. 대학 졸업
5. 대학원 재학 또는 졸업

4) 고객경험 디자인

의료서비스 디자인이란 의료서비스 산업 전반의 이해관계자가 의료서비스를 통해 경험하게 되는 모든 요소와 경로에 대한 맥락적인 리서치 방법을 활용하여 다양한 이해관계자의 잠재된 요구를 포착하고 이것을 창의적이고 협력적인 디자인 방법을 통해 실체화 하는 방법 및 분야라 할 수 있다(한국디자인진흥원 2013).

우리는 의료서비스 디자인을 왜 해야 하는지를 알아야 한다.

의료서비스 특성으로 무형성, 이질성, 비분리성, (동시성), 소멸성이 있다.

첫째, 의료서비스는 진료,치료,수술 등 눈에 보이지 않는 무형성의 특징을 갖고 있다.

따라서 눈에 보이지 않는 무형성에 대한 경쟁력을 확보하기 위해서는 인테리어, 최첨단 의료장비 도입, 편의성 등 오감으로 느끼도록 가시화가 필요하다.

둘째, 의료서비스는 서비스가 전해지는 과정에서 여러 가지 가변적인 요소가 많이 존재함으로 인해 환자에 대한 서비스가 모두 같을 수 없는 이질성을 갖고 있다.

따라서 이질성에 대한 경쟁력을 확보하기 위해서는 일관성 있게 전달되도록 서비스 표준화가 필요하다.

셋째, 의료서비스는 치료-처치 행위와 동시에 고객에 의해 소비되는 성격을 말한다. 즉 생산과 소비가 분리되지 않는다. 생산과 동시에 소비되기 때문에 소비자가 서비스 공급에 시간적으로 공간적으로 참여해야 하는 경우가 많다.

따라서 동시성에 대한 경쟁력을 확보하기 위해서는 서비스제공자의 선발과 교육에 세심한 노력을 기울이며 효과적으로 전달되도록 효율화가 필요하다.

넷째, 의료서비스는 서비스를 제공하기 위해 보관할 수 없는 소멸성을 갖고 있다. 따라서 소멸성에 대한 경쟁력을 확보하기 위해서는 환자가 기억에 남는 경험이 되도록 차별화가 필요하다.

디즈니병원의 서비스리더십의 저자인 프레드 리는 서비스와 경험의 차이를 다음과 같이 설명한다.

사람들은 좋은 레스토랑이나 호텔을 이용하고 나면 “오늘 너무 좋은 서비스를 받고 왔다”라고 이야기 하지만 디즈니랜드를 다녀온 사람들은 “오늘 오랜만에 친구들 또는 사랑하는 아이들과 롤러코스터를 탔고 너무 즐거운 시간을 가졌다” 라고 경험을 이야기한다.

즉, 서비스란 우리가 정해진 것을 제공하는 것이라면 경험이란 우리가 제공한 공간에서 고객이 직접 이용하고 겪는 것이다.

병원에 다녀간 환자들은 이제 서비스를 받는 것이 아니라 자신이 겪은 경험을 이야기 할 수 있어야 한다. 병원은 훌륭한 서비스를 제공하는 기관이 아니라 기억에 남는 소중한 경험을 제공하는 곳으로 패러다임의 전환이 필요하다.

과거 의료서비스 디자인은 병원의 외관, 내부공간을 인테리어 하는 것에 중심을 두었다면 이제는 치료과정에서 직·간접적으로 개입하여 환자들의 치료와 효과를 높이는 디자인 사례들이 등장하고 있다.

치료과정에서 환자들이 겪는 불편감을 해결하고 긍정적인 영향을 준 치료 디자인 사례를 살펴보자.

(1) 어깨 톡톡 캠페인

[어깨 톡톡! 캠페인 홍보 포스터]

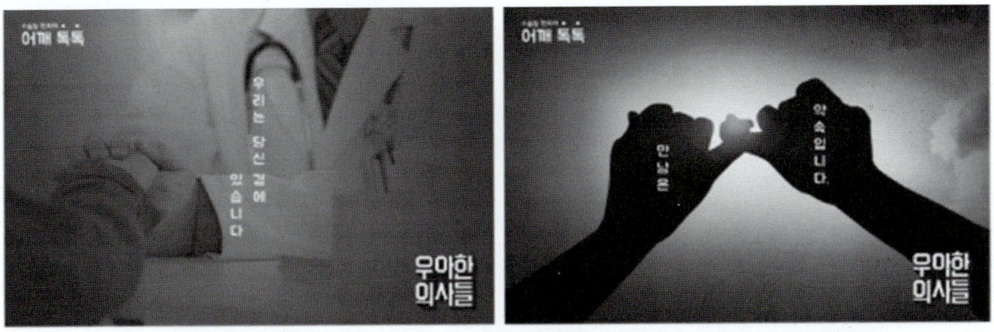
어깨 톡톡
우리는 당신 곁에 있습니다
우아한 의사들
어깨 톡톡
만남은
약속입니다.
우아한 의사들

출처 : 서울아산병원

서울 아산병원에서 시행한 어깨 톡톡 캠페인은 수술 전날 의사가 환자에게 찾아가 격려와 응원하며 환자의 불안감을 감소시키는 활동이다. 이러한 활동은 수술 전 환자가 느끼는 수술에 대한 궁금증과 불안을 없애고 의사와의 라포르(Rapport)를 형성하며 병원에 대한 좋은 경험을 갖게 한다.

(2) 수술 전 불안감 감소 디자인(대기경험 개선)

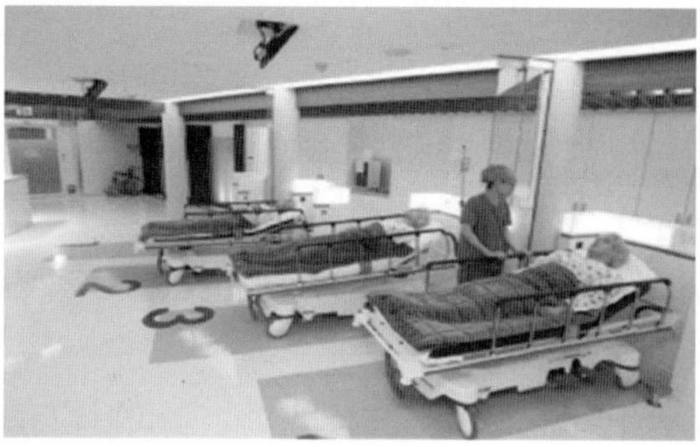

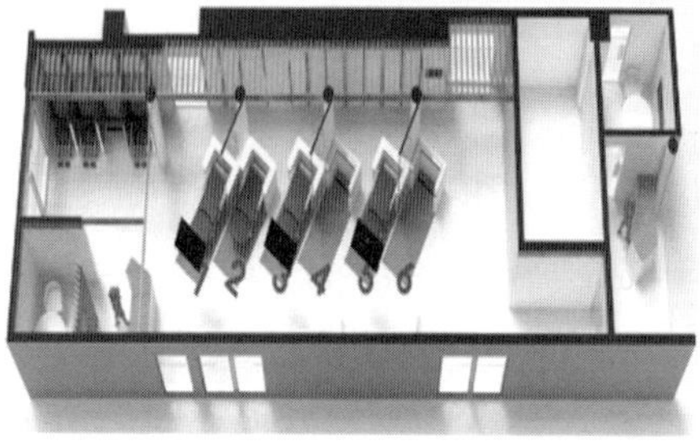

출처 : 서울아산병원

침대를 대각선으로 배치해 간호데스크에서 환자의 얼굴을 볼 수 있게 하고 옆에 환자들끼리 서로 시선을 마주치는 것을 방지하며 천장에 모니터를 설치하고 환자 귀 부근에 스피커를 설치하여 환자들이 누워서 아름다운 영상을 보고 음악을 들으면서 마음의 안정을 느끼게 하는 디자인

(3) 각종 알림판

① 각종 안내표시

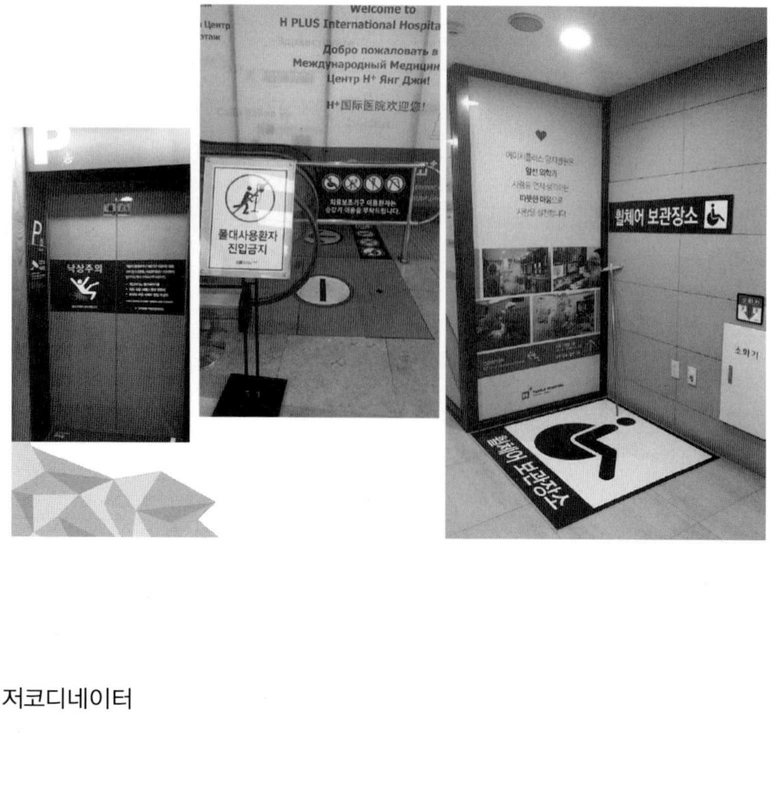

② 각종 안내문

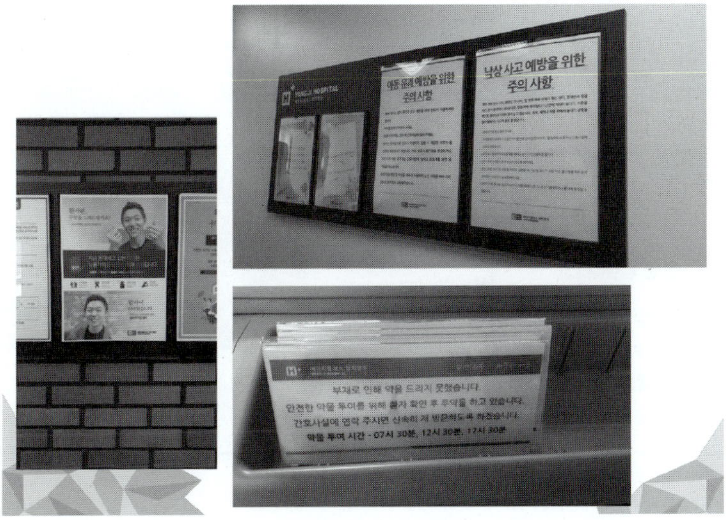
낙상 사고 예방을 위한
주의 사항
부재로 인해 약을 드리지 못했습니다.

출처 : 에이치플러스 양지병원

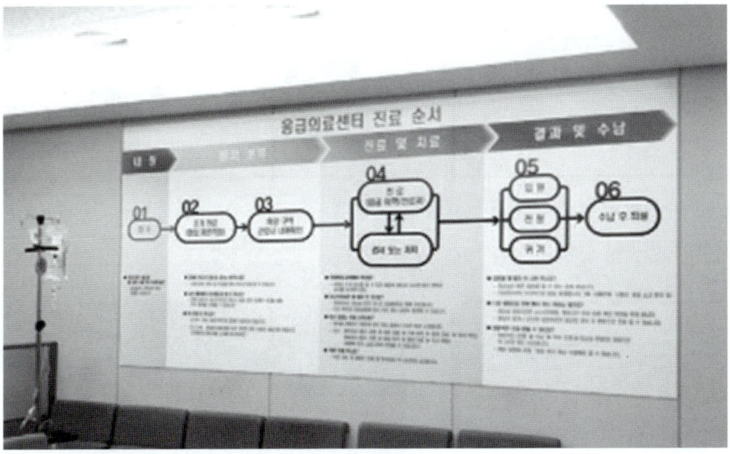

출처 : 서울 아산병원

③ 응급실 안내 디자인 프로젝트

환자나 보호자들이 응급실에서 대기하는 동안 불안감을 해소 하기 위해 부족한 정보를 추가해 제공하고 자주 묻는 질문과 답을 응급실 대기실에 부착하고 응급실 진료순서를 보기 쉽게 디자인함

(4) 회진 안내판

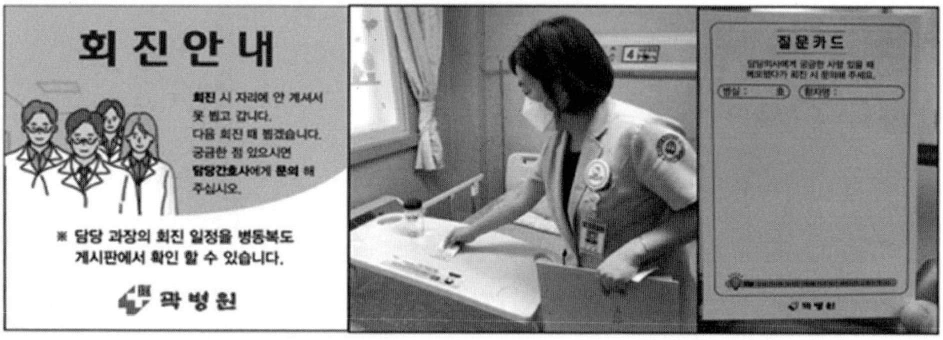

회 진 안 내
회진 시 자리에 안 계셔서
못 뵙고 갑니다.
다음 회진 때 뵙겠습니다.
궁금한 점 있으시면
담당간호사에게 문의 해
주십시오.
※ 담당 과장의 회진 일정을 병동복도
게시판에서 확인 할 수 있습니다.
곽병원
질문카드

- **회진시간 관련 정보 제공 및 회진부재 시 포스트잇 부착**
- **회진 질문카드 제공해 미리 메모해 질문하도록 비치**

곽병원은 회진 시간을 미리 제공하고 환자가 없으면 포스트잇을 따로 부착한다.

출처 : 대구 곽병원

대구 곽병원은 의사 회진 일정을 병동 복도 게시판에 게시하고 회진 시 환자가 자리에 없다면 “궁금한 점이 있으면 담당 간호사에게 문의해 달라”라는 포스트 잇을 부착한다.

회진 전에 질문 카드를 제공해 미리 메모할 수 있도록 한다.

- **입원생활 안내 시 진료과 및 담당의 회진일정 함께 안내**
- **회진직전 EMR 회진문자 전송**

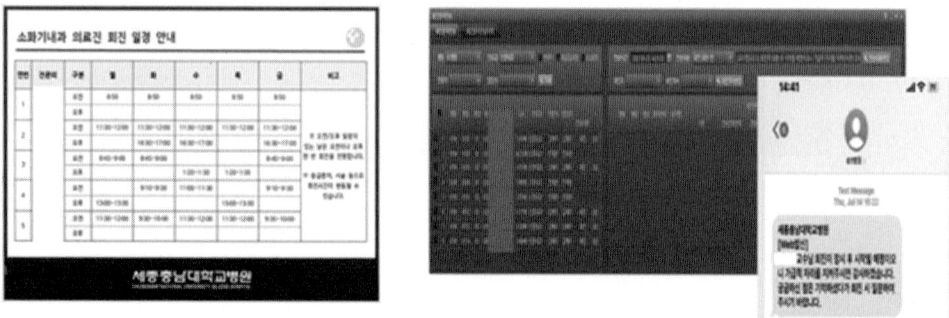

세종충남대병원은 회진 전 환자에게 문자메시지를 발송한다.

출처 : 세종 충남대 병원

세종충남병원 의료진 대상 '회진 시간은 환자와의 약속입니다." 캠페인

세종충남대병원은 환자에게 입원생활을 안내할 때 진료과 및 담당의 회진일정을 함께 안내하고 회진 직전에는 문자 메시지도 따로 전송한다.

(5) 명지병원 정신병동

환자 경험에 초점을 맞춘 공간 디자인, 프로세스 개선, 직원 환자 공감, 예술치유, IT 융합으로 혁신적인 환자경험 디자인

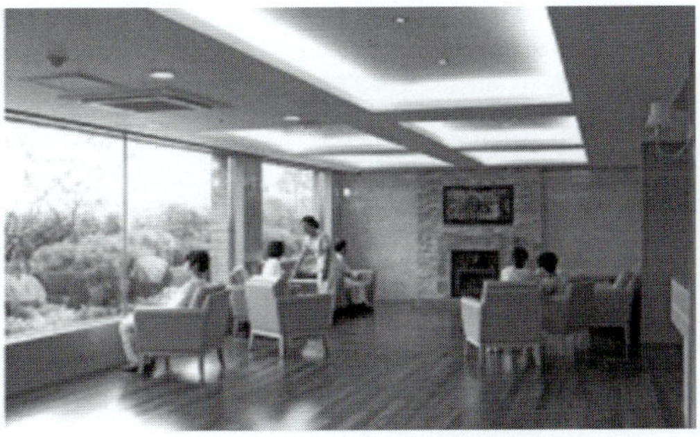
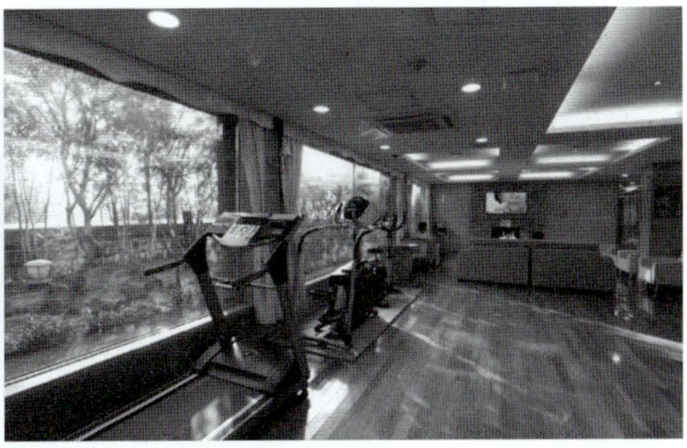

출처 : 명지병원 정신과병동 "해마루"

대학병원 내 첫 개방형 정신병동

정신건강의학과 병동에 호텔 로비, 카페같은 휴게실, 헬스공간 등 자연친화적인 인테리어와 햇살이 투과되는 시원한 전망의 통창과 그린정원을 배치하여 환자중심 디자인

(6) 명지병원 건강보험검진센터

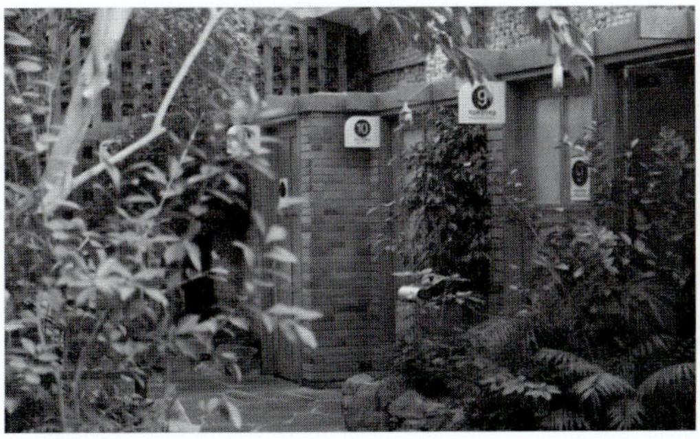
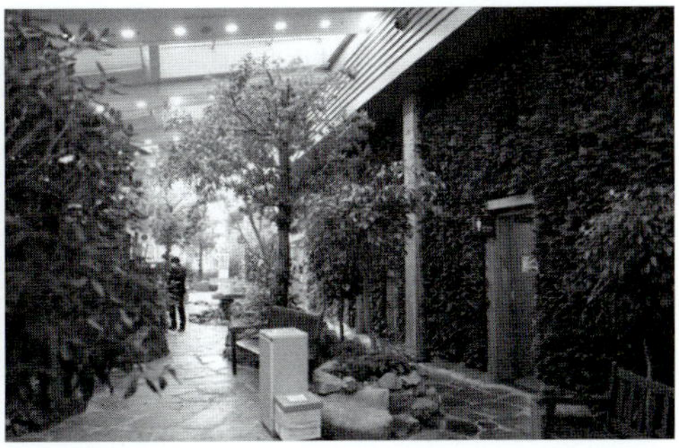

출처 : 명지병원 건강보험검진센터 "숲마루"

건축디자인에 자연요소를 담는 것을 바이오필릭 디자인이라 한다. 명지병원에서는 바이오필릭 디자인을 나타낸 대표공간이 건강보험검진센터이다. 200평 건강검진센터 숲나무는 내부에서 자연광으로 광합성을 하고 나무, 식물, 금붕어가 헤엄치는 개울과 돌까지 진짜 숲으로 조성되었다.

건강보험검진센터에서 환자들은 검사실을 옮겨 다니면서 화산석이 깔린 숲길을 걷고 편백나무에서 뿜는 피톤치드를 마시며 산림욕을 즐기면서 검진을 마치게 된다.

(7) 명지병원 VIP 병동

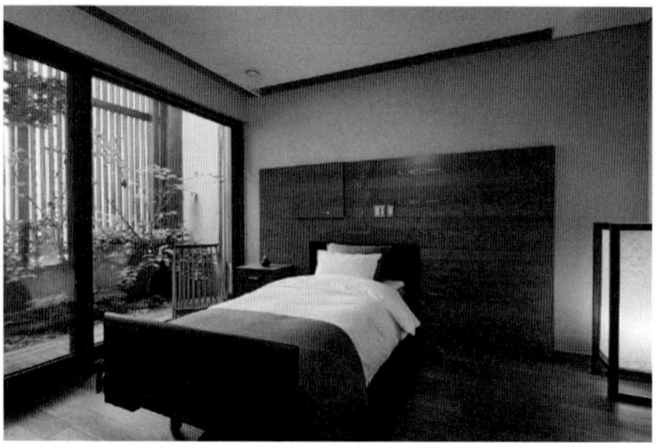

출처 : 명지병원 VIP 검진병동 “뉴호라이즌힐링센터”

명지병원의 VIP병동 각 병실마다 독립적인 정원을 꾸며놓아 병원에서의 불안감을 최소화하며 스트레스를 줄이고 긍정적인 감정을 증가시킬 수 있도록 자연친화적인 병실로 디자인하였다.

병원은 다양한 이해관계자가 한 공간안에 있고 각자 해야 할 일이 다르지만 모두의 목표는 “환자중심의 병원”을 만드는 것으로 환자 접점에서 서비스를 제공하는 시설, 원무, 주차, 미화, 간병인 등 외부직원에 대한 서비스 디자인 교육과 기획 실행, VOC 사례분석 및 환자경험조사결과에 나타난 설명부족에 관한 내용과 개선안, 직관적이고 쉬운용어 풀이를 활용한 자세한 설명과 시각적 효과를 활용한 방안의 디자인물 제작 등을 동해 환자 중심적 의료 환경을 변화시켜야 한다.

|연|습|문|제|

❶ 환자경험이 왜 중요한지 나열하시오.

❷ 환자경험평가란 무엇인지 쓰시오.

❸ 우리나라 환자경험평가 도입 시기는?

① 2017년
② 2018년
③ 2019년
④ 2020년
⑤ 2021년

정답 3. ①

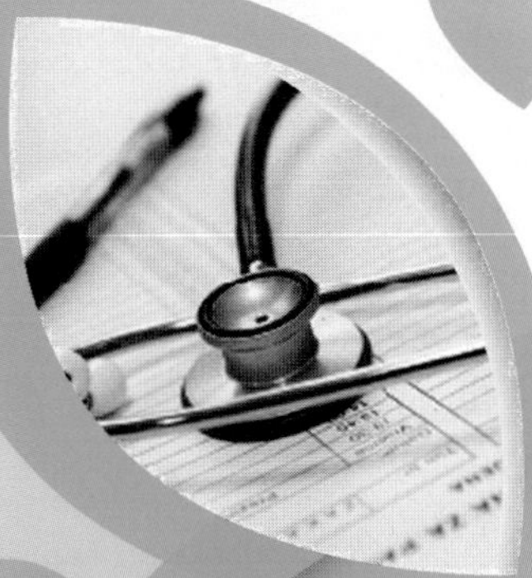

제 4 부

의료관광

제13장

의료관광산업

의료관광의 개념은 학자마다 다양하게 정의하고 있다. 한국보건산업진흥원(2006)은 의료관광을 보건 분야에서 관광자원으로 활용 가능한 부문을 발굴, 개발하고 관광을 상품화하여 서비스 또는 제품을 제공하는 사업으로서 우수한 보건서비스와 관광이 결합된 보건관광프로그램을 개발하여 외국인에게 제공함으로써 관련 산업분야의 발전을 꾀하고 아울러 외국인 유치를 통한 외화획득 등 국가경제에 이바지하고자 하는 사업으로 정의하였다.

13 의료관광산업

학습목표

1. 의료관광의 개념을 이해할 수 있다.
2. 의료관광코디네이터의 직무에 대해서 알 수 있다.

01 의료관광 정의

의료관광은 환자가 치료 또는 진료를 받기 위해 자국의 의료서비스 대신 타국으로 국경을 넘어와서 의료서비스 뿐만 아니라 관광 등과 같은 모든 서비스의 일련의 행위를 말한다. 의료관광의 정의는 다양한 학자들이 정의했는데, 백광(2005)은 의료서비스와 휴양, 레저, 문화활동 등 관광활동이 결합된 새로운 관광형태의 신개념 관광으로 의료부분과 접목하여 관광객을 유치하고 일반 의료부분과 성형, 미용, 건강검진 등 간단한 수술 등으로 찾는 환자와 관광을 연계하여 수준 높은 의료기술과 서비스를 접목하여 관광상품화 한 것이라고 하였다.

Goodrich(1993)는 건강관리 서비스(healthcare services) 및 시설과 일반적인 관광시설이 결합된 것을 홍보함으로써 관광지를 관광시설과 목적지로 유도하기 위한 의도적인 시도이며, Gupta(2005)는 수술과 기타 다른 형태의 전문적인 치료를 필요로 하는 환자들에게 관광산업과 결합하여 저렴한 비용으로 효과적인 의료서비스를 제공하는 것이라고 정의하였다. 또한 Laws(1996)는 자신의 건강상태를 개선시킬 목적으로 집을 떠나 행하는 레저 활동이라고 하였으며, Medlik(1996)은 건강관광(health tourism)이란 건강리조트와 건강치료-여러 가지 병에 대한 치료에서부터 건강과 휴양 프로그램들에 이르기까지-를 포함하는 것을 주된 목적으로 다른 장소를 방문하고 여행하는 것이라고 하였다.

Pollock과 Williams(2000)는 건강과 행복을 개선 및 유지할 수 있게 하는 관광상품과 서비스를 사용하기 위하여 가정과 직장으로부터의 혼란으로 벗어나는 여가적,

휴양적, 교육적인 행동이라고 하였다. Wikipedia에서는 치료나 수술, 치과치료를 위하여 다른 국가로 여행하는 활동이라 정의하고 있다. 여행의 자유로운 시간이 치료여행에 포함되며 여기에는 주로 위급을 요하지 않는 외과적 치료인 무릎이나 엉덩이 교체수술, 심장수술, 치과치료, 그 외에 여러 가지 성형수술을 포함하였다. CBC (Canadian Broadcasting Corporation)에서는 환자들이 응급이나 선택적 치료를 위하여 다른 나라로 이동하는 것이라고 정의하였으며, 홍현아 등(2007)은 의료에 관광을 접목한 것으로써 환자가 진료, 휴양과 관광 활동을 병행하는 것 뿐만 아니라 의료기술이 뛰어나고 가격경쟁력이 있는 국가에서 진료받기 위해 여행하는 것까지 포함하는 것이라고 하였다.

즉, 의료관광(Medical Tourism)을 종합적으로 정의하면 해외여행과 의료서비스 선택의 자유화로 인해 건강 · 요양 · 치료 등의 의료혜택을 체험하기 위한 목적으로 세계 일부 지역을 방문하면서 환자 치료에 필요한 휴식과 기분전환이 될 수 있는 그 지역 주변의 관광 · 레저 · 문화 등을 동시에 체험하는 관광활동으로 정의할 수 있다.

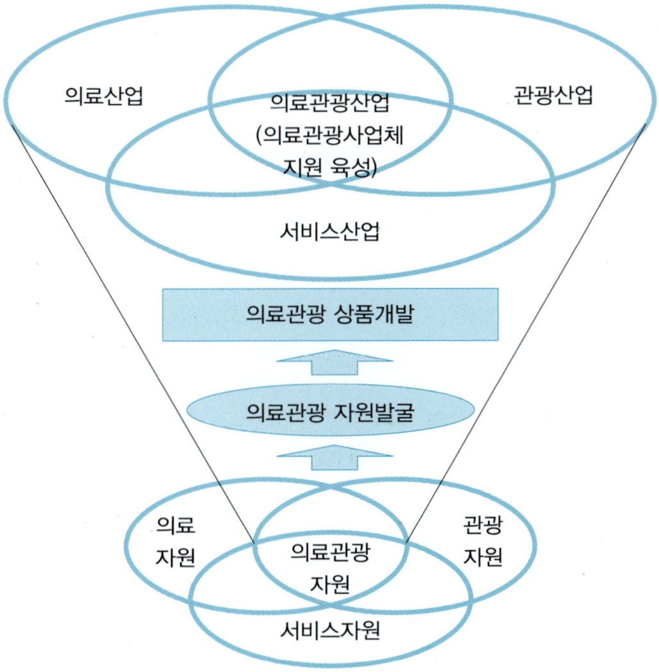

[그림 13-1] 의료관광산업 개념도(한국보건산업진흥원, 2002)

정진수(2009)는 의료관광의 유형을 크게 선택치료형과 수술치료형으로 구분하였다. 선택치료형은 미용성형수술과 웰빙형으로 수술치료형은 수술치료형과 장기재활형으로 세분화하였으며, 정기택(2005)은 의료관광의 유형을 수술의료관광, 전통의료관광, 미용의료관광, 휴양의료관광으로 구분하였다.

표 13-1 의료관광 유형(1)

유형		육성분야	경쟁요소	국가별 대표사례
선택 치료형	미용성형 수술형	미용 및 성형 기본적 수술	가격경쟁력 관광 및 휴양 연계	동남아 국가(태국 등)
	웰빙형	온천 스파 및 테라피 휴양프로그램 한방	질병 방지 및 억제효과 전통문화의 상품화	일본: 온천요법, 국제건강센터 중국: 동인당, 북경대학 침술 태국: 전통 타이치료법 명상 스파
수술 치료형	수술 치료형	중증 난치병 치료	최고 의료수준 해외 네트워크 의료 세미나	미국: MD 앤더슨 싱가포르: 래플즈 병원 태국: 범룽랏 병원
	장기 재활형	요양 및 재활 프로그램, 센터		

출처 : 정진수. '관광과 융합된 선택형 의료관광 마케팅 전략.' '돈 되는 의료관광 이렇게 준비한다' 세미나 발표집. 2009.

표 13-2 의료관광 유형(2)

구분		내용
질병의료관광	개념	심장수술, 장기이식, 골수이식과 같이 생명의 보존과 직결되는 응급한 상황에서 자국에서 시술되지 못하는 경우 타국에서 수술받는 유형
	중요요소	① 법적 허가 ② 진료를 받을 수 있는 인프라
	대표국가	독일, 요르단
전통의료관광	개념	만성질환, 알러지 등을 치료하고 건강을 유지하기 위해 관광지 고유의 전통의학을 체험하고 온천과 스파를 즐기는 형태의 의료관광
	대표국가	인도의 아유베다, 한국의 한방치료

미용의료관광	개념	성형수술이나 미용, 마사지, 온천, 스파 피부마사지를 위한 의료관광의 유형으로써 여성들이 애용하는 관광상품
	주요요소	① 뛰어난 의료기술 ② 가격 경쟁력
	대표국가	멕시코, 아르헨티나, 태국, 말레이시아, 남아프리카 등
휴양의료관광	개념	휴양지에 적합한 자연환경과 건강을 위한 의료서비스의 인프라가 갖추어진 곳을 방문하여 체류
	주요요소	① 경제적, 시간적 여유를 가진 관광객 확보 ② 휴양지 내의 건강과 의료, 휴양에 필요한 시설
	대표국가	대부분의 국가

출처 : 정기택. 한국 의료시장 확대를 위한 마케팅 전략에 관한 연구. 2005.

02 국내 의료관광

1) 국내 신성장동력 선정 배경

우리나라 경제는 오래전부터 제조업중심으로 발전해왔으나, 점차 중국의 값싼 인건비와 일본과 미국의 높은 품질 사이의 넛크래커 상황이 되었다. 따라서 이러한 상황을 탈피하기 위해 2009년 정부에서는 우리나라 경제를 살릴 새로운 미래의 신성장동력을 선정하였다. 신성장동력 선정 기준으로는 ① 현재와 미래의 시장잠재력, ② 다른 산업과의 융합가능성, ③ 녹색성장 연관성 3가지의 기준으로 [그림 13-2]와 같이 3대 분야 17개 신성장동력이 선정되었다.

이 중에서 글로벌헬스케어 산업은 2가지 개념이 혼재되어 있다. 첫째, 타국의 환자가 우리나라에 와서 의료서비스와 관광서비스를 받는 Inbound 개념과 둘째, 우리나라의 병원, 의료서비스가 해외 진출하는 Outbound 개념이다. 이 중에서 해외환자를 유치하는 Inbound 개념의 글로벌헬스케어가 의료관광산업이다.

우리나라는 해외환자를 유치할 수 있는 다양한 강점을 가지고 있다. 첫째, 높은 의료기술 수준이다. 우리나라의 의료기술의 수준은 선진국의 80~90% 수준이며, 특히

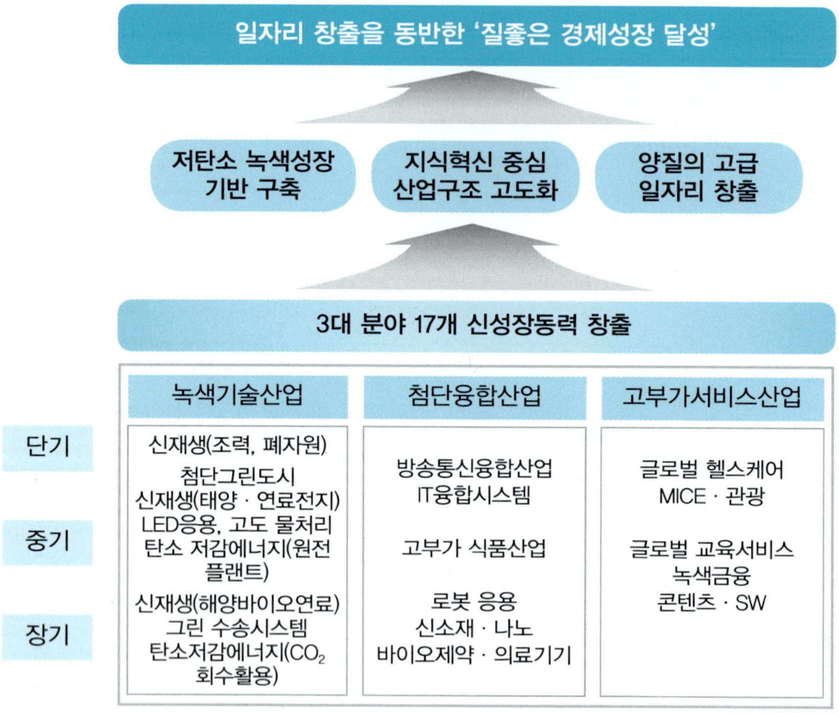

[그림 13-2] 3대 분야 17개 신성장동력

미용 · 성형 · 피부 진료과는 세계 최고의 수준을 보유하고 있다. 둘째, 의료가격 경쟁력이다. 우리나라의 의료서비스 가격이 100일 때, 미국의 의료서비스 가격은 338, 일본은 149, 싱가폴 105로 다른 선진국에 비해 저렴한 가격 수준이다(2006년 기준, KDI 경제정보센터, 2014). 셋째, 지리적 접근성이다. 극동러시아, 일본, 중국 등과 같이 우리나라와 비행시간이 3시간 이내의 인구 100만 이상 도시가 61개 있다. 마지막으로 자국 출신 해외시민권자들을 우리나라에서 의료서비스를 받도록 유인할 수 있다.

이러한 강점들을 토대로 정부는 2013년까지 해외환자 12만명을 유치하여 7천여명의 고용창출, 1.1조원의 경제적 파급효과를 달성하기 위해 의료관광 관련 제도 및 법 개선을 시작하였다. 먼저 2009년 1월 30일 의료법(제27조의2) 개정을 통해 '외국인환자 유치 의료기관과 유치업자'는 외국인환자를 유치하는 행위가 허용됐다. "외국인환자 유치"란 외국인환자의 국내 의료기관 이용 증진을 위하여 진료예약 · 계약 체결 및 그 대리, 외국인환자에 대한 진료정보 제공 및 교통, 숙박 안내 등 진료에 관련된

❶ 의료기술 수준
- 선진국의 80~90%로 세계최고 수준
- 위암, 자궁암, 간암 등 생존율은 선진국보다 높음
- 심혈관계질환의 치료 시술 최고 수준
- 미용 성형, 피부, 치과 등 세계 최고

❷ 의료가격 수준
- 가격수준(한국 100) : 미국 338, 일본 149, 싱가폴 105('06)

❸ 지리적 근접성
- 극동 러시아, 중국, 일본, 몽골
- 비행 3시간 이내 인구 100만 이상 도시 61개 위치

❹ 자국 출신 해외 시민권자
- 미국 등 재외 동포 의료방문 활성화
- 북미 223만명, 오세아니아 8만명, 러시아 20만명 등

[그림 13-3] 우리나라의 강점

편의를 제공하는 활동이다. 또한 한국보건산업진흥원에 외국인 환자 유치지원센터를 설치하였으며, 지방자치단체별로 의료관광객 유치를 위한 활동을 벌이기 시작하였다. 그리고 블루오션인 의료산업발전 기반 및 산업화에 대한 국민적 공감대 형성과 유치기관 등록제도, 실적보고 의무 등 세부사항을 마련하였다. 이렇게 해외환자 유치에 적극적인 태국, 싱가포르, 인도 등에 비하여 우리나라는 후발국가로 의료관광산업이 활성화되기 시작하였다.

2) 해외환자 유치 실적 현황[1]

2009년 본격적으로 시작된 해외환자 유치 실적 현황을 살펴보면, 2009년 139개국에서 60,201명 해외환자를 유치하였으며, 2016년 364,189명, 2019년에는 198개국 497,464명으로 증가하였으나 2020년 코로나의 영향으로 173개국 117,069명으로 감소하였다. 2023년 방문국가는 198개국으로 외국인 환자는 전년대비 144.2% 증가한 605,768명으로 증가하였다. 실환자는 연평균 17.9% 증가하였고, 연환자는 14.8% 증가하였다.

1) 2023년 외국인환자 유치실적 통계분석 보고서, 한국보건산업진흥원, 2024 보고서를 참고하였음

표 13-3 한국의료를 이용한 외국인환자 (단위 : 명, 개국, %)

구 분	실환자[1)]	연환자[2)]	방문국가
2009년	60,201	162,638	139
2010년	81,789	224,260	163
2011년	122,297	344,407	180
2012년	159,464	474,939	188
2013년	211,218	650,411	191
2014년	266,501	816,691	190
2015년	296,889	790,730	187
2016년	364,189	815,360	186
2017년	321,574	815,112	190
2018년	378,967	918,751	190
2019년[3)]	497,464	1,076,813	198
2020년[4)]	117,069	270,310	173
2021년	145,842	413,785	191
2022년	248,110	557,187	192
2023년	605,768	1,117,112	198
전년대비 증가율	144.2	100.5	31
연평균 증가율	17.9	14.8	2.6

1) 실환자 : 외국인환자의 의료기관 방문 실인원으로 중복내원 횟수 제외한 환자 수
2) 연환자 : 1명의 환자가 복수의 외래진료 및 입원을 한 경우가 해당되며, 모든 진료일수 및 입원기간을 합산한 환자 수
3) 2019년부터 홍콩 환자수는 중국에 포함하여 집계함
* 이후 별도의 연환자 표기가 없으면, 실환자를 의미함
4) COVID-19 팬데믹으로 인한 국가 간 이동금지, 입국 제한 등으로 외국인환자 수 급감

출처 : 한국보건산업진흥원(2024), 2023 외국인환자 유치실적 통계분석보고서

(1) 진료유형별 현황

2023년 외국인환자 유치실적은 총 605,768명이었고, 입원 27,474(4.5%)명, 외래 578,294(95.5)명으로 조사되었다. 전년대비 입원 46.6%, 외래 152.1%, 총 144.2% 증가하였다. 코로나의 영향으로 2020, 2021년 외국인환자 수 급감하였지만 연평균 증가율은 입원 14.9%, 외래 18.1%, 합계 17.9%의 증가를 보여준다.

표 13-4 진료유형별 외국인 실환자 현황[1]　(단위 : 명, %)

구분	입원		외래		합계
	환자	비중	환자	비중	
2009년	3,915	6.5	56,286	93.5	60,201
2010년	7,987	9.8	73,802	90.2	81,789
2011년	11,945	9.8	110,352	90.2	122,297
2012년	14,809	9.3	144,655	90.7	159,464
2013년	20,137	9.5	191,081	90.5	211,218
2014년	23,855	9.0	242,646	91.0	266,501
2015년	24,489	8.2	272,400	91.8	296,889
2016년	26,276	7.2	337,913	92.8	364,189
2017년	27,678	8.6	293,896	91.4	321,574
2018년	27,879	7.4	351,088	92.6	378,967
2019년	24,449	4.9	473,015	95.1	497,464
2020년[2]	10,600	9.1	106,469	90.9	117,069
2021년	12,269	8.4	133,573	91.6	145,842
2022년	18,738	7.6	229,372	92.4	248,110
2023년	27,474	4.5	578,294	95.5	605,768
전년대비 증가율	46.6		152.1		144.2
연평균 증가율	14.9		18.1		17.9

1) 실환자 : 외국인환자의 의료기관 방문 실인원으로 중복내원 횟수 제외한 환자 수
2) COVID-19 팬데믹으로 인한 국가 간 이동금지, 입국 제한 등으로 외국인환자 수 급감
출처 : 한국보건산업진흥원(2024), 2023 외국인환자 유치실적 통계분석보고서

외국인환자 연환자수는 1명의 환자가 복수의 외래진료 및 입원을 한 경우 모든 진료일수 및 입원기간을 합산한 환자수를 말한다. 싱가포르, 태국 등의 의료관광 주요국 대부분이 외국인환자 수를 실환자가 아닌 연환자 수로 집계한다. 2009년 외국인 연환자 수 총 162,638명에서 2023년 외국인 연환자 수는 총 1,117,112명으로 연평균 14.8% 증가하였다. 2023년 입원 연환자 수는 227,684명으로 전체 환자 수의 20.4%를 차지하고, 외래 연환자 수는 889,428명으로 전체환자의 79.6%를 차지하였다.

표 13-5 **진료유형별 외국인 연환자 현황**[1)] (단위 : 명, %)

구분	입원		외래		합계
	환자	비중	환자	비중	
2009년	26,707	16.4	135,931	83.6	162,638
2010년	54,057	24.1	170,203	75.9	224,260
2011년	92,758	26.9	251,649	73.1	344,407
2012년	184,782	38.9	290,157	61.1	474,939
2013년	248,398	38.2	402,013	61.8	650,411
2014년	323,273	39.6	493,418	60.4	816,691
2015년	284,593	36.0	506,137	64.0	790,730
2016년	240,943	29.6	574,417	70.4	815,360
2017년	271,924	33.4	543,188	66.6	815,112
2018년	275,753	30.0	642,998	70.0	918,751
2019년	264,938	24.6	811,875	75.4	1,076,813
2020년[2)]	107,666	39.8	162,644	60.2	270,310
2021년	134,442	32.5	279,343	67.5	413,785
2022년	182,239	32.7	374,948	67.3	557,187
2023년	227,684	20.4	889,428	79.6	1,117,112
전년대비 증가율	24.9		137.2		100.5
연평균 증가율	18.5		14.4		14.8

1) 1명의 환자가 복수의 외래진료 및 입원을 한 경우, 모든 진료일수 및 입원기간을 합산한 환자 수
* 대부분의 의료관광 주요국(싱가포르, 태국 등)은 외국인환자 수를 실환자가 아닌 연환자 수로 집계
** 한국은 의료기관에서 치료받는 환자를 중심으로 외국인환자의 범위를 엄격하게 규정하고 있는 반면, 타 국가는 거주외국인 및 휴양(스파, 마사지 등) 방문객까지 외국인환자로 포함하고 있어 국가간 단순 비교는 적합하지 않음
2) COVID-19 팬데믹으로 인한 국가 간 이동금지, 입국 제한 등으로 외국인환자 수 급감
출처 : 한국보건산업진흥원(2024), 2023 외국인환자 유치실적 통계분석보고서

(2) 성별, 연령별 현황

성별 현황을 살펴보면, 2023년 여성 외국인 환자의 비중은 460,786명 76.1%, 남성은 144,982명 23.9%로 전체 외국인 환자 중에서 남성 비중이 매년 감소하고 있다. 입원의 경우 남성 연평균 13.6%, 여성 21.0%, 전체 17.9% 증가하고 있고, 외래는 남성 13.6%, 여성 21.2%, 전체 18.7% 증가하고 있다.

표 13-6 **성별 외국인환자 현황** (단위 : 명, %)

구 분	남성		여성		합계
	환자	비중	환자	비중	
2009년	24,471	40.6	31,932	53.0	60,201
2010년	35,044	42.8	46,745	57.2	81,789
2011년	51,316	42.0	70,981	58.0	122,297
2012년	64,709	40.6	94,755	59.4	159,464
2013년	83,931	39.7	127,287	60.3	211,218
2014년	103,896	39.0	162,605	61.0	266,501
2015년	114,990	38.7	181,899	61.3	296,889
2016년	135,085	37.1	229,104	62.9	364,189
2017년	119,233	37.1	202,341	62.9	321,574
2018년	124,325	32.8	254,642	67.2	378,967
2019년	157,091	31.6	340,373	68.4	497,464
2020년	42,585	36.4	74,484	63.6	117,069
2021년	65,792	45.1	80,050	54.9	145,842
2022년	96,381	38.8	151,729	61.2	248,110
2023년	144,982	23.9	460,786	76.1	605,768
전년대비 증가율	50.4		203.7		144.2
연평균 증가율	13.6		21.0		17.9

출처 : 한국보건산업진흥원(2024), 2023 외국인환자 유치실적 통계분석보고서

연령별로는 30대가 28.6%, 20대가 28.4%로 높게 나타났으며, 20~30대의 외국인 환자는 전체의 57.0%를 차지하고 있다. 이러한 성별과 연령 현황은 외국인 환자 유치 홍보 마케팅 참고 자료로 활용할 수 있다.

(3) 국적별 현황

외국인환자의 국적을 살펴보면 외국인환자 유치를 기록하기 시작한 2009년에는 미국, 일본, 중국 순이었으나 2010년부터 매년 조금씩 중국인 환자가 늘기 시작하여 2012년부터는 중국, 미국, 일본 순으로 지속되었으나 코로나 시기를 거치면서 2021

표 13-7	연령별 외국인환자 현황	(단위 : 명, %)

구 분	20대 미만		20대		30대		40대		50대		60대 이상		합계[1]
	환자	비중	환자	비중	환자	비중	환자	비중	환자	비중	환자	비중	
2009년	488	12.5	824	21.1	740	19.0	677	17.4	662	17.0	511	13.1	3,902
2010년	1,238	15.8	1,613	20.6	1,437	18.3	1,254	16.0	1,185	15.1	1,114	14.2	7,841
2011년	1,846	15.5	2,297	19.2	2,160	18.1	2,033	17.0	1,802	15.1	1,807	15.1	11,945
2012년	1,785	12.2	2,550	17.4	2,744	18.7	2,455	16.7	2,623	17.9	2,521	17.2	14,678
2013년	2,308	11.5	3,434	17.1	3,880	19.3	3,698	18.4	3,555	17.7	3,252	16.2	20,127
2014년	2,509	10.5	3,754	15.8	4,980	20.9	4,137	17.4	4,027	16.9	4,423	18.6	23,830
2015년	2,564	10.5	4,995	20.4	5,321	21.7	3,668	15.0	3,974	16.2	3,951	16.1	24,473
2016년	3,021	11.7	5,410	20.9	5,932	22.9	3,877	15.0	3,814	14.7	3,856	14.9	25,910
2017년	2,697	9.8	5,649	20.4	6,541	23.7	4,209	15.2	4,357	15.8	4,194	15.2	27,647
2018년	2,334	8.4	6,751	24.2	6,609	23.7	4,060	14.6	4,144	14.9	3,942	14.2	27,840
2019년	2,400	9.8	5,372	22.0	5,137	21.1	3,548	14.6	3,716	15.2	4,209	17.3	24,382
2020년	975	9.2	2,881	27.2	2,634	24.9	1,557	14.7	1,280	12.1	1,258	11.9	10,585
2021년	1,025	9.4	3,071	25.1	3,555	29.1	1,921	15.7	1,397	11.4	1,263	10.3	12,232
2022년	1,695	9.0	5,297	28.3	4,723	25.2	2,801	15.0	2,150	11.5	2,068	11.0	18,734
2023년	2,414	8.8	7,202	26.2	6,386	23.2	4,222	15.4	3,380	12.3	3,869	14.1	27,473
전년대비 증가율	42.4		36.0		35.2		50.7		57.2		87.1		46.6
연평균 증가율	12.1		16.7		16.6		14.0		12.4		15.6		15.0

1) 연령별 결측값 제외

년에 미국, 중국, 일본의 순서로 바뀌었으며, 2023년에는 일본, 중국, 미국 순으로 바뀐 것을 확인할 수 있다. 또한, 2017년 한국과 중국 간의 사드문제로 16년 대비 21.8%가 감소한 현상을 보였다. 러시아 환자는 2013년 러시아 환자가 24,026명으로 일본을 제치고 최초로 국내에서 3위로 부상하였다. 2016년 이후 다시 일본이 러시아를 제치고 3위를 차지하고 있다.

정부 간 환자송출 협약의 성과로 아랍에미리트(UAE) 환자가 증가하고 있으며, 카

표 13-8 국적별 외국인환자 현황

(단위 : 명, %)

구 분	일본		중국[1]		미국		태국		몽골		베트남		러시아		싱가포르		대만		카자흐스탄		캐나다		호주	
	환자	비중	환자	비중	환자	비중	환자	비중	환자	비중	환자	비중	환자	비중	환자	비중	환자	비중	환자	비중	환자	비중	환자	비중
2009년	12,997	21.6	4,725	7.8	13,976	23.2	133	0.2	850	1.4	327	0.5	1,758	2.9	168	0.3	205	0.3	128	0.2	984	1.6	384	0.6
2010년	11,035	13.5	12,789	15.6	21,338	26.1	290	0.4	1,860	2.3	921	1.1	5,098	6.2	329	0.4	259	0.3	346	0.4	1,714	2.1	708	0.9
2011년	22,491	18.4	19,222	15.7	27,529	22.5	417	0.3	3,266	2.7	1,336	1.1	9,650	7.9	468	0.4	403	0.3	732	0.6	2,051	1.7	848	0.7
2012년	19,744	12.4	32,503	20.4	30,582	19.2	721	0.5	8,407	5.3	2,231	1.4	16,438	10.3	728	0.5	634	0.4	1,633	1.0	2,756	1.7	1,157	0.7
2013년	16,849	8.0	56,075	26.5	32,750	15.5	899	0.4	12,034	5.7	2,988	1.4	24,026	11.4	1,211	0.6	904	0.4	2,890	1.4	2,770	1.3	1,395	0.7
2014년	14,336	5.4	79,481	29.8	35,491	13.3	1,211	0.5	12,803	4.8	3,728	1.4	31,829	11.9	1,490	0.6	847	0.3	8,029	3.0	2,943	1.1	1,511	0.6
2015년	18,884	6.4	99,059	33.4	40,986	13.8	2,286	0.8	12,522	4.2	5,316	1.8	20,856	7.0	1,652	0.6	1,052	0.4	12,567	4.2	3,206	1.1	1,664	0.6
2016년	26,702	7.3	127,648	35.0	48,788	13.4	3,933	1.1	14,798	4.1	8,746	2.4	25,533	7.0	2,452	0.7	1,287	0.4	15,010	4.1	4,123	1.1	2,129	0.6
2017년	27,283	8.5	99,837	31.0	44,440	13.8	6,137	1.9	13,872	4.3	7,447	2.3	24,859	7.7	2,544	0.8	1,282	0.4	12,566	3.9	3,966	1.2	2,179	0.7
2018년	42,563	11.2	118,310	31.2	45,213	11.9	8,998	2.4	14,042	3.7	7,532	2.0	27,185	7.2	2,566	0.7	1,731	0.5	12,987	3.4	4,098	1.1	2,192	0.6
2019년[1]	68,411	13.8	162,868	32.7	58,358	11.7	14,162	2.8	17,918	3.6	15,133	3.0	29,897	6.0	2,971	0.6	2,353	0.5	13,424	2.7	4,996	1.0	2,676	0.5
2020년	14,077	12.0	31,084	26.6	18,004	15.4	6,047	5.2	6,102	5.2	5,586	4.0	6,246	5.3	354	0.3	550	0.5	3,102	2.6	1,127	1.0	536	0.5
2021년	3,305	2.3	28,021	19.2	28,889	19.8	7,287	5.0	9,145	6.3	10,829	7.4	6,412	4.4	521	0.4	502	0.3	3,484	2.4	2,333	1.6	646	0.4
2022년	21,757	8.8	43,923	17.7	44,095	17.8	20,408	8.2	14,148	5.7	14,665	5.9	9,616	3.9	3,772	1.5	1,327	0.5	7,290	2.9	4,718	1.9	2,321	0.9
2023년	187,711	31.0	112,135	18.5	76,925	12.7	30,844	5.1	22,080	3.6	20,371	3.4	14,720	2.4	13,499	2.2	12,828	2.1	11,810	1.9	9,377	1.5	6,660	1.1
전년대비 증가율	762.8		155.3		74.5		51.1		56.1		38.9		53.1		257.9		866.7		62.0		98.7		186.9	
연평균 증가율	21.0		25.4		13.0		47.6		26.2		34.3		16.4		36.8		34.4		38.2		17.5		22.6	

1) 2019년부터 홍콩 환자 수는 중국에 포함하여 집계

자흐스탄, 몽골, 우즈베키스탄 등 G2G 협력을 지속적으로 하고 있는 전략국가도 꾸준한 증가세를 보이고 있다. 아랍에미리트(UAE) 환자는 아부다비 보건청에서 국외 치료비, 체제비 등 전액을 지원해주는 이러한 국비 환자수는 2011년 1명에서 2012년 89명, 2013년 351명, 2014년 806명, 2015년 639명, 2016년 718명, 2017년 849명으로 매년 증가하고 있다.

2009년 이후 연평균 증가율은 태국(47.6%), 카자흐스탄(38.2%), 싱가포르(36.8%), 대만(34.4%), 베트남(34.3%) 순으로 높게 나타났다.

(4) 의료기관 종별 외국인환자 현황

2023년 외국인환자의 의료기관 유형별 이용 비중은 의원(66.5%), 종합(13.5%), 상급(10.6%)순으로 나타났으며, 병원만 유일하게 전년대비 외국인환자가 감소하였다. 의료기관 연평균 증가율을 보면, 의원(30.9%), 한의원(21.9%)순으로 높았다.

(5) 진료과별 외국인환자 현황

2023년 진료과별 외국인환자 현황을 살펴보면, 피부과, 성형외과, 내과통합, 검진센터, 한방통합, 치과, 정형외과, 산부인과 순이며, 이 중 피부과, 한방통합, 검진센터의 경우 각각 전년대비 563.0%, 311.4%, 161.6% 증가하였다. 특히 성형외과는 2009년 이후 매년 지속적으로 증가추세이며, 2021년에는 검진센터가 피부과보다 외국인환자가 많았으나 2021년은 코로나의 영향으로 환자가 적은 것을 볼 수 있다. 2009년부터 연평균 증가율은 18.3%이며, 증가율이 높은 진료과는 피부과, 성형외과, 한방통합순으로 높았다.

(6) 지역별 외국인환자 현황

2023년 의료기관이 소재한 지역별 비중은 서울(78.1%), 경기(8.4%), 대구(2.5%), 부산(2.1%), 인천(2.4%) 순으로 수도권(서울, 경기, 인천)의 비중이 90%에 육박한다. 서울지역이 2009년 이후 매년 50%가 넘는 비율로 압도적으로 외국인환자를 유치하고 있다. 2020년 모든 지역이 외국인환자 유치가 감소하였는데 이는 '17.6.23. 외국인환자 유치의료기관 등록갱신제(매 3년) 시행으로 지역의 외국인환자 유치의료기관 수 감소가 영향을 미친 것으로 분석되며, 2020년은 코로나의 영향일 것이다.

표 13-9 의료기관 유형별 외국인환자 현황

(단위 : 명, %)

구 분	상급종합		종합		병원		치과병원		치과의원		한방병원		한의원		의원		기타(요양)[1]	
	환자	비중	환자	비중	환자	비중	환자	비중	환자	비중	환자	비중	환자	비중	환자	비중	환자	비중
2009년	27,657	45.9	11,537	19.2	8,407	14.0	467	0.8	716	1.2	1,217	2.0	926	1.5	9,274	15.4	0	0.00
2010년	35,382	43.3	16,787	20.5	6,937	8.5	1,285	1.6	1,432	1.8	2,216	2.7	1,952	2.4	15,798	19.3	0	0.00
2011년	47,000	38.4	26,495	21.7	11,016	9.0	2,219	1.8	1,299	1.1	4,822	3.9	5,067	4.1	24,370	19.9	9	0.01
2012년	60,262	37.8	33,933	21.3	16,269	10.2	3,382	2.1	1,778	1.1	5,597	3.5	3,995	2.5	34,166	21.4	82	0.05
2013년	77,738	36.8	52,996	25.1	18,638	8.8	3,513	1.7	2,543	1.2	4,799	2.3	4,592	2.2	46,366	22.0	33	0.02
2014년	82,578	31.0	74,830	28.1	25,296	9.5	5,388	2.0	3,133	1.2	5,352	2.0	5,892	2.2	63,953	24.0	79	0.03
2015년	84,258	28.4	92,192	31.1	30,392	10.2	5,162	1.7	3,155	1.1	5,003	1.7	5,012	1.7	71,666	24.1	49	0.02
2016년	93,506	25.7	105,395	28.9	44,401	12.2	5,898	1.6	3,605	1.0	7,734	2.1	5,372	1.5	98,182	27.0	96	0.03
2017년	85,616	26.6	83,020	25.8	35,134	10.9	6,917	2.2	3,232	1.0	6,554	2.0	5,806	1.8	95,274	29.6	21	0.01
2018년	80,564	21.3	94,624	25.0	38,610	10.2	4,736	1.2	4,729	1.2	6,556	1.7	7,114	1.9	141,993	37.5	41	0.01
2019년	97,471	19.6	106,919	21.5	55,739	11.2	6,981	1.4	4,598	0.9	6,419	1.3	8,693	1.7	210,609	42.3	35	0.01
2020년	29,576	25.3	31,872	27.2	12,299	10.5	1,343	1.1	1,641	1.4	1,217	1.0	869	0.7	38,240	32.7	12	0.01
2021년	37,306	25.3	47,897	32.8	12,287	8.4	2,222	1.5	2,406	1.6	1,434	1.0	1,158	0.8	41,124	28.2	8	0.01
2022년	46,813	18.9	71,360	28.8	26,501	10.7	3,107	1.3	5,618	2.3	2,671	1.1	1,868	0.8	90,168	36.3	4	0.00
2023년	64,057	10.6	81,640	13.5	24,950	4.1	4,453	0.7	9,568	1.6	3,639	0.6	14,755	2.4	402,674	66.5	32	0.01
전년대비 증가율	36.8		14.4		△5.9		43.3		70.3		36.2		689.9		346.6		700.0	
연평균 증가율	6.2		15.0		8.1		17.5		20.3		8.1		21.9		30.9		11.1	

1) 기타(요양)의 연평균 증가율은 2011년~2023년

(7) 외국인환자 중증질환별 현황

2023년 중증질환별 외국인환자는 희귀질환, 암, 심장질환, 중증난치질환, 뇌혈관질환, 중증화상질환 순이었다. 2019년까지는 증가추세였으나 코로나의 영향으로 2020년 희귀질환 전년대비 74.1%, 암 76.7%의 감소를 보였다.

표 13-10 최근 5개년 외국인환자 중증질환별 현황 (단위 : 명, %)

구분	희귀질환	암	심장질환	중증난치질환	뇌혈관질환	중증화상
2019년	11,784	11,226	6,161	5,384	3,814	573
2020년	3,051	2,621	1,560	1,312	942	232
2021년	4,299	3,720	2,163	1,838	1,291	220
2022년	3,839	3,633	1,890	1,730	1,273	239
2023년	9,288	6,255	4,286	3,753	2,923	361
전년대비증가율	141.9	72.2	126.8	116.9	129.6	51.0

※ 한 환자가 2개 이상의 중증질환 진단을 받은 경우 각각의 중증질환 환자 수에 반영됨

03 국외 의료관광 현황

의료관광은 관광객의 체류기간이 길며, 특히 미용이나 성형, 건강검진, 간단한 수술 등으로 찾는 환자의 경우 관광을 연계하여 머물기 때문에 체류 비용은 더욱 커진다. 이러한 점에서 의료관광은 21세기 새로운 고부가가치 관광산업이라고 할 수 있으며 대표적인 국가로는 태국, 싱가포르, 인도 등을 꼽을 수 있다. 이들 국가들은 외화 획득의 주요 수단이 되는 '의료관광'에 대규모 예산과 정부 차원의 적극적인 지원정책을 쏟고 있다.

2020년 1월 세계보건기구(WHO)에서는 코로나19로 인한 국제적 공중보건 위기상황을 선포하였고, 2023년 5월 약 3년 4개월만에 해제하였다. 매년 빠르게 성장하던 글로벌 의료관광 산업은 2020년 코로나19의 확산으로 국경 간 이동이 제한되면서 급감하였으나 다시 회복세를 보여주고 있다. 글로벌 의료관광객은 2019년 2,300만 명의 규모에서 2020년 1,400만 명으로 감소한 것으로 추정되지만, 2025년까지 연평균

11.2%로 성장하여 연간 약 4,400만 명의 사람들이 의료관광을 위해 국경을 넘어 이동할 것으로 예상되고 있다.

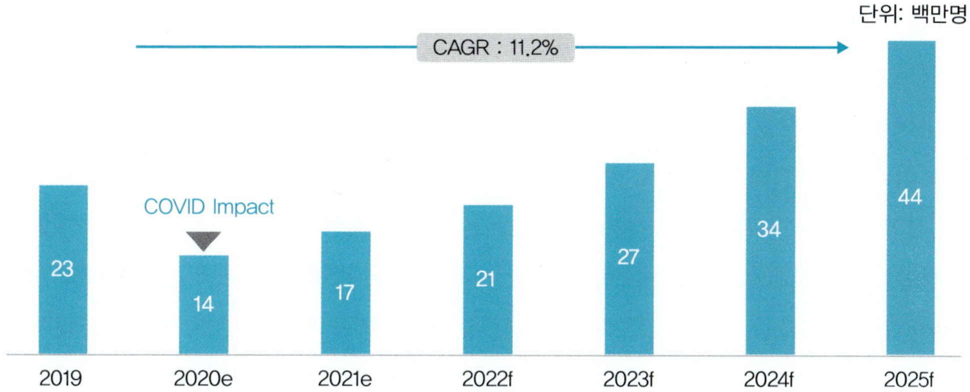

[그림 13-4] 글로벌 의료관광 인원수

자료 : 박진영 외(2024), 주요 6개국 의료관광 산업동향, 보건산업브리프, Vol.397, 보건산업진흥원

의료관광 시장규모는 2022년 1,156억 달러를 기록했으며, 2032년까지 연평균 11.59% 성장하여 3,461억 달러까지 성장할 것으로 전망하고 있다.

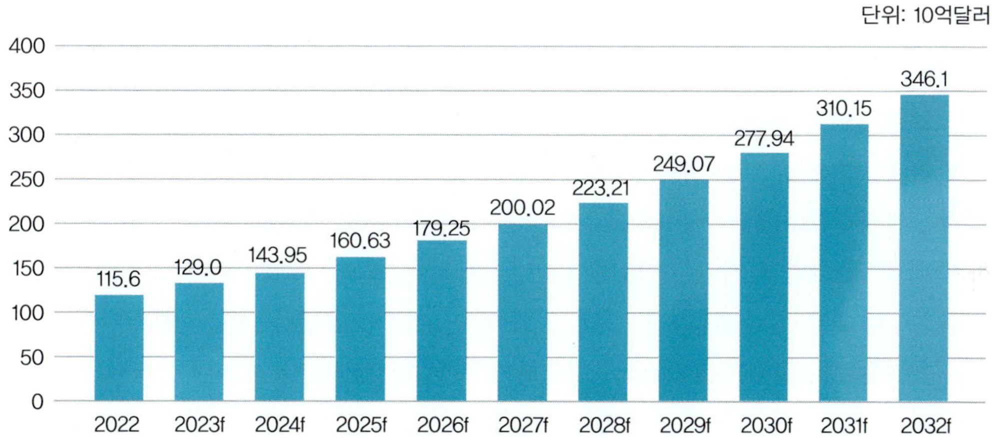

[그림 13-5] 글로벌 의료관광 시장규모

자료 : 박진영 외(2024), 주요 6개국 의료관광 산업동향, 보건산업브리프, Vol.397, 보건산업진흥원

1) 인도

의료를 목적으로 인도를 방문한 수는 2016년 427천 명에서 2019년 697천 명으로 지속적으로 증가하다가 코로나19의 여파로 2020년 183천명으로 급감하였다. 2020년 인도 내 외국인 관광객 입국자수는 274만 명으로 2019년 1,093만 명 대비 74.9%의 마이너스 성장으로 보였다. 2021년에는 304천여 명으로 2020년 대비 66% 증가를 보여주고 있다(박진영 외, 2024).

해외환자들이 인도를 선호하는 이유로는(이훈영, 2010) 첫째, 낮은 의료수가와 짧은 시술대기시간으로 인도의 수술비용은 미국과 같은 주요 선진국의 1/8 정도이며 태국과 같은 의료관광 경쟁국가보다 30% 이상 저렴하다. 영국의 경우 수술을 받기 위해 6개월 이상의 대기시간이 소요되는 반면에 인도의 경우 대기시간이 없이 바로 수술이 가능하다. 둘째, 선진의료기술을 통한 국제적 신뢰확보로 뉴욕 보건국에 따르면 심장혈관우회수술(Cardiac bypass)의 성공률은 인도가 98.7%, 미국의 97.5%를 상회하고 있다. 셋째, IT와 네트워크를 활용한 의료홍보 및 고객유치를 하고 있다. 인터넷을 통해 의료관광 패키지 신청, 비자발급, 공항 픽업, 통역서비스, 전용컨설턴트 연결 및 스케줄 관리, 온라인 결제 등이 가능하며, Mediescapes India, Medical Tourism India, Medicity India 등은 병원, 여행사, 전용 컨설턴트 등의 네트워크 구축을 통해 의료관광 제반 서비스를 원스톱으로 제공하고 있다. 넷째, 인도는 정부의 적극적인 지원정책이 이루어지고 있다. 환자 및 동반자에게 의료비자를 발급함으로써 의료관광의 편의성을 제공하고 있으며, 외국환자 치료를 수출로 간주하는 보건법에 따라 의료관광을 다른 수출산업과 같이 집중 육성하고 있다.

인도 관광부(Ministry of Tourism)는 인도의 의료 및 웰니스 관광 산업을 활성화하기 위해 2022년 국가 전략 및 로드맵을 발표하였으며, 외국인환자의 편의성 향상을 위한 다양한 활동을 추진 중에 있다(박진영 외, 2024). 인도 헬스케어 연합(Indian Healthcare Federation−비정부기구)은 의료관광 목적으로 선택된 인도 병원에 표준 가이드를 제공하고 있다.

2) 말레이시아

말레이시아는 수준 높은 진료, 저렴한 의료비, 말레이시아어 · 영어 공용 정책에 따

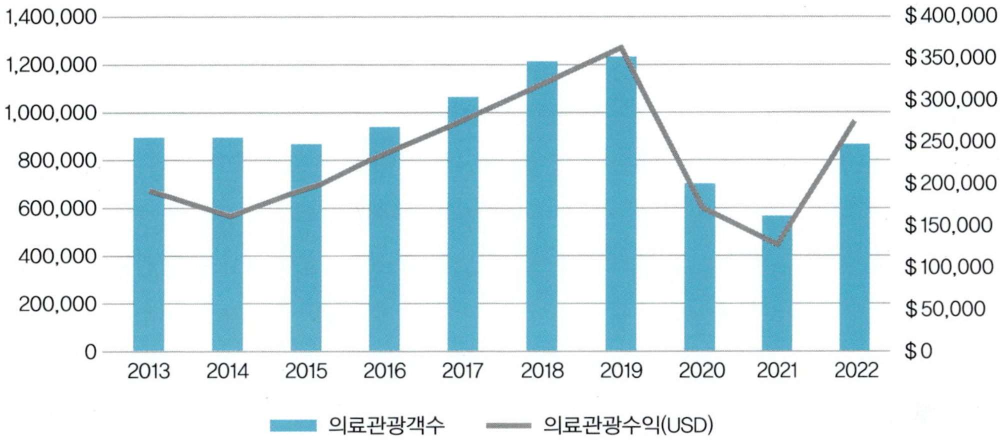

[그림 13-6] 말레이시아 의료관광객 및 의료관광 수익

출처 : MHTC홈페이지, https://www.mhtc.org.my/statistics/(검색일: 2024.9.30.)

른 의사소통 편의, 풍부한 관광자원 등의 강점으로 2019년 122만 명의 의료관광객 수를 기록하였으나 코로나19로 인해 2020년 69만 명으로 급감하였다. 2022년 4월 말레이시아 정부에서 경제회복을 위해 무격리 입국을 전면 허용하면서 의료관광 방문객 수가 85만 명, 의료관광 수익 13억 링깃(약 2억 7,480만 달러)으로 증가하면서 회복세를 보이고 있다(박진영 외, 2024).

말레이시아 의료관광 산업의 강점으로는 (1) 양질의 의료서비스, (2) 합리적인 의료비, (3) 국제적으로 인증받은 병원, (4) 인접한 관광지, (5) 할랄 인증을 받은 치료법(Halal-certified Medications and Treatments) 등이다. 환자의 편의성을 최우선으로 한 병원 프로그램은 환자 대기시간을 최소화하고 진료기간을 활용한 관광 프로그램 연계를 통해 환자의 만족도를 높이고 있다. 말레이시아는 글로벌 국가와의 주요 진료 및 수술 비용 비교 시, 슬관절치환술 및 고관절치환술의 경우 한국, 미국 비용의 1/5~1/3 수준으로 저렴한 편이다. 무슬림 국가의 의료관광객을 대상으로 할랄 인증 치료법을 개발 · 확대하여 의료관광객들을 적극적으로 유치하고 있다. 이를 활용하여 인도네시아와 사우디아라비아의 의료관광객들을 유인하고 카자흐스탄, 리비아, 오만과 같은 무슬림 국가와 의료관광 관련 공식 협약을 맺고 있다. 2012년 무슬림 국가의 의료관광객들을 대상으로 구축된 할랄 의약품 표준 가이드라인에 이어 2019년 말레이시아 할랄 의료기기 기준을 공표하며 무슬림 국가 대상 의료관광 시장을 확대하고 있다.

3) 필리핀

필리핀 정부는 ISO 기준에 의거하여 'Gintong Sigla(Gold Seal 또는 Golden Enthusiasm)'라는 자체 인증제를 운영함으로써 그 기반을 넓혀가고 있다.

필리핀 정부는 2004년 마련한 중기국가발전계획(Medium Term Philippine Development Plan)에 의료관광의 발전 · 홍보를 목표의 하나로 포함시키는 한편 동년 10월에는 대통령령에 의거 필리핀 의료관광 프로그램(the Philippine Medical Tourism Program)을 발표하였다. 이는 의료관광객들에게 건강과 웰니스 서비스를 관광, 휴식, 쇼핑을 연계하여 제공함으로써 필리핀으로 유인하는 것을 목적으로 하는 민간-공공 참여 프로그램이다.

4) 싱가포르

싱가포르는 2012년 100만명 해외환자 유치를 목표로 30억달러의 외화 수입과 1만 3000개의 일자리 창출을 추진하고 있다. 싱가포르는 높은 의료수준과 영어 등의 요소가 결합하여, 해외환자 유치국가로 부상하고 있다. 치료중심의 "medical travel"을 표방하고, 보건부 주도로 관광청, 경제개발위원회, 무역개발국 공동으로 Singapore Medicine을 구성 · 운영하고 있다(2003). 싱가포르의 선진화된 의료체계와 서비스를 알리는 복합 에이전시인 '싱가포르 메디신(Singapore Medicine)'은 의료분야에 대한 신규투자촉진과 의료산업 확대, 해외에 대한 의료마케팅 및 채널 구축, 싱가포르 의료관련 종사자들의 해외 진출활동 지원 등의 사업을 전개해 나가고 있다. 싱가포르관광청의 경우 '건강관리(Health Care)'를 하나의 부서로 신설하여, 외국인 환자를 유치하는 병원에 대해 대폭적인 지원을 하고 있다. 또한 싱가포르의 의료시스템과 각 여행사를 연계한 '건강여행 패키지' 등의 상품 개발을 지원하고 있다.

해외환자가 싱가포르를 선호하는 이유로는(이훈영, 2010) 크게 첫째, 국제적으로 인증된 국가, 인증된 의료서비스라는 것을 홍보하여 해외환자에게 의료서비스의 신뢰를 제공하고 있다. 둘째, 약품 및 기술에 대한 안전성을 제공하고 있다. 세계적으로 경쟁력 있고 신뢰받는 과학활동 및 관련 상업활동의 중심지인 바이오 폴리스에서 DNA 분석을 위한 연구실과 같은 최첨단 설비를 제공하고 있으며 바이오 메디컬 기업들이 R&D 자본 지출을 줄이고 신약 발견 및 개발을 가속화하고 있다. 셋째, 세계적으로 인증된 의료서비스로 병원이 환자에게 신뢰를 줄 수 있는 의료서비스를 제공한다. 넷째는 의료비용의 투명성을 위해 대부분의 병원이 보건부에서 제공하는 평균 의료비용을 기준으로 진료비를 명확하고 투명하게 산출하고 있다. 끝으로 싱가포르는 문화적 다양성을 수용하여 편안한 서비스를 제공하고자 한다.

5) 일본[2)]

일본 의료관광 시장 규모는 2024년에 49억 달러로 추정되며 2029년까지 132억 5천만 달러에 이를 것으로 예상되며, 예측 기간(2024-2029) 동안 22%의 CAGR로 성장할 것으로 예상된다. 심혈관 질환, 암, 당뇨병 및 전염병을 포함한 주요 질병 상태의 높은 유병률과 일본의 고급 치료 옵션의 가용성은 시장의 성장을 증대시키고 있다. 예를 들어, 2024년 1월 국가 암 등록부에서 업데이트한 데이터에 따르면 2023년 기준 일본에는 약 1,033,000명의 암 환자가 있으며, 그 중 161,000명은 결장/직장암, 132,000명은 폐암, 129,000명은 위암 이다. 이러한 암의 높은 유병률은 고급 치료 옵션에 대한 수요를 증가시키고 있으며, 이는 예측 기간 동안 시장 성장을 주도할 것으로 예상된다.

일본 정부는 관광객을 환영하기 위해 중하위 소득 국가의 치료 시설 부족 문제를 해결하고 의료관광을 위해 일본으로 관광객을 유치하고 있으며, 이는 일본의 의료관광 수요를 촉진하고 있다. 예를 들어, 2022년 6월 LaingBuisson이 발행한 기사에 따르면 일본은 미국, 호주, 태국, 싱가포르에서 백신 3회 접종을 받은 여행자에게 광범위한 관광 재개를 위해 제한된 패키지 투어를 제공했다.

또한 일본의 의료 인프라의 기술 발전이 증가하고 치료 목적으로 일본을 방문하는 관광객을 위해 민간 업체가 제공하는 고급 시설도 이 서비스의 채택률을 급증시키고 있다. 예를 들어, 2024년 5월 경제협력개발기구(OECD)의 데이터에 따르면 일본은 매년 1인당 평균 약 5,251달러를 보건에 지출하는데, 이는 OECD 평균인 4,986달러와 비슷하며, 이는 GDP의 11.5%에 해당하며 OECD 평균은 9.2%이다. 같은 자료에 따르면 OECD 평균인 9.2개에 비해 현직 간호사는 약 12.1명이었고, 인구 1,000명당 병원 병상은 12.6개로 OECD 평균인 4.3개보다 많았다. 이러한 헬스케어에 대한 투

2) 출처 : https://www.mordorintelligence.com/industry-reports/japan-medical-tourism-market/market-size (검색일 : 2024.9.30.)

자가 증가함에 따라 일본에 첨단 헬스케어 기술이 도입되고 있으며, 전 세계 인구의 일본 헬스케어 시설 이용이 증가하고 있다.

따라서 질병의 수 증가 및 의료 지출 급증과 같은 요인으로 인해 시장은 예측 기간 동안 수익성 있는 성장률을 등록할 것으로 예상된다. 그러나 수술 후 합병증과 환자 후속 조치의 어려움은 시장 성장을 방해하는 요인 중 일부이다.

04 의료관광 전망

시장조사기관 Fortune Business Insights의 보고서에 따르면, 전 세계 의료관광 시장 규모는 2020년에 115억 6,000만 달러였으며 연평균 21.1% 증가하여 2028년에는 535억 1,000만 달러 규모로 성장할 전망하고 있다. 인바운드 의료관광 확대로 의료관광 시장 성장이 가속화될 전망이며, 의료기기, 웨어러블, 수술절차 및 연결된 기술 측면에서 의료 분야의 지속적인 발전으로 더 나은 의료 제공이 가능해질 것이다. 원격진료(telemedicine), 원격의료(telehealth) 등 기술을 통해 환자는 진료를 예약하고 의사와 상담하고, 전 세계 어디에서나 양질의 치료를 받을 수 있기 때문에 인도 및 태국과 같은 개발도상국에서 인바운드 의료관광이 증가할 전망이다. 선진국에 비해 개발도상국의 저렴한 치료비용은 향후 몇 년 동안 의료관광의 성장을 촉진할 것이며, 말레이시아 의료관광위원회는 아시아 국가의 의료비용이 미국과 같은 선진국의 개인 병원보다 훨씬 저렴하다고 분석하였다.[3)]

보건복지부 보건의료서비스혁신팀은 2006년 발표한 '해외환자유치 활성화 촉진 계획'에서 2015년까지 40만명의 국제진료 외국인이 입국할 것으로 전망하였으나(김태영, 2008), 실환자는 296,889명이며, 연환자는 790,730명이었다.

팬데믹이 끝나고 보건복지부는 「외국인환자 유치 활성화 전략」을 통해 2027년 외국인환자 70만 명 유치를 목표로 출입국절차 개선, 지역 · 진료과 편중 완화, 유치산업 경쟁력 강화, 한국 의료 글로벌 인지도 제고 등 4대 부문별 추진전략을 마련하였다. 주요 내용은 다음과 같다.

---

3) 한국보건산업진흥원(2023), 글로벌 보건산업 동향, Vol.460.

첫째, 의료관광 우수 유치기관 확대 및 비자 제한 완화 등을 통해 외국인환자의 출입국 절차를 개선한다. 비자 발급의 편의성 제고를 위해 환자가 재외공관을 방문하지 않고도 온라인을 통해 비자를 대신 발급받을 수 있는 법무부 우수 유치기관 지정을 확대(27개 → 50개 이상)하고, 보건복지부 인증 유치기관(KAHF, 현 7개소) 및 상급종합병원(현 45개소)이 신청하는 경우 별도 심사 없이 우수 유치기관으로 지정(다만, 유치환자의 불법체류율이 높은 기관은 당연 지정 대상에서 제외)할 예정이다. 또한, 외국인환자의 직계가족 유무, 질병의 시급성 등을 고려하여 간병인 · 보호자 범위를 배우자 · 직계가족에서 형제 · 자매까지 확대하고, 동반자에 대한 재정능력입증서류 제출 의무도 면제한다.

둘째, 의료 · 관광 연계를 강화하고, 진료과목 등을 고려한 국가별 맞춤형 전략 마련을 통해 지역 · 진료과 편중을 완화한다. 외국인환자 및 보호자가 의료와 함께 관광까지 함께할 수 있도록, 웰니스 · 의료관광 융복합 클러스터('23년 인천, 대구 · 경북, 부산, 강원, 전북, 충북)를 구축하고 지역별 특화된 외국인환자 유치모델 개발을 위한 지자체 역량강화 사업('23년 인천, 대구, 제주, 부산, 광주, 충북)도 추진한다. 또한, 유치 주요국 대상 한국의료관광대전 개최 및 박람회 참석 등 국내 · 외 주요 행사를 적극 활용하고, K-컬처(K-pop, 드라마 등)를 연계한 다양한 홍보 콘텐츠를 발굴하여 한국 의료관광을 적극 홍보해 나갈 예정이다. 그리고 주요 발생질환, 한국 의료 선호분야 등 수요와 공급을 종합적으로 고려한 국가별 맞춤형 전략을 수립하고, 해외에서도 인정받고 있는 성형 · 피부과와 함께, 한국이 경쟁력을 갖는 중증 · 복합성 질환 및 한의약 분야 외국인환자 유치도 적극적으로 추진한다.

셋째, 유치기관 질 관리를 강화하고, 외국인환자 사전상담 · 사후관리 활성화 등을 통해 유치산업 경쟁력을 제고한다. 병원급 의료기관 인증평가 시 외국인환자 유치 의료기관 인증평가도 함께 받을 수 있도록 절차를 간소화하는 등 유치기관 평가인증제(KAHF)를 활성화할 예정이다. 또한, 방한 외국인환자의 효과적 치료 및 만족도 제고를 위해 ICT 기반 사전상담 · 사후관리 지원사업을 확대하고, 「의료 해외진출 및 외국인환자 유치 지원에 관한 법률(이하 의료해외진출법)」 개정을 통해 외국인환자 비대면진료 제도화[4)]를 추진한다.

넷째, 메디컬코리아 브랜드 홍보 및 나눔의료, 의료인 연수 등을 통한 위상 강화를

4) 현행 「의료해외진출법」은 국내 의료인과 국외 의료인 간 기술 지원, 환자의 건강 또는 질병에 대한 상담 등 '원격 협진'만 가능하도록 규정

통해 한국 의료의 국제 인지도를 제고한다. 재외공관, 한국 문화원 등과 상시 협의체를 구성하여 민관협력사업을 활성화하고, 메디컬코리아 국제 컨퍼런스 등 국제행사와 온라인 플랫폼을 활용한 홍보를 적극 추진한다. 또한, 의료 사각지대에 놓인 주변국 환자를 무상으로 초청하여 진료하는 나눔의료 사업 및 외국 의료인 대상 의료 연수를 확대하여 우수한 한국 의료기술을 전파할 계획이다.

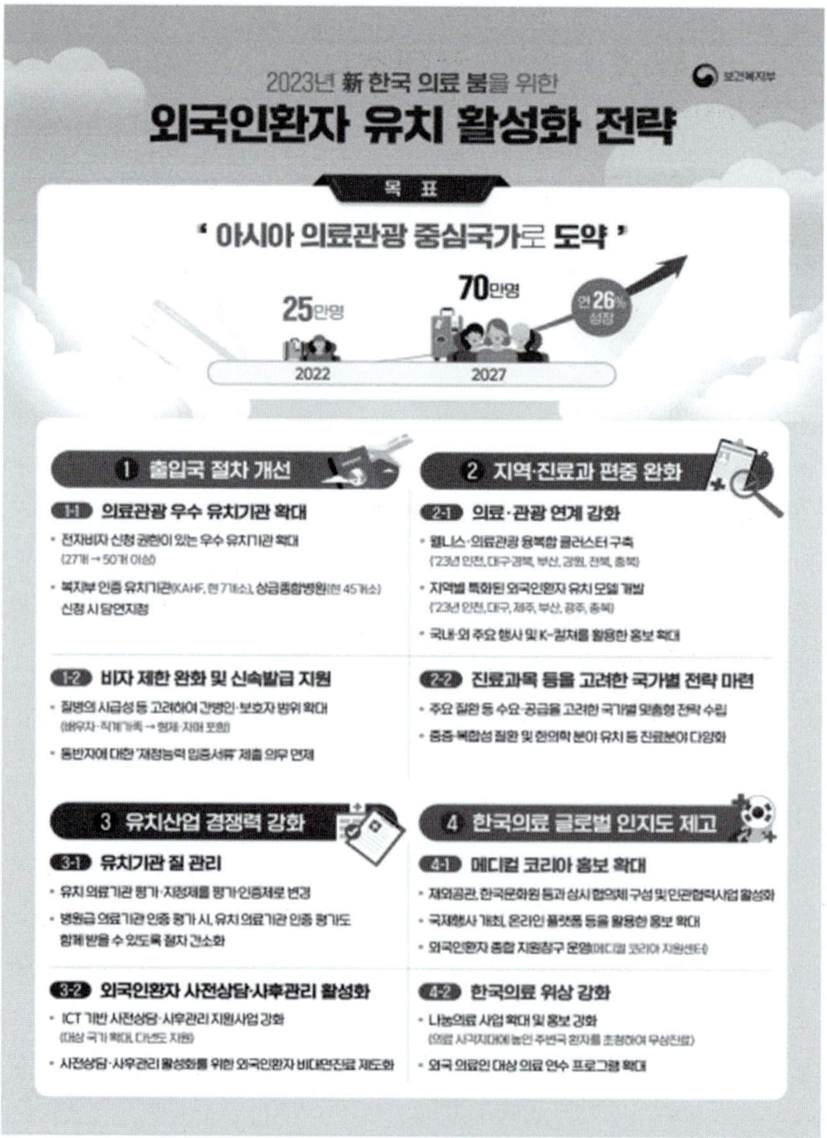

05 국외 의료관광코디네이터

미국의 경우 해외로 의료관광을 많이 하고 있는 곳으로, 이와 관련한 새로운 직업으로 Medical Concierge 등 의료관광 기획가가 새롭게 직업으로 성장하고 있다. 예로 미국 내에서 태국이나 싱가포르 의료관광을 원하는 사람을 위해 의사 추천부터 여행수배, 핸드폰 임대, 치료 시 동반할 보조자 확보 등 일련의 작업을 대행하는 등 여행사, 건강상담사, 동반보조자의 역할을 겸하고 있다(워싱턴포스트, 2007.9.9).

의료관광을 위한 환자의 여행과 케어의 조정역할을 수행하는 Medical Tourism Facilitator를 의료관광협회(Medical Tourism Association)에서 인증하기 시작하였다. 인증된 경우 웹사이트를 통해 "Certified Members"로 공개하나 민간협회 차원의 인증방식이다. Medical Tourism Association(MTA) 자격 프로그램은 2년 동안 유효하며, 2년마다 갱신이 필요하다. MTA 자격은 전 세계 보건의료 전문가들로 구성된 위원회(committee)에 의해 검증되며, 이러한 위원회에 의해 자격요건을 지속적으로 개정, 검증함으로써 그 질을 보장하고자 노력하고 있다. 외국의 의료시설에 익숙하지 않은 미국인들의 경우 의료관광 중개인(Medical Travel Intermediary)을 통해 치료 일정 등을 조정할 수 있다. 또한 직접 의료관광에 관한 정보를 수집하는 환자들을 위해 Medical Travel Today는 미국 내 의료관광조정자(medical travel facilitators)의 자료들을 다수 축적하고 있다. 이외에도 Medeguide와 같은 웹 포탈은 환자들이 의사들을 조회하고 치료 패키지를 찾는 것을 지원하고 있다(http://www.emtc2010.eu/news.html). 국내의 한국의료관광전문가교육원에서는 국제진료의료관광코디네이터를 국내외 병원에 진료 및 치료 서비스를 받고자 하는 사람들에게 다양한 의료관광서비스를 제공하고 연계된 프로그램을 진행하는 의료관광전문가를 가리키는 신개념 유망전문직으로 정의하고 있으며, 의료관광코디네이터는 의료관광상품 기획 및 진행에 관련된 각 과정에서 필요한 전문적인 서비스를 제공하는 역할을 담당한다고 하였다(원영미 등, 2007).

06 국제진료코디네이터 정의와 직무

최근 녹색성장 및 신성장 동력 산업의 고부가 서비스 분야에 국제진료 및 의료관광이 선정되어 주요 사업으로 추진되고 있다(2009년 5월 보건복지부, 문화관광부). 미래기획위원회에서 해외환자유치사업을 통해 2018년까지 2만 명의 고용창출효과를 기대하고 있다. 보건복지부는 보건산업경쟁력 강화를 위하여 보건복지부관련 국장, 유관기관, 민간전문가 등으로 T/F팀을 2009년도에 구성하였으며 여기서 해외환자유치뿐만 아니라 제약산업, 화장품산업, 의료기기산업 등의 보건산업 경쟁력 방안이 제시되었는데, 해외환자유치를 위해서 글로벌 인력양성을 위한 인적 인프라 구축의 필요성이 제기되었다. 구체적으로 해외환자 예약 및 상담, 진료설계, aftercare 관리 등의 역할을 수행할 국제진료코디네이터 역할이 강조되었다(보건산업진흥원, 2009). 외국인환자에 대한 유치 알선행위 등이 허용된 의료법 개정(2009년 5월 시행) 이후 외국인이 치료를 위해 국내를 방문하고 있다. 그러나 의료서비스 수출 후발 주자인 우리나라의 병원환경 및 의료기술은 선진국 수준에 도달해 있는 반면, 외국인 환자를 응대할 수 있는 의료서비스 수준 및 관련 전문가는 절대적으로 부족한 상황이다.

1) 헬스케어관광지도사[5)]

헬스케어관광지도사는 국제화되어 가고 있는 의료환경에 대응하여 외국인환자를 유치하고 관리하기 위한 구체적인 진료서비스지원 관련 업무, 관광지원, 해외환자유치 마케팅 및 행정업무를 전담하여 고객의 만족도를 높이고 의료현장에서 보다 많은 외국인 환자들이 국내로 유입되도록 하여 병원의 대외 경쟁력을 향상시키는 직무를 수행한다.

헬스케어관광지도사의 직무 모형은 [표 13-11]과 같다.

2) 국제진료의료관광 코디네이터[6)]

국제진료의료관광 코디네이터는 국제화되는 의료시장에서 외국인환자를 유치하고 관

5) 진기남, 김미숙, 황성완, 박지은, 헬스케어관광지도사 국가기술자격 종목 연구개발사업, 한국산업인력공단, 2010

6) 오영아, 심원희, 안지환, 오현복, 이명선, 이원재, 이인재, 이훈, 황성완, 국제진료의료관광 코디네이터 국가기술자격 종목개발 연구, 한국산업인력공단, 2011

리하기 위한 구체적인 진료서비스지원, 관광지원, 국내외 의료기관의 국가 간 진출을 지원할 수 있는 의료관광 마케팅, 의료관광 상담, 리스크관리 및 행정업무 등을 담당함으로써 우리나라의 의료관광산업의 발전 및 대외경쟁력을 향상시키는 직무를 수행한다.

국제진료의료관광 코디네이터의 직무 모형은 [표 13-12]와 같다.

표 13-11 헬스케어관광지도사의 직무 모형

책무(Duty)	작업(Task)
A 진료서비스지원관리	A-1 예약 관리하기 A-2 진료 관리하기 A-3 보험 관리하기 A-4 진료비 관리하기 A-5 환자만족도 관리하기
B 리스크관리	B-1 리스크 확인 및 분석하기 B-2 리스크 예방하기 B-3 의료사고 및 불만 처리하기
C 통역 관리	C-1 외래진료 통역하기 C-2 입원관련 사항 통역하기 C-3 환자교육 통역하기 C-4 원무업무 통역하기 C-5 통역인력 관리하기
D 관광 지원	D-1 관광관련 업체협약 체결하기 D-2 호텔 예약하기 D-3 관광상품 소개하기 D-4 관광안내 서비스하기
E 해외환자유치 마케팅	E-1 마케팅 기획하기 E-2 병원상품 개발하기 E-3 제품 세일즈 하기 E-4 광고 및 홍보하기 E-5 외부기관과 교류하기
F 행정절차 관리	F-1 외국인환자 유치의료기관 등록하기 F-2 외국인환자 통계자료 관리하기 F-3 외국병원 및 외국기관과 협력관계 구축하기 F-4 외국보험회사와 관계 구축하기 F-5 자원봉사자 관리하기

표 13-12 국제진료의료관광코디네이터의 직무 모형

책무(Duty)	작업(Task)
A 의료관광 상담	A-1 의료관광상품 상담하기 A-2 의료관광일정 관리하기 A-3 의료제도 및 보험 안내하기 A-4 병원생활 안내하기
B 진료서비스 지원관리	B-1 예약 관리하기 B-2 진료 관리하기 B-3 보험 관리하기 B-4 진료비 관리하기
C 리스크 관리	C-1 리스크확인 및 분석하기 C-2 리스크 예방하기 C-3 의료사고 및 의료분쟁 처리하기 C-4 관광불편 등 관리하기 C-5 리스크 사후관리하기
D 관광서비스 지원관리	D-1 관광상품 분석과 상담하기 D-2 항공과 출입국 절차 서비스하기 D-3 지상업무 수배하기 D-4 관광상품 기획디자인하기
E 통역 관리	E-1 외래진료 통역하기 E-2 입원관련 사항 통역하기 E-3 환자교육 통역하기 E-4 원무업무 통역하기 E-5 통역인력 관리하기
F 의료관광 마케팅	F-1 상품 기획하기 F-2 상품 개발하기 F-3 가격 및 유통 관리하기 F-4 통합적 커뮤니케이션하기 F-5 고객만족도 관리하기
G 행정절차 관리	G-1 외국인환자 유치의료기관 등록하기 G-2 외국인환자 통계자료 관리하기 G-3 외국병원 및 외국기관과 협력관계 구축하기 G-4 관광관련 업체협약 체결하기 G-5 외국 보험회사와 관계구축하기

3) 의료통역사[7]

의료통역사는 국제화 시대의 의료환경에 대응하여 외국인환자가 진료서비스를 제공 받는데 있어서 치료의 전반적인 사항을 조망하고 의료진과 고객간의 원활한 의사소통을 유도하여 고객 만족도를 향상시키고 병원의 대외 경쟁력 및 국가 이미지를 향상시키는 직무를 수행한다.

의료통역사의 직무 모형은 [표 13-13]과 같다.

표 13-13 의료통역사의 직무 모형

책무(Duty)	작업(Task)
A 행정지원 통역서비스	A-1 예약서비스 통역 A-2 고객응대 통역서비스 A-3 접수 및 진료안내 통역 A-4 보험서비스 통역 A-5 외부기관과 교류활동 통역
B 진료지원 통역서비스	B-1 진찰서비스 통역 B-2 검진서비스 통역 B-3 입원서비스 통역 B-4 수술 및 처치 통역 B-5 환자교육 통역 B-6 퇴원서비스 통역 B-7 처방서비스 통역
C 리스크 관리 통역	C-1 의료사고 및 불만처리 통역 C-2 후송 서비스 통역 C-3 외국인 환자 만족도 관리 통역

7) 정철자, 황성완, 오미형, 의료통역사 국가자격기준 개발 연구, 한국보건복지인력개발원, 2010

|연|습|문|제|

❶ 우리나라의 강점을 이용하여 차별화된 의료관광상품을 개발해보시오.

• 개요

구분	내용
의료관광상품명	
기간/지역	
참여기관	
타겟대상	
예상비용	

• 기본 일정

구분	내용
1일차	
2일차	

• 기타사항

상품	가격
유통경로	**홍보마케팅**

❷ 우리나라의 의료관광이 활성화된 이유로 옳지 않은 것은?

① 높은 의료기술 수준
② 비행 3시간 이내 높은 인구밀도
③ 적극적인 정부 지원
④ 자국 출신 해외 시민권자
⑤ 높은 의료가격

❸ 다음에 설명하는 의료관광국가로 옳은 것은?

> • 풍부한 관광자원을 보유하고 있는 의료관광 강국이다.
> • JCI 인증 등 국제적 인증을 받은 범룽랏병원 등 국제병원이 외국인환자를 유치하고 있다.

① 인도
② 태국
③ 싱가포르
④ 일본
⑤ 인도

정답 2. ⑤ 3. ②

제14장

의료관광코디네이터 프로세스

외국인환자는 타국으로 의료서비스를 받으러 오기 때문에 불안감과 걱정이 클 수 있다. 또한, 의료서비스와 관련된 정보를 적절히 받을 수 있을지 불안해할 수도 있다. 따라서 외국인환자의 심리적, 정서적인 안정을 취함을 도모함에서부터 환자에게 정확한 의료서비스 정보 제공에 이르기까지 의료관광코디네이터의 중요성은 매우 크다. 이러한 의료관광코디네이터의 업무 프로세스를 초기접촉단계, 확인단계, 수술 전 단계, 수술 후 단계 4단계로 구분할 수 있다. 이러한 각 단계에서 의료관광코디네이터가 해야 하는 역할에 대해 살펴보고자 한다.

14 의료관광코디네이터 프로세스

학습목표

1. 초기접촉단계에서 맡은 역할을 할 수 있다.
2. 확인단계에서 맡은 역할을 할 수 있다.
3. 수술 전 단계에서 맡은 역할을 할 수 있다.
4. 수술 후 단계에서 맡은 역할을 할 수 있다.
5. 다양한 국가의 문화 차이를 이해할 수 있다.

01 의료관광 프로세스

국제의료관광코디네이터는 국제화되는 의료시장에서 외국인환자를 유치하고 관리하기 위해 구체적인 진료서비스지원, 관광지원, 국내 외 의료기관의 국가 간 진출을 지원할 수 있는 의료관광 마케팅, 의료관광 상담, 리스크관리 및 행정업무를 담당함으로써 우리나라의 글로벌헬스케어산업의 발전 및 대외경쟁력을 향상시키는 직무라

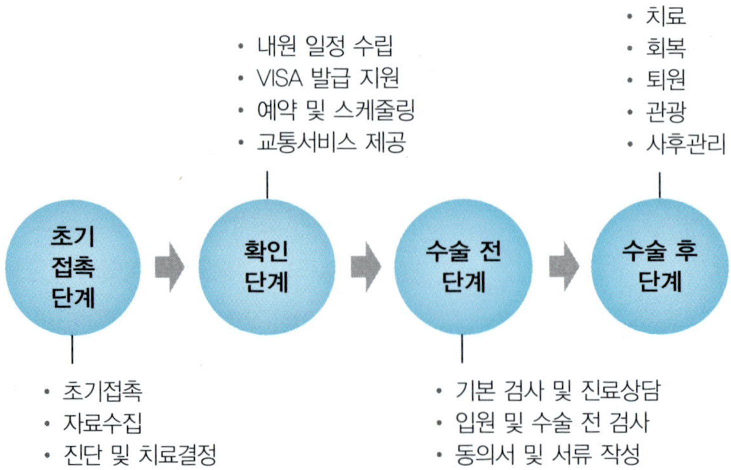

[그림 14-1] 국제의료관광코디네이터 프로세스

고 정의하고 있다(한국산업인력공단, 2013). 이러한 국제의료관광코디네이터의 프로세스를 외국인환자가 병원에 접촉하는 초기접촉단계에서부터 병원 내원일정 수립을 지원하는 확인단계, 수술 전 단계, 수술 후 단계로 구분하여 살펴보고자 한다.

1) 초기접촉단계

의료관광프로세스의 첫 단계인 초기접촉단계는 환자가 에이전시나 병원에 접촉하는 초기접촉과 병원에서 환자의 현재 질병상태, 과거력, 가족력 등과 같은 환자의 기본자료를 수집하고, 수집된 환자정보를 기반으로 진단 및 치료방법, 치료기간 등을 결정하여 환자가 실제로 병원 방문을 결정하는 단계이다.

외국인환자를 유치하는 방법은 4가지 경로 유형으로 구분할 수 있다. 첫째, 해외에이전시를 통하고 국내 에이전시를 통해 병원으로 유치하는 방법, 둘째, 해외 에이전시를 통해 병원에 유치하는 방법, 셋째, 환자가 국내 에이전시를 통해 병원에 유치하는 방법, 넷째, 병원이 직접 환자를 유치하는 방법이다.

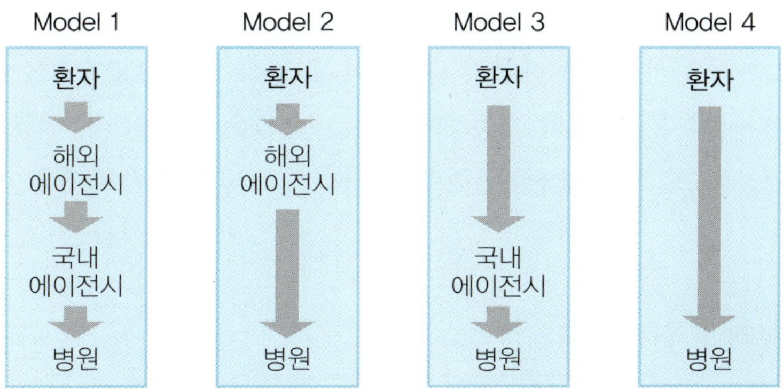

[그림 14-2] 외국인환자 유치 경로

외국인환자 유치 경로를 살펴보면, 국내 에이전시를 통해 병원을 찾아온 환자 국적은 러시아가 43.8%로 가장 높았으며, 카작, 몽골, 중국, 우즈벡 순으로 나타났다. 한번 국내 에이전시를 통해 찾아온 환자들도 재방문 시에는 병원에 직접 접촉하여 오는 경우가 많기 때문에 병원에 직접 유치하는 환자 수가 증가하고 있는 추세이다. 특히 중국, 일본 의료관광객들은 병원이 직접 유치하는 비율이 높다.

중국의 장웨이는 항상 낮은 코가 콤플렉스였다. 오랜 시간 동안 고민 끝에 코 성형수술을 하기로 마음 먹었다. 인터넷으로 어느 병원에서 수술해야 할지 고민하던 중 한국의 글로벌병원에서 코 성형수술을 잘한다는 후기를 보게 되었고, 구체적인 사항에 대해 문의하고 싶어졌다.

위 사례의 장웨이가 글로벌병원에 문의하는 방법은 전화, 홈페이지, 이메일 등이 있다. 전화로 문의하는 방법은 바로 응답받을 수 있다는 장점이 있지만, 국가 간 언어가 다르고 시차가 존재한다는 점, 국제전화 비용이 높다는 점, 얼굴을 보지 못하고 음성으로 통화해야 하기 때문에 의사소통의 오류가 생길 수 있다는 등의 단점이 존재한다. 이러한 단점을 극복하기 위해서 병원의 국제의료관광센터에서는 환자가 전화로 문의가 오면 병원의 수신자 부담 전화로 운영을 하거나, 환자의 이름과 연락처를 받아 다시 전화해주는 방법(callback)을 사용하고 있다. 다음으로, 홈페이지를 통해 접촉할 경우를 대비하여 의료기관은 다국어 홈페이지를 제작하여 환자들에게 최대한 많은 정보를 제공할 수 있도록 해야 한다. 또한 최신의 정보를 제공하고 환자가 홈페이지에 문의를 했을 때 신속한 답변을 받을 수 있도록 해야 한다. 홈페이지를 만들어 놓기는 하고 관리를 하지 않는다면 무용지물이 될 것이다. 의료관광객을 유치하는 의료기관에서 다국어 홈페이지에 제공해야 하는 내용들은 병원 소개, 의료진 소개, 진료 서비스 내용, 시술 및 수술사례, 진료예약 절차, 담당자 연락처(전화, 이메일 등),

표 14-1 전화 및 온라인 접촉

	장점	단점
전화	신속한 응답을 받을 수 있음	음성으로 인한 의사소통 오류발생 가능성 국제전화 비용 높음 시차 발생
홈페이지	24시간 문의 가능	지속적 관리 필요 최신 정보 제공
이메일	24시간 문의 가능	신속한 응답 필요함

표준 진료비 등을 제공해야 한다. 마지막으로 이메일로 접촉하는 방법은 환자의 정확한 내용을 받을 수 있는 장점이 있지만, 신속하게 응답해야 하는 단점이 있다.

장웨이는 이메일로 홈페이지에서 찾아본 코수술 내용을 기반으로 받고 싶은 수술과 현재의 코사진과 수술가격, 한국에서 수술을 받을 경우 머물러야 하는 시간 등을 문의했다. 얼마 시간이 지나지 않아 한국의 글로벌병원에서 답장을 받아볼 수 있었다.

이처럼 외국인환자는 질병상태와 받고 싶은 치료(수술) 등과 같은 상담 문의를 하게 될 것이다. 이러한 문의를 받은 의료기관의 의료관광코디네이터는 환자가 제공한 자료들을 수집하여 진단 및 치료방법 등이 담긴 답변서를 보내줘야 한다. 이때 의료관광코디네이터는 24시간 안에 답변하는 신속성, 고객이 묻고자 하는 답에 정확하게 답변할 수 있는 정확성, 환자 입장에서 생각해주는 진정성, 해외환자이기 때문에 시차나 의사소통이 어려울 수 있는데 이러한 부분에 편의성을 고려하여 응대해야 한다.

환자가 문의한 내용을 토대로 의료관광코디네이터는 최초 상담을 진행하게 되며, 정확한 상담을 위해서는 환자의 정확한 기본정보와 임상자료가 필요하다.

최초 상담 시 확보해야 할 기초정보는 환자의 성명, 나이, 성별, 국가 및 도시, 여권번호, 여권만료일(최소 6개월), 본인 주소 연락처, 보호자 연락처, 입/출국 예정일, 보험가입여부 등의 환자의 인구통계학적 자료가 필요하다. 또한 해외환자는 직접 상태를 보고 상담을 할 수 없는 상황이기 때문에 상담의 정확성을 높이기 위해 초진설문지, 동작분석, 방사선과 자료, 진단서 등의 임상자료가 필요하다.

취합된 임상자료를 기반으로 의료관광코디네이터는 의료기관 내 의료진에게 자문을 구하여 진료계획을 수립하게 된다. 진료설계 포함내용에는 진료과목/진료 및 수술방법, 초진일시, 내원일수, 시술 및 수술일시, 예상 진료비의 상세내역, 체류기간 예상 비용 내역 등이 포함되어야 한다. 장웨이는 답변 받은 이메일을 기반으로 몇 번 더 의료관광코디네이터와 이메일을 주고 받았고 최종적으로 글로벌병원에서 코수술을 하기로 결정하였다.

2) 확인단계

확인단계에서는 환자가 우리 병원에 내원하기로 결정했으면, 병원에 내원하기 위한 전체 일정을 예약하고 확인하는 단계이다. 장웨이의 전체적인 내원 및 수술일정 계획을 수립하고 비자 발급, 예약 및 스케줄링, 교통서비스 제공 등의 내용이 포함된다. 특히 의료관광환자는 외국인환자이기 때문에 일정을 수립하고 비자발급 지원이 중요하다. 현재 우리나라에서는 외국인환자유치 활성화를 위해 2010년 이후 메디컬 비자를 발급하여 의료관광을 온 외국인환자에게는 신속한 비자발급을 진행하고 있다. 메디컬 비자의 종류는 90일 이내 체류의 단기비자 C-3-3과 90일 초과 체류의 장기비자 G-1-10이 있다. 단기비자를 발급한 외국인환자가 체류기간을 연장할 경우 장기비자로 교체할 수 있다.

- 의료해외진출법 제6조 제1항 및 제2항 등에 따라 등록을 마친 의료기관이나 유치업자는 초청자의 자격으로 외국인 환자를 위해 사증발급인정서를 신청할 수 있다.
- **신청기관** : 초정자의 사업장 소재지 관할 출입국관리사무소 또는 출장소
- **신청대상**
  - 「의료해외진출법」상 외국인환자유치 의료기관 또는 유치업자로 등록한 자의 초청에 의해 국내 의료기관에서 진료 또는 요양을 할 목적으로 입국하고자 하는 자와 간병 등을 위해 동반 입국의 필요성이 있는 배우자 또는 가족
- **신청방법**
  - 유치의료기관 및 유치업자 등이 온라인(www.visa.go.kr)을 통해 출입국관리사무소에 사증발급인정서 발급을 신청하여 발급 받은 후, 피초청자가 재외공관에 사증발급인정번호를 제시하면 사증발급 가능(외국인환자 본인이 재외공관에 직접 신청할 경우도 가능)
- **제출서류** : 사증발급인정신청서, 여권사본, 병원예약확인서, 재정입증서류, 사업자등록증 사본 및 유치기관 등록증 사본, 가족관계 입증서류
- **사증종류**
  - 단기사증(C-3-3, 090, 더블, 복수), 장기사증(G-1-10, 1년이내, 복수)

출처: 보건산업진흥원

그리고 현재 일정기간 동안 무비자 국가들도 존재하기 때문에 의료관광코디네이터는 이러한 사항을 잘 확인하고 안내해야 한다(표 14-2). 먼저 의료관광코디네이터는 장웨이의 여권사본을 요청한다. 여권사본을 통해 대한민국 비자가 필요한 국가인지 확인해야 하며, 여권 만료기간을 확인해야 한다. 장웨이의 경우 총 치료일정이 10일

로 잡혔는데, 중국은 무비자 국가에 해당하지 않기 때문에 30일 이내의 단기비자 C-3-3을 발급받을 수 있도록 의료관광코디네이터가 도와줘야 한다.

표 14-2 무비자 국가

<table>
<tr><th>구분</th><th colspan="3">국가/지역</th></tr>
<tr><td rowspan="3">아주지역
(8개)</td><td>대만(90일/상호주의)</td><td>브루나이(30일/상호주의)</td><td>일본(90일/상호주의)</td></tr>
<tr><td>마카오(90일/상호주의)</td><td>싱가포르(90일/협정)</td><td>홍콩(90일/상호주의)</td></tr>
<tr><td>말레이시아(90일/협정)</td><td>태국(90일/협정)</td><td></td></tr>
<tr><td rowspan="11">미주지역
(32개)</td><td>가이아나(30일/상호주의)</td><td>브라질(90일/협정)</td><td>온두라스(30일/상호주의)</td></tr>
<tr><td>과테말라(90일/협정)</td><td>세인트루시아(90일/협정)</td><td>우루과이(90일/협정)</td></tr>
<tr><td>그레나다(90일/협정)</td><td rowspan="2">세인트빈센트그레나딘(90일/협정)</td><td>자메이카(90일/협정)</td></tr>
<tr><td>니카라과(90일/협정)</td><td>칠레(90일/협정)</td></tr>
<tr><td>도미니카(공) (90일/협정)</td><td>세인트키츠네비스(90일/협정)</td><td>캐나다(6개월/상호주의)</td></tr>
<tr><td>도미니카(연) (90일/협정)</td><td>수리남(90일/협정)</td><td>코스타리카(90일/협정)</td></tr>
<tr><td>멕시코(90일/협정)</td><td>아르헨티나(30일/상호주의)</td><td>콜롬비아(90일/협정)</td></tr>
<tr><td>미국(90일/상호주의)</td><td>아이티(90일/협정)</td><td>트리니다드토바고(90일/협정)</td></tr>
<tr><td>바베이도스(90일/협정)</td><td>안티구아바부다(90일/협정)</td><td>파나마(90일/협정)</td></tr>
<tr><td>바하마(90일/협정)</td><td>에콰도르(90일/상호주의)</td><td>파라과이(30일/상호주의)</td></tr>
<tr><td>베네수엘라(90일/협정)</td><td>엘살바도르(90일/협정)</td><td>페루(90일/협정)</td></tr>
<tr><td rowspan="5">유럽지역
(43개)</td><td>교황청(30일/일방적 면제)</td><td>몰타(90일/협정)</td><td>안도라(30일/상호주의)</td></tr>
<tr><td>그리스(90일/협정)</td><td>벨기에(90일/협정)</td><td>알바니아(30일/상호주의)</td></tr>
<tr><td>네덜란드(90일/협정)</td><td>보스니아 · 헤르체고비나(30일/상호주의)</td><td rowspan="2">에스토니아(180일 중 90일/협정)</td></tr>
<tr><td>노르웨이(180일 중 90일/협정)</td><td>사이프러스(30일/상호주의)</td></tr>
<tr><td>덴마크(180일 중 90일/협정)</td><td>산마리노(30일/상호주의)</td><td>영국(90일/협정)</td></tr>
</table>

	독일(90일/협정)	세르비아(90일/상호주의)	오스트리아(90일/협정)
	라트비아(90일/협정)	불가리아(90일/협정)	이탈리아(90일/협정 및 상호주의)
	러시아(60일, 180일 기간 중 누적 90일/협정)	스웨덴(180일 중 90일/협정)	체코(90일/협정)
		스위스(90일/상호주의)	카자흐스탄(30일/협정)
	루마니아(90일/협정)	크로아티아(90일/상호주의)	터키(90일/협정)
	룩셈부르크(90일/협정)	스페인(90일/협정)	포르투갈(180일 중 90일/상호주의)
	리투아니아(90일/협정)	슬로바키아(90일/협정)	폴란드(90일/협정)
	리히텐슈타인(90일/협정)	슬로베니아(90일/상호주의)	프랑스(90일/협정)
	모나코(30일/상호주의)	아이슬랜드(180일 중 90일/협정)	핀란드(180일 중 90일/협정)
	몬테네그로(30일/상호주의)	아일랜드(90일/협정)	헝가리(90일/협정)
아프리카 · 중동지역 (16개)	모로코(90일/협정)	스와질란드(30일/상호주의)	라이베리아(90일/협정)
	모리셔스(30일/상호주의)	오만(30일/일방적 면제)	레소토(60일/협정)
	세이쉘(30일/상호주의)	카타르(30일/상호주의)	이스라엘(90일/협정)
	사우디아라비아(30일/일방적 면제)	쿠웨이트(90일/일방적 면제)	튀니지(30일/협정)
	아랍에미리트(90일/협정)	바레인(30일/일방적 면제)	남아프리카공화국(30일/상호주의)
	보츠와나(90일/상호주의)		
대양주 (13개)	괌(30일/상호주의)	나우루(30일/일방적 면제)	뉴질랜드(90일/협정)
	마샬군도(30일/상호주의)	마이크로네시아(30일/상호주의)	사모아(30일/상호주의)
	솔로몬군도(30일/상호주의)	키리바시(30일/상호주의)	통가(30일/상호주의)
	투발루(30일/상호주의)	팔라우(30일/상호주의)	피지(30일/상호주의)
	호주(90일/일방적 면제)		

비자발급 이외에도 한국에서의 숙박, 항공, 쇼핑, 공연, 식음료, 관광, 공합영접 환송 등의 컨시어지 업무들의 예약 및 일정 수립을 지원한다.

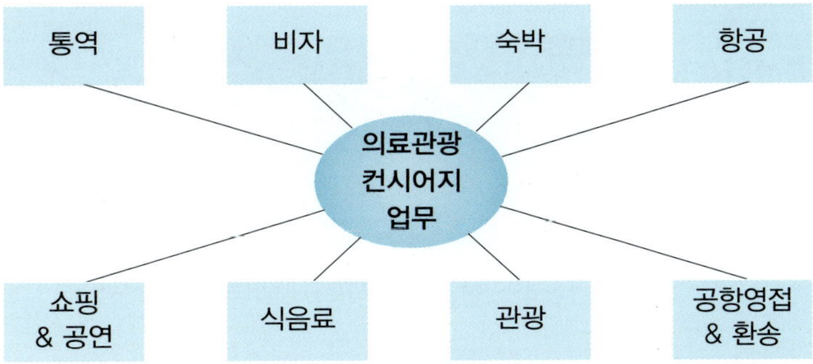

[그림 14-3] 의료관광컨시어지 업무

3) 수술 전 단계

장웨이가 드디어 한국에 도착하는 날이 다가오면 의료관광코디네이터는 인천공항에 픽업하러 가게 된다. 이전까지는 이메일, 전화로만 연락했었지만 이제부터는 의료관광코디네이터는 직접 동행하면서 에스코트하게 된다.

도착 → 접수 → 진료상담 → 외래 진료 → 입원 → 검사, 수술 → 퇴원

(1) 도착

외국인환자가 공항에 도착하면 환자는 자국을 벗어나 다른 국가에 온 두려움이 있기 때문에 공항 도착 순간부터 의료관광코디네이터가 픽업을 나가는 것이 좋다.

공항 영접 시 영문 또는 현지언어로 작성된 피켓을 준비해야 한다. 그리고 사전에 전화나 온라인으로 접촉할 때의 기본 정보들로 환자에게 친근함과 편안함을 표시하는 small talk로 환자의 긴장을 풀어준다. small talk로는 날씨, 식사 여부 등의 가벼운 질문들을 말한다. 처음부터 질병이나 수술에 관련된 무거운 내용은 환자에게 부담이 되니 삼가는 게 좋다.

또한 만약에 의료기관 사정 상 의료관광코디네이터가 직접 픽업을 가지 못하는 상황이라면 인천공항 의료관광안내센터에 상주직원이 공항에서 해당 의료기관까지 원활한 픽업 지원, 공항시설 이용 안내, 기타 예약 등 1:1로 동행을 제공하는 의료관광 서비스로 활용할 수도 있다.

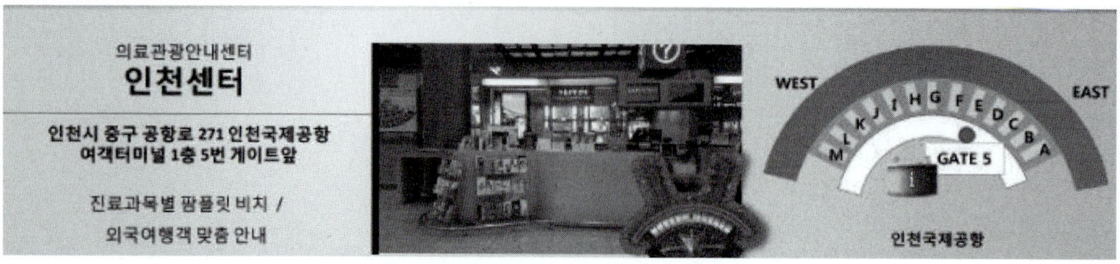
의료관광안내센터
인천센터
인천시 중구 공항로 271 인천국제공항
여객터미널 1층 5번 게이트앞
진료과목별 팜플릿 비치 /
외국여행객 맞춤 안내
WEST
EAST
M L K J I H G F E D C B A
GATE 5
인천국제공항

[그림 14-4] 인천공항 내 의료관광안내 센터

(2) 접수

의료관광객이 병원에 도착하면 간단한 접수를 하고, 예약확인서, 현지 의사진단서, 환자 여권, 보험가입 여부, 병원이용 서약서에 대한 고지 및 서약, 사전 약속된 보증금 납부 여부 등과 같은 서류 및 정보를 확인한다.

이와 함께 환자에게 제공될 진료에 대한 설명과 각종 동의서(입원 동의서, 수술 동의서, 수술 전 주의사항, 마취 동의서 등)를 작성하게 된다. 이러한 서류들은 각국의 언어나 영어로 구비해둬야 하며, 환자에게 충분한 설명을 한 후 받아야 한다.

(3) 진료상담

환자가 병원에 오기 전에 기초적인 진단과 진료상담을 받았지만, 다시 한번 치료방법, 치료기간, 치료비용 등과 같은 모든 사항을 재설명 후 동의를 받아야 한다. 의사소통 오류로 인해 발생하는 의료분쟁을 막기 위해 충분한 재설명과 각종 자료 구비도 필요하다.

(4) 외래 진료

치료 전에 자세한 설명을 했지만 진료과정에서 예상하지 못했던 검사나 치료가 필요할 수도 있다. 이럴 때는 왜 이러한 상황이 발생했는지에 대한 충분한 설명과 환자가 준비할 시간을 충분히 부여하는 것이 좋다.

(5) 입원 진료

입원환자의 경우 병원생활 및 병원 내의 편의시설에 대해 상세하게 안내해준다. 예를 들면 식사는 몇 시에 제공되는지, 매점, ATM기 등은 어디에 있는지, 응급사항이나 문의사항이 있을 때는 어디로 연락해야 되는지 등과 같은 내용을 안내해줘야 한다. 또한 병원코디네이터는 정기적인 방문을 통해 외국인환자의 상태와 불편사항을 지속적으로 확인해야 한다.

환자가 병원에 내원하여 빠른 회복을 위해 균형 잡힌 식사가 중요하기 때문에 외국인환자의 경우 국적과 종교에 따른 식습관을 미리 확인할 필요가 있다. 환자별 맞춤 식단을 사전에 인지하고 다양한 메뉴를 구성하여야 하는데 참고로 다양한 메뉴를 구성하기 어려운 의료기관을 위해 보건산업진흥원에서는 "외국인환자 식단"을 개발하여 제공하고 있다.

또한, 지속적으로 외국인환자의 식사 후 만족도 조사를 실시하여 지속적인 식단을 개선해야 한다. 또한 주요 방문 외국인환자의 현지 음식에 대한 연구를 통해 다양한 식단을 구성해야 한다.

외국인환자가 내원하면 다양한 식단이 구성되어 있는 메뉴판을 제공하고 하루 전날 다음날 먹고 싶은 식단을 체크하면 환자가 원하는 식단을 제공한다.

환자가 타국에서 치료나 수술을 받는 것은 두렵고 외로울 수 있기 때문에, 의료관광코디네이터가 수시로 환자의 상태 및 감정을 돌볼 필요가 있다. 환자에게 미리 수술의 진행단계에 대해서 최대한 자세히 설명해주고 원활한 의사소통을 도와줘야 한다.

또한 수술 이후 회복 단계는 환자가 빨리 회복할 수 있도록 도와줘야 하며, 도움이 필요한 상황에서 바로 연락이 될 수 있게 연락망도 구비해둘 필요가 있다.

(6) 검사, 수술

X-ray, CT, MRI 검사 등을 실시할 경우 외국인환자가 검사실로 오면 아이컨텍을 하고 반갑게 맞이한다. 정확한 환자이름을 확인하고, 검사종류, 검사 부위를 확인한 후 대기시간과 대기장소를 안내한다. 검사에 따라 옷을 갈아입어야 하는 경우에는 탈의 이유 및 방법과 검사할 때 접촉이 필요한 경우 사전에 설명해야 한다. 중동환자의 경우 이성 간에 접촉을 하지 않는 문화가 있다. 따라서 검사하는 직원을 미리 동성으로 배치해둬야 한다. 또한 검사 진행 동안 동료와 잡담을 하거나 불필요한 말을 하지 않도록 한다. 검사 및 수술 전에는 충분한 설명과 동의서를 받아야 하며, 검사 및 수술 중에 돌발사항이나 심리적 불안정이 있을 때 의료진들과 의사소통이 되지 않아 심리적 불안감이 더 커질 수 있으므로 동의를 얻어 병원코디네이터가 상시 동행하는 것이 좋다.

(7) 퇴원

모든 진료와 치료가 종료 후 환자가 퇴원하게 되면 진료비 수납을 해야 한다. 국내 환자 진료비와 외국인환자 진료비 설계는 상이하기 때문에 항목별로 충분한 설명을 제공해야 하고 세부영수증도 첨부하여 제공해야 한다. 또한 퇴원 시 환자가 자국에 돌아가서 연계된 치료를 받을 수 있도록 입원진단서 및 의무기록, 방사선 검사 및 각종 검사자료 등의 모든 서류를 발급해서 제공해야 한다. 이러한 서류들은 모두 환자의 자국 언어로 번역해서 제공해야 한다. 또한 퇴원 교육 실시 및 사후관리 일정에 따른 자료 및 비상연락처 등을 제공한다.

의료관광상품 일정표

제1일	제주도착	• 제주공항 마중	제2일	병원상담 관광 Party	조식(호텔식)
		• 병원상담			병원상담
	숙소배정	관광-주상절리 또는 비자림			점심(제주산 해물 특별식)
		저녁식사-전복코스요리			관광-산방산용머리해안/올레7코스/외돌개/쇠소깍
	병원상담 관광	※오전도착비행기 점심식사 제공			저녁식사 및 Wine Party(실내 레스토랑) -사진촬영
		숙소-특1급호텔 또는 리조트펜션			숙소-특1급호텔 또는 리조트펜션
제3일 (의료결정)	차후 일정상담	조식(호텔식)	제4일 (중국행)	공항배웅	조식(호텔식)
		일정상담 후 결정			자유시간 혹은 관광
		점심(제주특산 고등어조림)			관광 선택시 중국행 비행 시간에 맞추어서 진행됩니다
		관광 또는 고객의 요구대로 움직임			점심식사(한식)
		관광선택시-성산일출봉/섭지코지/성읍민속마을			

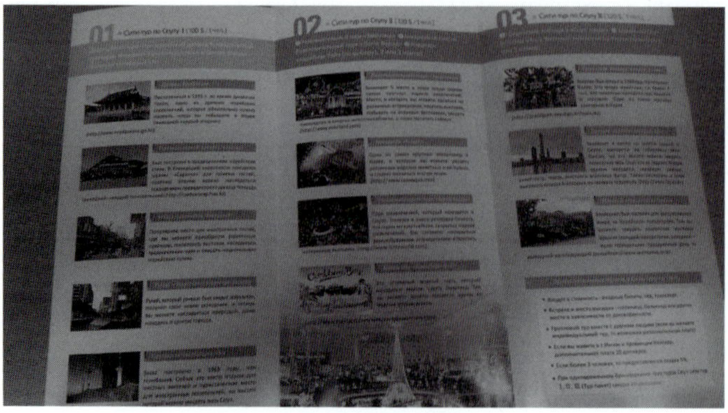

[그림 14-5] 의료관광프로그램 예시

4) 수술 후 단계

수술 후 단계는 환자가 치료나 수술을 받는 의료서비스 및 관광서비스가 모두 종료되고 자국으로 출국한 뒤 받게 되는 사후관리가 포함이 된다. 그러나 해외환자에 대한 사후관리 시스템 구축은 아직 미흡한 실정이다. 환자들이 자국에 돌아가서도 현지의 의료기관과의 정보 공유나 의료진들의 교류가 필요하지만 우리나라의 현재까지는 부족한 실정이다. 이러한 문제들을 보완하기 위해서 보건산업진흥원 PPCC(사전사후관리)센터를 운영하여 환자상태 · 치료방법 등에 대한 사전관리 및 귀국 후 사후관리 등을 지원하고 있다.

02 의료관광객 국가별 특징

우리나라에 방문하는 의료관광객의 국적은 다양하다. 다른 문화권의 사람들과 의사소통하기 위해서는 기본적으로 각 나라별 문화에 따른 이해와 준비가 되어 있어야 한다. 따라서 의료관광코디네이터는 국적에 따른 의료관광객 문화를 습득하고 국적별 문화에 맞게 환자를 응대해야 한다. 그러나 국가별 문화특성을 일반화하여 모든

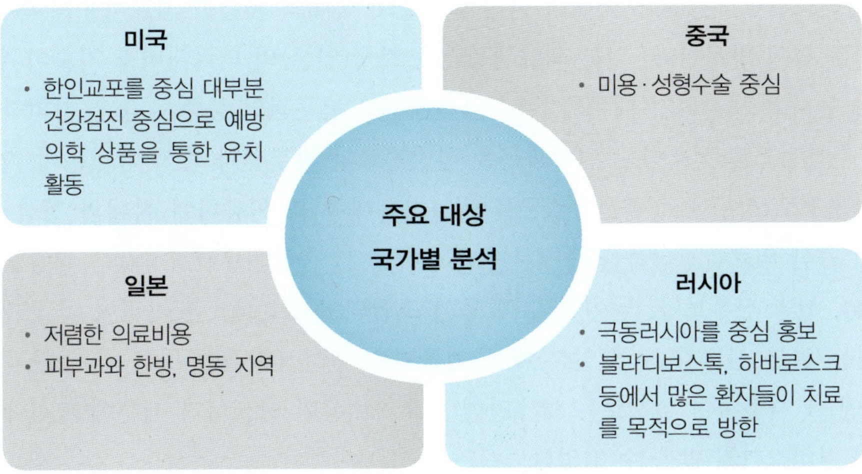

[그림 14-6] 국가별 특성

개인에게 적용하는 것은 매우 위험한 일이며 환자 개인의 배경에 대해서도 별도로 고려해야 한다.

1) 중국

중국 의료관광객은 2017년 전체 의료관광객 환자의 31%를 차지하였으며, 최근에 사드문제 등으로 인하여 의료관광객 환자수가 주춤하였지만 우리나라를 찾는 의료관광객 수에 있어 부동의 1위 국가이다. 주요 진료과목은 성형외과, 피부과가 높은 편이며, 의원을 찾는 비중이 높다. 또한 연령대는 30대가 29.2%, 20대가 27.1%의 비중을 차지하고, 여성 환자의 비중이 70.9%를 차지하고 있는 것으로 나타났다. 또한 중국의 의료관광객은 대부분 병의원과 에이전시 또는 개별 접촉으로 방문하는 형태의 특성을 보인다.

중국인 환자는 중화사상(中華思想)으로 인해 자기중심적이고, 최고의 대우를 받기 원하는 경향이 있다. 가까운 친구일 경우에만 이름을 사용하며 일반적으로 성을 사용하니 호명할 때 주의하는 게 좋다. 또한 가벼운 신체적 접촉도 피하는 경우가 좋으니 의료진들도 필요한 경우에만 환자와 신체적 접촉을 하는 것이 좋다.

2) 일본

일본 의료관광객은 20~30대의 여성 환자들이 국내의 저렴한 의료비용을 목적으로 피부과를 많이 방문한다. 일본 의료관광객은 자국(일본)의 의료서비스 기술이 우리나라보다 높다고 생각하기 때문에, 우리나라에서의 전문적인 중증 수술은 기피하는 편이다. 추가적으로 선호하는 진료과목은 한방진료와 산부인과 출산이 있는데, 일본은 저출산문제로 정부에서 출산장려금을 지불하는데 이를 이용하여 국내의 청심국제병원에서 출산 의료관광상품을 출시하여 성공하였다. 출산의료관광상품은 제왕절개 분만 시술, 한방 산후보양, 남이섬 투어 등이 포함되어 있는데, 총 가격이 약 70만엔이다. 이는 일본 산모가 자국(일본)에서 제공되는 출산장려금(35만엔)과 공단 환급금(30만엔)을 사용하여 실제로는 약 5만엔의 추가비용만 발생하기 때문에 출산에서 산후조리 서비스까지 받을 수 있었다.

일본 의료관광객은 프라이버시를 존중하며, 체면을 유지하는 것을 중요시 여긴다.

따라서 '아니오'라고 말하는 것을 무례하다고 생각한다. 그렇기 때문에 병원에서도 일본 의료관광객에게 "진료가 만족하셨습니까?"라고 질문했을 때 긍정적이게 응답을 하여도 진심이 아닐 수 있다. 따라서 보통 "좋다", "나쁘다" 표현을 적극적으로 하지 않는 편인 점을 사전에 고려하여야 하고, 이면에 담긴 행동이나 표정 등 비언어적인 부분을 면밀하게 파악해야 할 필요가 있다.

3) 미국

미국은 주요 국가별 외국인환자 현황에 2위로 높은 순위를 차지하고 있다. 주된 이유는 주한미군이 차지하는 비율이 많은 부분을 차지하기 때문이다. 이외에도 한인교포를 중심으로 대부분 건강검진의 예방상품의 유치활동이 이루어지고 있는 편이다.

미국인 의료관광객을 대할 때 유의할 점은, 보통 미국인들은 개인의 프라이버시를 중요하게 생각하기 때문에, 가족/나이 등을 묻는 질문은 삼가야 한다. 또한 미국인의 경우 상호간의 신뢰감을 형성하기 위해 어려워하지 말고 아이컨텍을 할 수 있어야 한다. 반면, 중동국가 의료관광객들에게는 무리하게 아이컨텍을 하는 것은 무례한 표현이 될 수도 있다는 점 또한 참고해야 할 것이다.

4) 러시아

러시아는 비행시간이 3시간 이내에 해당하는 극동러시아를 중심으로 블라디복스톡, 하바로스크 등에서 많은 환자들이 방문하고 있다. 러시아 의료관광객 환자는 여성환자의 비중이 57.3%로 다른 국가에 비해 남자 여자 비중이 비슷한 편이다. 또한 연령도 40대(21.6%), 30대(21.1%), 50대(20.5%) 순으로 20~30대의 비중이 높은 일본과 중국에 비해 연령대가 높은 것을 살펴볼 수 있다. 특히 러시아의 경우 자국(러시아)의 낙후된 시설로 인하여 척추질환 등 중증질환 위주의 진료를 목적으로 방문하는 환자가 많은 편이다. 보통 국내의 대학병원을 선호하는 편이다.

또한 러시아 의료관광객은 지위나 신분을 의식하는 편으로 직위나 직책 등의 타이틀로 불리는 것을 선호하는 편이다. 또한 직접적인 아이컨텍이 가능하고 고개의 끄덕임은 동의를 의미한다.

5) 중동환자

중동의료관광객 국적은 레바논, 리비아, 모로코, 바레인, 사우디, 시리아, 아랍에미리트, 알제리, 예멘, 오만, 요르단, 이라크, 이란, 이집트, 카타르, 쿠웨이트, 튀니지, 팔레스타인 18개국이 우리나라를 방문하고 있다. 이 중에서 아랍에미리트 환자가 45.8%로 가장 많이 차지하고 있으며, 사우디아라비아(27.7%)순으로 나타났다. 중동의료관광객은 국가 간 협약에 의해 방문하는 편이며, 다른 국가에 비해 높은 진료비를 지불하고 있는 편이다. 또한 중동의료관광객은 30대 여성이 가장 많은 편이고, 상급종합병원의 비중이 61.2%로 가장 높은 비중을 차지하고 있다.

중동의료관광객을 유치하기 위해서는 다른 국가에 비해 할랄음식, 이슬람 기도실 등 중동문화의 이해가 많이 필요하다. 또한 중동환자들의 특징은 동성 의료진과 동성 의료관광코디네이터를 선호하는 편이다. 왜냐하면 이슬람 여성들은 얼굴과 손을 제외한 신체의 모든 부분을 가려야 하며, 이슬람 종교적인 풍습을 이행해야 하기 때문에 이 부분은 특히 염두해야 하는 점이다.

표 14-3 병원코디네이터 문화 차이 사례

병원코디네이터로 일하다 보면 문화적인 차이를 경험하는 경우가 많다. 한 병원에서는 중동 여자 환자가 수술을 위해 병원에 내원했는데 수술 당일 환자가 갑자기 울어서 당황했다. 수술 전에 기도를 해야 하는데 마땅한 장소가 없어서 기도를 하지 못해 마음이 불안했기 때문이다. 또 수술복으로 환복해야 하는데 히잡을 꼭 쓰고 들어가야 한다고 우겨서 설득시키느라 힘든 경우도 존재한다.

이슬람의 음식은 이슬람식 도축방법을 거친 할랄(HALAL)음식만 허용된다. 육류 중에는 이슬람식 알라의 이름으로 도살된 고기(주로 염소고기, 닭고기, 소고기 등)가 포함된다. 반면 술, 돼지고기 등은 이슬람에서 금지된 음식으로 하람(HARAM)이라고 칭한다. 따라서 병원에서 중동환자들의 식단은 할랄음식으로 구성해야 한다.

또한 무슬림들은 (1) 해가 뜨기 전 잠에서 깨어나 하는 첫 번째 예배, (2) 정오, (3) 오후, (4) 해가질 때 쯤, (5) 잠자리에 들기 전에 메카를 향하여 총 5번의 기도를 한다. 따라서 의료관광객을 맞이하는 병원의 경우에도 환자가 예배를 볼 수 있도록 기도실을 마련해야 한다. 또한 예배실 안에서 메카를 향하여 기도를 할 수 있게 "Kiblat"라고 쓴 화살표를 마련하여 메카 방향을 표시해줘야 한다. 기도는 바닥에 기도용 양탄자를 깔고 하며 기도 중에 프라이버시를 보호하기 위해 출입문에 기도 중이라는 표시를 해두어야 하고 가급적 출입을 삼가야 한다.

표 14-4 할랄 음식

	할랄(Halal)
동물에 대한 기도	도축 동안 각각의 동물에 대하여 기도함
고기의 준비	도축 동안 피를 뺌(특별한 준비는 없음)
젤라틴의 사용	할랄 고기의 뼈만 사용
말린 뼈의 사용	할랄 고기의 뼈만 사용
생선	모든 생선 사용
돼지고기	섭취 금지
생선 또는 기타 해산물	모든 생선의 섭취가 가능함
주류	허가되지 않음
육류와 유제품의 혼합	혼합 가능함
특별한 때	모든 기간 동안 동일한 법규가 적용됨

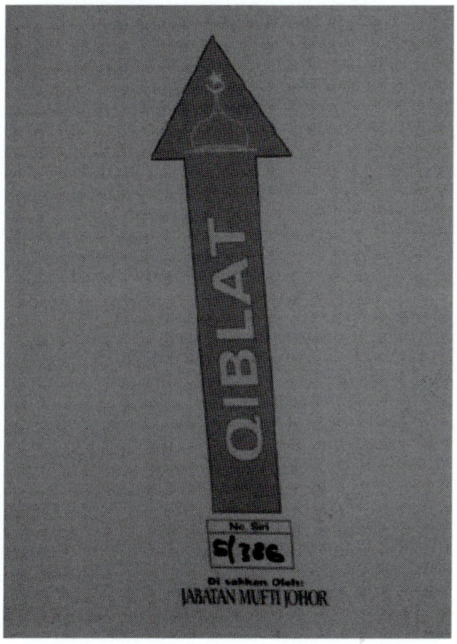

[그림 14-7] Kiblat 예

|연|습|문|제|

❶ 의료관광코디네이터가 프로세스별 의료관광객 응대 시 고려해야 할 점을 서술하시오.

A. 초기 접촉단계

B. 확인단계

C. 수술 전 단계

D. 수술 후 단계

❷ 의료관광코디네이터가 외국인환자 응대 시 주의해야 할 점으로 옳지 않은 것은?

① 외국인환자 국가의 문화를 존중해줘야 한다.
② 외국에서 온 환자이기 때문에 수시로 상태를 확인한다.
③ small talk로 외국인환자의 정치상황을 이야기한다.
④ 외국인환자 통역에 문제가 없는지 확인해야 한다.
⑤ 24시간 신속하게 응대 가능해야 한다.

❸ 의료관광 목적으로 90일 이내 체류 시 발급 받아야 할 비자 종류는?

① B-1
② G-1-10
③ C-3-1
④ C-3-2
⑤ C-3-3

정답 2. ③ 3. ⑤

참고문헌

공병호, 자기경영노트, 21세기북스, 2002

금한나, 이미지와 국제매너, 한올출판사, 2001

김승범, 「서비스 기업의 경영」, 아주대학교 경영대학원. 2007

김양호, 상대를 움직이는 대화의 심리작전, 비전코리아, 2001

김형태, 상담의 이론과 실제, 동문사, 2002

데이비드 아커, 브랜드 경영, 비즈니스북스, 2002

도쿠다 도라오, 107개 병원을 가진 남자, 열린 사회, 1998

로저 도슨, 설득의 법칙, 비즈니스북스, 2002

리셉션 코디네이터, (주)한국 병원 서비스 교육원, 2002

리처드 토치, 나를 바꾸는 80/20 프로젝트, 21세기북스, 2002

문재우, 김기훈, 보건행정학, 계축문화사, 2012

박길부(역). 마케팅 불변의 법칙. 십일월출판사, 2001

박수아, 병원코디네이터의 역할과 필요도 인식에 관한 조사: 1차 의료기관을 중심으로, 경희대학교 석사논문, 2005

박인출, 병원을 경영하라, 몸과 마음, 2001

박주희, 의료마케팅, 홍, 2000

백광, 외국의 의료관광 추진현황 및 시사점, 한국관광공사 마케팅 조사팀, 2005

서비스아카데미, 서비스 사내강사 양성과정, 삼성에버랜드, 2000

송재순, 하스피털 마케팅, 메디컬럼, 2005

안광호, 하영원, 박흥수, 마케팅원론, 학현사, 2004

안미헌, 고객의 영혼을 사로잡는 50가지 서비스기법, 거름, 2002

양봉민, 보건경제학, 나남출판, 1999

오영아 외, 국제진료의료관광코디네이터 국가기술자격 종목개발 연구보고서, 한국산업인력공단, 2011

와시다 코야타, 나를 돋보이게 하는 표현의 기술, 현대미디어, 2002

유승흠, 병원경영, 계축문화사, 2006

이규식, 의료보장과 의료체계, 계축문화사, 2003

이동철(역), 의료마케팅, 한올출판사, 2003

이원재, 최기종, 뉴밀레니엄 국제매너, 학문사, 2001

이유재, 서비스 마케팅, 학현사, 2002

이상준 외, 병원코디네이터 직무분석, 한국직업능력개발원, 2004

잭 트라우트 & 알 리스, 포지셔닝, 을유문화사, 2002

정익중, 비영리마케팅, 형설출판사, 2005

정주영, 서비스예절, 학문사, 2000

정철자 외, 의료통역사 국가기술자격기준 개발 연구, 한국보건인력개발원, 2010

정해동, 박기철, 광고, 마케팅 거품빼기 IMC, 한 · 언, 2000

제임스 헤스켓, 서비스 수익 모델, 삼성경제연구소, 2000

조우현 외, 병원중심의 건강증진 활성화 방안 연구, 연세대학교 의과대학, 1999

조우현 외, 의료서비스마케팅, 퇴설당, 1999

진기남 외, 헬스케어관광지도사 국가기술 자격 종목 개발 연구보고서, 한국산업인력공단, 2010

채용식, 박재완, 주영환, 매너학, 학문사, 2001

켈로그 경영대학원 교수진, 마케팅 바이블, 세종연구원, 2002

폴 월리스, 증가하는 고령인구 다시 그리는 경제지도, 시유시, 2001

한국능률협회, 2005 마케팅 성공사례, 2004

한국보건산업진흥원, 의료서비스 해외진출 및 해외환자 유치활성화 지원 방안 마련 연구, 2006

한상설, 마케팅 전력 실천 툴, 한솜, 2001

한국관광공사, 관광분야 재정확대를 위한 보고서 2011

신영희, 의료서비스 산업 동향:국내병원의 외국인 환자 유치 동향(2), 월간병원동향, 한국병원경영연구원, 2014

Anderson C.H., Vincze J.W. Strategic Marketing Management. Houghton Mifflin Company, 2004

Gerald Corey, Robert Haynes, 상담 및 심리치료의 통합적 접근 워크북, 시그마프레스, 2002

Goodrich R., Socialist Cuba: A Study on Health Tourism, Journal of Travel Research, 32(1), 36-42, 1993

Gupta, Amit sen, Medical Tourism and Public Health, People's Democracy, 27(19), 2004

Kotler P., Clarke RN. Marketibg for Health Care Organization. Prentice Hall, 1987

Kotler P., Kotler on Marketing. Simon & Schuster Inc.,1999

Kotler P., Marketing Management, 9th ed. Prentice Hall, 1997

Kotler P., Megamaketing. Harvard Business Review, March–April, 1986, pp.117~124

Lanning MJ, Phillips LW. Strategy shifts up a gear, Marketing 1991;(10):9

Laws E, Health Tourism: A Business Opportunity Approach in Stephen J. Page(Ed.) Health and International Tourist, New York: Routledge, 1996

Lovelock C.L. Services Marketing : People, Technology, Strategy. 4th ed. Prentice

Medlik S., Dictionary of Travel, Tourism, and Hospitality, British Library Cataloguing in Publication Data, 125, 1996

Zeithaml V.A., Bitner M.J. Services Marketing : Integrating Customer Focus Across

찾아보기

공저자 소개

- **황성완** 백석예술대학교 보건복지학부 보건행정전공 교수
- **김선희** 김포대학교 보건행정과 교수
- **백미라** 부천대학교 보건의료행정학과 교수
- **신　숙** 김포대학교 보건행정과 교수

병원코디네이터를 위한 **의료서비스 실무** 값 26,000원

2025년 1월 20일 제1판 1쇄 발행
2025년 9월 30일 제1판 2쇄 발행

공저자 : 황 성 완 · 김 선 희 · 백 미 라
신　숙
발행인 : 주　영　일
발행처 : **계 축 문 화 사**

서울특별시 종로구 통일로12길 16-17
우편번호 : 03029
TEL : 735-2257 · 738-9746
FAX : 723-9025
E-mail : gyechuk@hanmail.net
홈페이지 : http://gyechuk.co.kr
1973. 10. 31 등록번호 제300-1973-8호
ISBN 978-89-5629-796-5 93510